吃对蔬菜最健康

——蔬菜的食用和药用

主　编　窦国祥　窦　勇

副主编　胡津丽　居文政

编　者　申九兰　居志慧　窦逸文

　　　　胡恩睿　陆　英

U0338847

中国科学技术出版社

·北　京·

图书在版编目（CIP）数据

吃对蔬菜最健康：蔬菜的食用和药用 / 窦国祥，窦勇主编 .-- 北京：中国科学技术出版社，2022.3

ISBN 978-7-5046-8347-2

Ⅰ.①吃… Ⅱ.①窦… ②窦… Ⅲ.①蔬菜－食物疗法 Ⅳ.① R247.1

中国版本图书馆 CIP 数据核字（2019）第 174511 号

策划编辑	张建平
责任编辑	张建平
封面设计	成思源
插　　图	梁　莉
责任校对	张晓莉
责任印制	马宇晨

出　　版	中国科学技术出版社
发　　行	中国科学技术出版社有限公司发行部
地　　址	北京市海淀区中关村南大街 16 号
邮　　编	100081
发行电话	010-62173865
传　　真	010-62173081
网　　址	http://www.cspbooks.com.cn

开　　本	787mm×1092mm　1/16
字　　数	326 千字
印　　张	20.25
版　　次	2022 年 3 月第 1 版
印　　次	2022 年 3 月第 1 次印刷
印　　刷	河北鑫兆源印刷有限公司
书　　号	ISBN 978-7-5046-8347-2/R·2443
定　　价	58.00 元

中国食疗（代序）

苏秉琦先生说，中国古史可概括为"超百万年的文化根系，上万年的文明启步，五千年的古国，两千年的中华一统实体，这就是我国历史的基本国情"。

大约1万年前，先民从渔猎、采集转入农耕，开始定居，进入母系社会。相传，伏羲氏织网捕鱼，驯养家畜；神农氏播种耕作，石上燔谷。湖南澧县彭头山发掘出距今9000多年的人工栽培稻谷。南稻北粟的农耕文明开启帷幕。

5000年前城邦国家出现，相互争夺引发战争。这是以黄帝为主的五帝时代，接着去部落联盟式的夏商周三王朝。进入父系社会，青铜器、铁器出现。

距今5000年到2000年期间，许多方国互相吞并，由多到少。公元前221年，秦王结束了"春秋""战国"500年混乱局面，建立统一的封建国家。中华民族进入了一个新的历史发展阶段。

中国食疗是整个中医学的一部分，源远流长。

1. 医食同源，药食同源

(1) 钻木取火，炮生为熟

《古氏考》曰："太古之初，人吮露精，食草木实，穴居野处。山居则食鸟兽，衣其羽皮，饮血茹毛，近水则食鱼鳖螺蛤，未有火化，腥臊多害肠胃。于是圣人造作钻燧出火，教民熟食，民人大悦，号曰燧人。"食物炮生为熟，有益消化，减少疾病。用火烹食是饮食史上的第一个突破。

（2）神农尝百草，始有医药

《淮南子·修务训》记："古者民茹草饮水，采树木之实，食赢蛦之余，时多疾病毒伤之害。于是神农乃教民播种五谷，相土地之宜，燥湿、肥硗、高下，尝百草之滋味，水泉之甘苦，令民知所避就。当此之时，一日而遇七十毒。"世代探索，累积经验，人们逐步选择安全、平和、滋补的"百草"加以耕植，以资食用。将有偏性、毒性、药性的"百草"列为药物，令民趋利避害。其中不乏食药兼用者。故《史记》曰："神农尝百草，始有医药。"

（3）仪狄作酒，百药之长

夏朝禹时仪狄作酒。《书经》载商代人嗜酒。殷墟发掘出来的青铜器大多为酒器，祭祀、治病、养生都用酒。《诗经》曰："为此春酒，以介眉寿。"《汉书·食货志》记："酒，百药之长。"由此开始，"毉"改写为"醫"。

鲁宣公十二年（公元前59年）记有麦曲治胃病，又名"神曲"。后来又相继出现，盐、醋、醢（肉酱）、饴、豆豉、酱油、豆腐等的酿制，开发了食品新领域。

（4）伊尹制汤，发明方剂

《资治通鉴》云："伊尹佐汤伐桀，放太甲于桐宫，悯生民之疾苦，作汤液本草，明寒热温凉之性，苦辛甘咸淡之味，轻清重浊，阴阳升降，走十二经络表里之宜，今医言药性，皆祖伊尹。"

《吕氏春秋·本味篇》说："美馔汤羹，滋润脏腑，荡涤胃肠，解表发汗，通利水道，食、药之效大增。"

2. 医食合一，厨医相通

周人重食，在负责西周王室起居的4000多名官员中有近2300名主管饮食，占

57.5%。

周代设食医、疾医、疡医、兽医，各掌医令，分而治之。《周礼·天官冢宰第一》记，"食医掌和王之六食、六饮、六膳、百羞、百酱、八珍之齐"，"疾医掌养万民之疾病"，"以五味、五谷、五药养其病"，疡医"凡药，以酸养骨，以辛养筋，以咸养脉，以苦养气，以甘养肉，以滑养窍"。

周代的医食制度确立了食医、食疗的至高地位，奠定了中医学食疗发展的基础。

3. 食疗发展

（1）春秋战国时期

《山海经》载药 116 种，其中有不少是食物。《论语》曰："食不厌精，脍不厌细。食饐而餲洁；鱼馁而肉败不食；色恶不食；失饪不食；割不正不食；不得其酱不食；肉虽多，不使胜食气。惟酒无量不及乱，沽酒市脯不食，不撤姜食不多食。"《黄帝内经·素问·生气通天论》曰："阴之所生，本在五味，阴之五宫，伤在五味。"指出饮食卫生、五味调和至关重要。

（2）汉代

汉武帝时期，朝廷南征北讨，促进了南北食物交流。公元前 122 年前后，汉武帝派张骞出使西域，带回石榴、胡桃、胡瓜、苜蓿、蒜葫（即大蒜）、胡荽、西瓜、无花果等食物的种子。后汉马援从交趾带回薏苡。《汉书·艺文志》载经方 11 家，含食疗科内容。湖南马王堆出土的《五十二病方》，载 247 种药品，食物药 61 种，其实食盐、乳汁、蜜、猪脂、牛脂等亦应归于食物。所列 50 多种疾病，半数属于食治、食养范畴。甘肃武威县出土的《医简》提出了治病的饮食宜忌，并且以食物为药引与赋形剂，如药引中有酒饮、米汁饮、酢浆饮、豉汁饮、含咽汁、醇酒和饮等，又如用白蜜、脂肪、乳汁、骆酥等做赋形剂。成书于东汉的《神农本草经》载药 365 种，其中含有橘柚、葡萄、瓜子、大枣、龙眼、赤小豆等约 50 种日常食物。《伤寒论》和《金匮要略》对"饮食禁忌"的叙述极详细，如禽、兽、虫、鱼禁忌列九法，方二十首。果实菜谷禁忌中提到"梅多食，坏人齿"，"樱桃、杏多食，伤筋骨"，"安石榴不可多食，损人肺"等。葛洪《肘后方》首用海藻治瘿病，用猪胰治消渴。东晋的支法存以食方治脚气病等。

（3）隋唐

《隋书·经籍志》收载刘休《食方》一卷、《太官食经》五卷、《太官食法》十二卷、《黄帝杂饮食忌》二卷、《崔氏食经》四卷、《膳羞养疗》二十卷、《马琬食经》三卷等。与饮食养生有关的书名不下 40 多种。

唐代有《食疗本草》《千金方》《食性本草》等专著。孟诜《食疗本草》是我国第一部食疗专著。孙思邈《千金要方》专列食治。昝殷《食医心鉴》列 15 类食方。南唐陈士良《食性本草》载有食医诸方。

（4）宋、金、元代

宋代《太平圣惠方》记 28 种疾病之食疗方法，《圣济总录》列食治 30 条，娄居中《食治通说》说"食治则身治"，食疗为"上工医未病一术"。1085 年宋仁宗时，陈直撰《养老奉亲书》，记食方 162 首，专谈老年人食养、食治。

金元时期李杲著《脾胃论》，提倡营养疗法。张从正《儒门事亲》主张"养生当论食补"，"精血不足，当补之以食"。元代饮膳太医忽思慧 1331 年著的《饮膳正要》曰："饮食百味要其精粹，审其有补益助养之宜，新陈之宜，温凉寒热之性，五味偏走之病。若滋味偏嗜，新陈不择，制造失度，俱皆致疾。"这是我国第一部营养学专著。

（5）明代

李时珍《本草纲目》成书于 1578 年，载药 1892 种，附方 11096 首，图 1200 多幅，其中不少是食物、食方。1406 年朱橚撰《救荒本草》，列野菜 414 种。汪颖的《食物本草》、宁源的《食鉴本草》、钟惺的《饮馔服食谱》、周履清的《茹草编》、鲍山的《野菜博录》，以及成书于 1476 年的《滇南本草》都在食治、食养上总结了不少新经验。

（6）清代

1691 年沈李龙编《食物本草会纂》，自序中有："一切知病由口入，故于日用饮食间，殊切戒严。"广辑群书，一一穷搜，摘其精要，益以见闻，而编成此书。王士雄在《随息居饮食谱》中说："颐生无元妙，节其饮食而已。食而不知其味，已为素餐；若饱食无教，则近于禽兽。"该书已在 1983 年由南京窦国祥校注，江苏科技出版社出版。

（7）民国时期

丁福保译《食物新本草》，1932 年张拯滋著《食物治病新书》；1937 年杨志一等编《食物疗病常识》《补品研究》《食物疗病月刊》；朱仁康著《家庭饮食疗法》；1938 年程国树编《疾病饮食指南》。

（8）中华人民共和国

20 世纪 50 年代，江苏省中医院编《中医食疗养法》小册子。后见广西郑启明编《常见疾病饮食疗法》，1973 年叶桔泉编《食物中药与便方》，介绍食物中药 183 种，由江苏科技出版社出版。1981 年，由南京窦国祥历时十年编著的《饮食治疗指南》由江苏科技出版社出版，列 8 大类食物，269 种，48 万字，结合中医学、西医学、营养学、食物学、烹饪学等多学科知识和研究成果。该书参加法兰克福国际书展，远销英美，中国台湾出版汉字繁体字本，中国香港报载，日本摘编。2003 年出版第二版，达 140 多万字。1988 年窦国祥又主编出版了《中华食物疗法大全》。1999 年又新版，集食疗验方 4000 多首，食治病种 400 多种。与此同时，窦国祥在医学院开设食疗课程，1986 年开课是国内高校，包括中医学院在内的第一家，并在中大医院专设食疗门诊，历时多年。2001 年，长沙谭兴贵主编《东方食疗与保健》杂志。国内食疗著作似雨后春笋，一片欣欣向荣的景象。

本书对百多种常用蔬菜进行介绍，内容包括食物科目、名称、品种、菜肴、文化、营养、性味、功效、中医文献、实验研究、药理作用、临床应用、验方单方、注意事项，以及食物其他部分的药用知识等。

战国时期的名医扁鹊说："为医者当洞察病源，知其所犯，以食治之；食疗不愈，然后命药。"西医学之父希波克拉底说："要把食物用作药物，发挥食物的医药作用。"可见中医、西医都是提倡食物疗法的。

　　千虑难免有失，期待读者、专家多提宝贵意见。特别欢迎读者提供应用体会，我们不胜感激。

窦国祥　窦　勇

2021 年 10 月于南京

目 录
CONTENTS

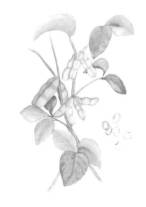

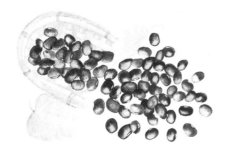

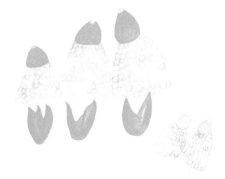

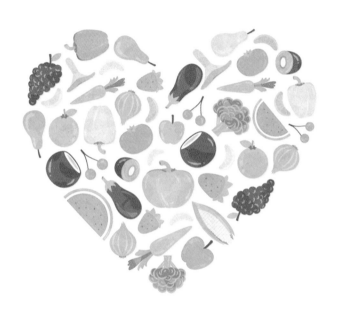

· 蔬菜简论 ·

冬晨,冷飕飕晓风残月,灰蒙蒙薄雾浓霜,我挑着结满霜花的大青菜到镇上赶早市。这是近70年前我上小学时的情景。那时,中华人民共和国刚成立,百废待兴,小学要劳动建校,分配给我的任务是种蔬菜,卖菜的钱交给学校使用。每天一放学,我就往菜地跑,施肥、锄草,日日与菜相伴,与菜对话。每当我放下菜担子,第一个来买菜的总是我的母亲,口中念着"三天不吃青,眼睛冒火星",逢人就夸菜好,脸上浮现出慈爱的笑容。

《黄帝内经·素问·脏气法时论》说:"毒药攻邪,五谷为养,五果为助,五畜为益,五菜为充,气味合而服之,以补益精气。"唐代王冰加注,五菜为葵、藿、薤、葱、韭等,应泛指蔬菜。《辞海》中说,蔬菜是可作为副食品的草本植物的总称,也包括少数可做副食品的木本植物和菌类。《尔雅·释天》说:"蔬不熟为馑。"郭璞注:"凡草菜可食者通名为蔬。""五菜为充"就是说蔬菜必须充满、充足、装满。这个"充"的意思与《孟子·梁惠王下》"君之仓廪实,府库充"的"充"相同。

蔬菜的大致分类

蔬菜,一般分为绿叶类(如菠菜、白菜、油菜、青菜等),根茎类(根菜如萝卜、山药、蒜、葱等,茎菜如芹菜、芦笋、韭菜、莴苣等),花芽类(如花菜、黄花菜、豆芽等),瓜果类(如西红柿、柿椒、黄瓜、冬瓜、茄子等),豆荚类(如扁豆、豇豆、四季豆、毛豆、豌豆等),菌类(如鲜蘑菇、银耳、木耳等,都是不含叶绿素的植物),还有部分薯类(如土豆、芋头、山药等)等。

蔬菜的营养特点

蔬菜是人类平衡膳食的重要组成部分,是维生素、矿物质、膳食纤维和植物化学物质的重要来源。蔬菜通常含水分多、热量低,对保持身体健康,保持肠道正常功能,提高免疫力,降低患肥胖、糖尿病、高血压等慢性疾病风险具有重要作用。我国营养学会推荐,成年人每天吃蔬菜的量应在450~500克。

(1)蔬菜的总体营养特点

①含水分多:多数蔬菜的含水量达90%以上,有的蔬菜水分达95%。

②热量低：蔬菜提供的热量多数在50千卡（209千焦耳）/100克。

③矿物质丰富（每百克蔬菜含量）

钾：玉兰片2260毫克、干辣椒1470毫克、干蘑菇4660毫克、香菇1960毫克等。

钙：苜蓿713毫克、海带348毫克、金针菜301毫克、木耳247毫克等。

磷：银耳369毫克、紫菜350毫克、木耳292毫克、金针菜216毫克等。

铁：木耳97.4毫克、紫菜54.9毫克、苜蓿9.1毫克、金针菜8.1毫克等。

④维生素丰富（每百克蔬菜含量）

维生素C：苜蓿118毫克、甜椒72毫克、辣椒62毫克、西蓝花61毫克等。

胡萝卜素：西蓝花7210微克、胡萝卜4130微克、芹菜叶2930微克等。

维生素E：木耳11.34毫克、金针菜4.92毫克、芹菜2.5毫克、豆角2.24毫克等。

各类蔬菜的营养特点

①嫩茎、叶、花菜类蔬菜：如白菜、菠菜、西蓝花等，是胡萝卜素、维生素C、维生素B_2、矿物质、膳食纤维的良好来源。维生素C与叶绿素分布平行。一般深色蔬菜的胡萝卜素、核黄素和维生素C含量较浅色蔬菜高。同一蔬菜中，叶部的维生素含量一般高于干根茎部。

②根茎类蔬菜：所含膳食纤维较叶菜低，提供热量较多。

③十字花科类蔬菜：如甘蓝、菜花、卷心菜等，含植物化学物质多，如芳香性异硫氰酸酯，它是以糖苷形式存在的主要抑癌成分。

④水生蔬菜：如菱、藕等含糖类较高。

⑤菌藻类：如口蘑、香菇、木耳、紫菜等，含蛋白质、多糖、胡萝卜素、铁、锌、硒等矿物质。所含的海带氨酸、褐藻氨酸、藻氨酸等具有降压、降脂、抗癌、提高免疫功能等多方面作用。

⑥薯类：如甘薯，含糖类25%、蛋白质1.5%、脂肪0.2%，所含的胡萝卜素、维生素B_1、维生素B_2等均比谷类高。红心甘薯中胡萝卜素要比白心甘薯高。薯类的膳食纤维含量较高，食用薯类可促进胃肠蠕动，预防便秘。马铃薯含淀粉17%，维生素C含量及钾也很丰富，可做主食，亦可当蔬菜。薯类干品中的淀粉含量可达80%左右，而蛋白质含量仅约5%，脂肪约0.5%，故具有控制体重、预防便秘作用。

⑦豆类：以大豆为例，大豆包括黄豆、黑豆、青豆等品种。含有丰富的优质蛋白质、必需脂肪酸、B族维生素、维生素E和膳食纤维等营养素，且含有磷脂、低聚糖，以及异黄酮、植物固醇等多种植物化学物质。大豆制品包括非发酵豆制品和发酵豆制品，前者如豆浆、豆腐、豆腐干、

腐竹等，后者如豆豉、豆瓣酱、腐乳、臭豆腐、豆汁等。

科学食用蔬菜

蔬菜的品种很多，不同的蔬菜营养价值相差很大，选择不同品种的蔬菜合理搭配会更有利于健康。

（1）鼓励吃"时菜"，即应季的蔬菜。孔子说过"不时不食"。这样做，一方面避免储存时间过长，造成营养物质流失；一方面也是因为不是应季的蔬菜营养物质没有时蔬含量高，如不应季的大棚菜的营养物质含量只有应季大田菜的 60% 左右。

（2）应多吃深色蔬菜，要求占蔬菜总摄入量的一半。

（3）多吃十字花科蔬菜、菌藻类食物。这些蔬菜多具有抗癌、降脂、降压等多种药理作用。

（4）少吃腌菜、酱菜，含盐多，维生素损失大。

（5）了解食物中的植物化学物质，以便科学选食蔬菜。

> 植物化学物质具有抗氧化，调节免疫功能，抑制肿瘤、抗感染、降低胆固醇，延缓衰老等保健作用，并可预防和减少心血管疾病和癌症等慢性疾病的发生。

蔬菜的主要保健和治疗作用

（1）癌症预防。世界癌症研究基金会和美国癌症研究所认为，有充分证据表明，蔬菜能降低口腔、咽、食道、肺、胃、结肠等器官患癌症的危险性，且很可能降低喉、胰腺、乳腺、膀胱等器官患癌症的危险性，亦可能有降低子宫颈癌、子宫内膜癌、肝癌、前列腺癌危险性的作用。蔬菜的防癌作用与它们所含的营养成分（包括抗氧化剂，如类胡萝卜素、维生素C、类黄酮化合物、异硫氰酸盐及有机硫、矿物质和其他活性成分）有关。这些物质能使DNA免受损伤，促进其修复，减少突变。蔬菜中富含的膳食纤维能缩短食物残渣在肠道通过的时间，并可与潜在的致癌物次级胆汁酸、短链脂肪酸结合，促进其排出。

（2）心血管疾病预防。哈佛大学的一项研究表明，每增加一份蔬菜、水果的摄入，冠心病风险可降低4%；每增加一份绿色蔬菜、十字花科蔬菜、薯类的摄入，可使女性冠心病风险分别降低30%、24%、20%。2003年世界卫生组织和联合国粮农组织专家咨询委员会在《膳食、营养与慢性疾病预防》报告中指出，在《防止高血压膳食方法》的研究中，增加蔬菜水果摄入，同时降低脂肪摄入与仅增加蔬菜、水果的摄入两种膳食模式均可有效降低血压，在群体水平上可降低心血管疾病的发病风险。

（3）2型糖尿病的预防。研究表明，适当多吃蔬菜可降低2型糖尿病的患病率。一项随访20年的研究结果显示，与不经常摄入蔬菜水果的人相比，每天摄入5份或更多蔬菜、水果的人患2型糖尿病的危险显著降低。在美国、芬兰也有相似的研究结论，这与蔬菜水果含较多膳食纤维有关，可降低餐后血糖反应。

（4）控制体重。蔬菜富含水分和膳食纤维，供热量低，体积大，而热量密度较低，能增强饱腹感，从而降低热量的摄入，有利于维持健康体重。在加拿大、美国进行的较长时间的随访研究也表明，适当多吃蔬菜水果可降低发生肥胖的危险性。

（5）防治便秘。蔬菜含有丰富的膳食纤维，由于膳食纤维吸收可增加粪便体积和重量，促进肠道蠕动、软化粪便、增加排便频率、降低粪便在肠道中的停留时间，故可防治便秘。

黄豆

健脾宽中、润燥消水，降脂，所含金雀异黄酮抑癌

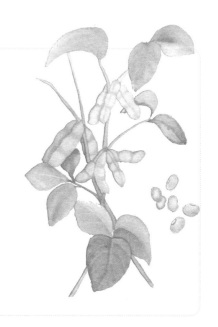

黄豆是豆科植物大豆中种皮呈黄色的种类的种子，又称黄大豆。人们通常所称的大豆即指黄豆。

我国是大豆的原产地，种植大豆的历史已有5000多年。《名医别录》记载"大豆始于泰山平泽"，于汉武帝时移垦东北。1873年，在奥地利首都维也纳举行的万国博览会上，我国曾被称为"大豆王国"。我国的东北大豆品质优良，粒大饱满，每百粒重15~20克，种皮金黄光亮，其含油量比美国大豆高2%。

 ## 黄豆的营养

大豆营养丰富，每百克大豆含水分10.2克，供热量3.59千卡，含蛋白质35.0克、脂肪16克、糖类34.2克、膳食纤维15.5克、维生素A3.7微克、胡萝卜素220微克、维生素B_1（硫胺素）0.41毫克、维生素B_2（核黄素）0.2毫克、维生素E（生育酚）18.90毫克、维生素B_3（尼克酸）2.1毫克、钙191毫克、磷465.0毫克、钾1503毫克、钠2.2毫克、镁199毫克、铁8.2毫克、锌3.34毫克、硒6.16毫克、铜1.35毫克、锰2.26毫克。

1千克大豆所含的蛋白质分别等于2千克猪瘦肉、2.5千克牛肉、3千克鸡蛋、12升牛奶的蛋白质含量，所含的脂肪量

比牛奶高 5 倍，比鸡蛋高 1 倍，但只有猪肉的 50%。更重要的是，黄豆所含氨基酸较为全面，包括人体不能合成的赖氨酸、苯丙氨酸等必需氨基酸。吃豆也能补充谷类含赖氨酸不足的缺陷。黄豆中所含的钙、磷对预防小儿佝偻病及老年人的骨代谢也有良好的作用，有助于预防骨质疏松。大豆含的铁不仅量多，而且易被人体吸收，对生长发育中的小孩及缺铁性贫血均很有益。很多豆制品是高血压、动脉硬化、心脏病等心脑血管疾病患者的有益食品。

中医性味与功效

中医学认为，黄豆性味甘、平，寒，有健脾宽中、润燥消水功效，可治疳积泻痢、腹胀羸瘦、妊娠中毒、疮痈肿毒、外伤出血。张石顽《本经逢原》说："误食毒物，黄大豆生捣研水灌吐之；诸菌毒不得吐者，浓煎之饮之。"黄宫绣《本草求真》说："黄大豆，按书既言味甘，服多壅气，生痰动嗽。又曰宽中下气，利大肠，消水胀肿毒，其理似属两歧。讵知书言甘壅而滞，是即炒熟而气不泄之意也；书言宽中下气利肠，是即生冷未炒熟之意也。凡物生则疏泄，熟则壅滞，大豆其味虽甘，其性虽温，然生则水气未泄，服之多有疏泄之害。故豆须分生熟，而治则有补泻之别耳。用补，则须假以炒熟，然必少食则宜，若使多服不节，则必见有生痰、壅气、动嗽之弊矣。"

药理作用

（1）大豆蛋白中氨基酸的组成与奶酪素很相似，现已改用大豆代替奶酪素或血纤维做水解蛋白注射液（《中草药通讯》1974.2）。

（2）影响凝血作用。美国科学家从大豆中提取出一种磷脂，此物质对人体血凝作用的正常功能有非常重要的影响。

（3）抗癌作用。1994 年，有科学家综述了有关大豆食品影响致癌危险性的众多研究报告，其中 65%（17/26）的动物实验报告提示，大豆或大豆制品与抑制化学诱导肿瘤的发生相关，并进一步表明大豆制品/异黄酮的抑癌作用涉及多种肿瘤，如胃癌、乳腺癌、肺癌和直结肠癌。大豆异黄酮成分之一的金雀异黄酮是有效的抑癌成分之一。

（4）降脂作用。研究表明，大豆异黄酮降血脂作用可能是部分通过影响脂质代谢相关基因表达，从而影响其代谢。

（5）植物雌激素样作用。大豆异黄酮具有植物雌激素样作用，对妇女更年期出现的许多与激素减退相关的疾病，如骨质疏松、动脉粥样硬化、血脂升高有一定预防治疗作用。

（6）提高机体非特异性免疫功能。其有效成分也是大豆异黄酮。

（7）抗炎作用。几千年前的中国文献就记载了大豆可治肠炎。现研究证实，这与大豆所含的染料木素有关。

（8）护心和抑制骨质疏松。爱吃豆类食物的人较少患心脏病和骨质疏松，而大豆蛋白中含有这种保护性物质。

（9）预防癌症。食用大豆可预防乳腺癌、结肠癌、直肠癌、前列腺癌。由于大豆异黄酮为植物雌激素，乳腺癌患者对吃豆制品多有顾虑，但大黄异黄酮也能抑制引起癌细胞发生的酪氨酸激酶的活性，控制血管增生，抗氧化，调节细胞的代谢周期、分化和凋亡。另外，植物雌激素要通过消化吸收才能被利用，吸收有限，影响不会太大。有科学家研究指出，大豆饮食有助于妇女避免罹患乳腺癌，机制是大豆蛋白中含有类似治疗乳腺癌药物的化学物质，它可以停止女性荷尔蒙对乳房产生的不良影响。每天饮 1 杯 250 毫升的豆浆和 200~300 克豆制品较为合适。艾奥瓦州（美国）州立大学研究认为，大豆中含有的大量植物固醇和皂角苷具有抑制癌肿作用。大豆中含有的六磷酸肌醇有防癌作用，有

专家指出，饮食中膳食纤维含量高的人之所以较少患结肠癌，原因就在磷酸肌醇的作用。

临床应用

（1）筋骨拘挛、膝痛湿痹。以黄豆煎服（日本《动植物民间药》）。应用时每天 50 克，必须煮熟烂，随意吃，需要连服 7 天以上。

（2）脾气虚弱。黄豆 25 克、大米 50 克。黄豆先用水浸泡过夜，淘洗干净，与大米煮粥，粥稠黏浮油时饮服。坚持服 7 天以上。

（3）肺热咳嗽、肺脓疡有热。黄豆水浸磨汁，冷饮。每次 1 碗（江苏《中医秘方验方汇编第一辑》）。也可改饮豆浆，每次 250 毫升，略加冰糖或蜂蜜。

（4）缺铁性贫血。炒熟黄豆与煅皂矾以 2：1 之比例配伍，研成细末，以红枣汤饮服，每次 3 克，日服 3 次，连服 30 天以上，有升高红细胞、血色素作用。若作用不大，改为每次 6 克，红枣汤饮服，连服 60 天，复查血常规。

注意事项

（1）蛋白酶抑制剂。蛋白酶抑制剂

是一类特殊的蛋白质,可以抑制体内胰蛋白酶、胃蛋白酶等10多种消化酶的活性。其代表为胰蛋白酶抑制剂,它能抑制蛋白酶对蛋白质的消化吸收,需经蒸汽加热30分钟或高压蒸汽加热15~20分钟才能被破坏。

(2)皂角素。皂角素对消化道黏膜有强烈的刺激性,人吃了没有煮熟的黄豆或豆浆,常会产生恶心、呕吐、腹痛、腹泻等症状。皂角素需加热至100℃才能被破坏,因此豆类或豆浆必须煮开10~20分钟后才能食用。

(3)植物凝集素。该物质可使红细胞凝集,加热后可被破坏,或在体内经蛋白酶作用也可使其失去活性,不致被肠道吸收后引起血凝。

(4)棉子糖合成酶。该酶进入人体后,可以合成大量低聚糖,如棉子糖、水苏糖等。这些糖不被人体吸收,大部分在大肠中被细菌分解利用,同时产生大量二氧化碳、氢和甲烷,出现胀气。在大豆充分加热后,此酶即被破坏,产气也随之减少。加工成豆制品或发酵制品后,也可去除这种酶,食后也不会胀气。

(5)植酸。大豆中60%~80%的磷都是以植酸形式存在的。植酸可与蛋白质、钙、磷、铁、锌等结合而影响其消化吸收。大豆中的锌很难被吸收,就是受了植酸的影响。

(6)不宜吃干炒黄豆。黄豆中含有胰蛋白酶抑制剂(素)、脲酶、植物凝集素等因子,在干炒情况下不易被分解,吃后会引起消化道不良反应。

大豆制品与应用

黄豆芽

黄豆芽为黄豆浸水发芽而得。明朝陈嶷《豆芽赋》曰:"有彼物兮,冰肌肉质。子不入于污泥,根不资于扶植。金芽寸长,珠蕤双粒。匪绿匪青,不丹不赤。白龙之须,春蚕之蛰。"这段文字形象地描述了黄豆芽的形态、颜色和特点。

黄豆芽的营养:黄豆芽不但保存了黄豆原有的营养价值,还消除了吃黄豆易引起腹胀的隐患。有碍于营养吸收的植物凝集素也几乎全消失。

黄豆发芽后,由于酶的作用,磷、锌等矿物质更易被人体吸收。维生素B_2、胡萝卜素、维生素B_3均增加,而氰钴素增加10倍多,还增加了大量维生素C。豆芽中不含胆固醇。春天,人体容易缺乏维生素,多吃黄豆芽可以预防阴囊炎、舌炎、口角炎等疾病。

临床应用:临床用治寻常疣,用黄豆芽清水煮熟,连汤淡食,每日3餐,吃饱为止,连食3天为1疗程。治疗期间,不吃其他任何粮食及油大的菜。第 4 天起改为普通饮食，并可继续以豆芽佐餐。临床治 4 例，痊愈，并未见复发（《中药大辞典》）

注意事项：制作黄豆芽不可过长，在烹调时要加少量的醋，以防维生素被破坏。

腐竹

腐竹以江西、许昌、常德、桂林所产为名品。腐竹含高蛋白质（每百克腐竹含蛋白质 45 克）及维生素。腐竹有宽中理气、调理脾胃功效。老年人、体弱病后康复者均宜食。

豆油

豆油的营养：豆油中饱和脂肪酸占 10% 左右，余为不饱和脂肪酸。饱和脂肪酸主要是硬脂酸和棕榈酸，不饱和脂肪酸主要是亚油酸、油酸、亚麻酸，另含磷脂、甾醇、维生素 E、β-谷甾醇、豆甾醇、菜油甾醇、β-胡萝卜素、环木菠萝烯醇及角鲨烯等。

中医性味与功效：豆油性味甘、辛，温。有驱虫润肠功效。

临床应用：用豆油治疗肠梗阻，先以胃肠减压管抽尽胃内容物，然后将恒温豆油经胃管注入或口服。同时，配合腹部热敷，必要时输液，纠正电解质紊乱及控制感染。如经 4~6 小时疗效不显著，可再给豆油 1~2 次。在用豆油后，2~4 小

时各用高渗盐水或肥皂水行低压灌肠 1 次。一般使用 1~2 次后即显效果，否则即使多次使用亦未必有效。使用豆油后经 24~36 小时尚无疗效或病情加重时，即应考虑手术治疗（《中药大辞典》）。

注意事项：不宜用生豆油或豆油拌饺子馅，因为如果是用浸出法制取的豆油，生品中含有因提高出油率而残留的苯。豆油在加温后容易挥发，在温度达 200℃ 以上时，有害物质就能大部分挥发掉，如果用这类生豆油做饺子馅则会影响有害物质的挥发。

豆腐

"豆腐六法，始于前汉淮南王刘安。"

豆腐的营养：每百克豆腐（北）含 80% 的水分，供热量 98 千卡，含蛋白质 12.2 克、脂肪 4.8 克、糖类 2.0 克、膳食纤维 0.5 克、维生素 A5 微克、胡萝卜素 30 微克、尼克酸 0.3 毫克、维生素 E6.70 毫克、钙 138 毫克、磷 158 毫克、钾 106 毫克、钠 7.3 毫克、锰 0.69 毫克。

专家认为，多吃豆腐可以预防老年性痴呆，因豆腐中含有丰富的卵磷脂。卵磷脂在肠内被消化液中的酶消化后，释放出胆碱，胆碱直接进入脑部后与醋酸结合，会生成乙酰胆碱。记忆力的强弱与乙酰胆碱有关，乙酰胆碱对大脑有兴奋作用，使

大脑维持觉醒状态并且有一定的反应性。

豆腐利于减肥。豆腐经过冷冻，会产生一种酸性物质，这种物质能大量破坏人体内的脂肪，促进其排泄，所以肥胖者多吃豆腐是有好处的。

中医性味和功效：中医学认为，豆腐性味甘、凉。有益气和中、生津润燥、清热解毒的功效。豆腐能清火，肺热痰黄、咽痛、胃热口臭、便秘者均宜。水土不服、遍身作痒、皮疹患者每天吃豆腐，可协助适应水土。

注意事项：

①豆腐宜与海带同食：黄豆含有5种皂角苷，而皂角苷能阻止容易引起动脉硬化的过氧化脂质的产生，能抑制脂肪的吸收，促使脂肪的分解。但皂角苷会促使体内碘的排出，引起缺碘，甲状腺素也会相应地减少，引起甲状腺功能减退、甲状腺肿大。故与海带同吃，可补其碘的不足。

②豆腐还宜与玉米同食：豆腐中缺少必需氨基酸中的硫胺酸，而玉米富含硫胺酸。玉米中缺少的赖氨酸和丝氨酸，而豆腐中含有，故二者合吃可取长补短，互为补充。

③油炸臭豆腐究竟能不能吃：曾有学者提出老年人应多吃臭豆腐，理由是臭豆腐中富含维生素 B_{12}，每百克臭豆腐中含10毫克，每人每天需要维生素 B_{12} 的量为1~3毫克。缺少维生素 B_{12} 会加速大脑老化，容易引起老年性痴呆。这种说法是有

道理的，但这只是问题的一个方面。因为臭豆腐在制作过程中为自然发酵，易被微生物污染，同时还含有挥发性盐基氮和硫化氮，它们是蛋白质分解后的腐败物质，对人体有害。臭豆腐发酵前期是毛霉菌种，发酵后期是天然细菌，其中还有致病菌。油炸臭豆腐的植物油，经常会反复高温烹炸，不能及时更换，油里的脂肪酸大量裂变后成为能致癌的烃类物质。这给人体带来的危害就更大了。所以，臭豆腐是可以吃的，但不宜多吃，特别是沿街小摊上的油炸臭豆腐，由于不可能经常更换新鲜的油，则更不宜多吃。

④饮酒后宜吃豆腐：这样能促使酒中含有的乙醛迅速排出体外，从而防止酒精中毒。黄豆蛋白中含有一种叫作半胱氨酸的物质和比较丰富的维生素 B_1、维生素 B_2。半胱氨酸是一种重要的氨基酸，它能将乙醛分解后迅速排出体外，而维生素 B_1、维生素 B_2 也是酒精进行代谢的必要物质。

小贴士

为何卤水点的豆腐好吃

卤水的主要成分是氯化镁和钠离子。用卤水点豆腐时，里面的钠离子可与豆浆中的蛋白质相结合，形成了钠-蛋白质胶团，同时豆浆中的黄豆

脂肪也随之进入蛋白质网络组织结构中，并可在脂肪微滴的表面构成较为坚固的保护层。所以，用卤水点的豆腐脂肪含量多，为人体提供了必需不饱和脂肪酸，营养价值高，味道嫩滑鲜美。石膏点的豆腐，由于不含钠盐，所以无法形成钠－蛋白质胶团，豆浆中的脂肪也会大部分流失掉，故而石膏点的豆腐脂肪含量少，营养价值也就差了一点。而且，石膏用多了，豆腐的味道还会发涩。

⑤菠菜炒豆腐可食：菠菜中草酸与豆腐中钙结合后会变得相对稳定，另外所含有的磷和维生素D又有助于人体对钙的吸收。烹调时，可以多放些豆腐而少放些菠菜。

豆腐渣

豆腐渣是制豆腐时滤去浆汁后所剩下的渣滓，又叫雪花菜。豆腐渣有清热解毒作用。用治疮疡肿毒、大便下血。

临床应用：

①一切恶疮、无名肿毒：以豆腐渣在砂锅内焙热，看红肿处大小，量做饼子贴上，冷即更换，以愈为度（王珏桂《不药良方》）。

②臁疮、裙边疮烂臭起沿：将生豆腐渣捏成饼，如疮大小。先用清茶洗净，绢帛拭干，然后贴上，以帛缠之，一日一换。其疮渐小，肉渐平（《养素园传信方》）。

③大便下血：不见水豆腐渣炒黄，清茶调服（《古今良方》）。

④降脂：豆腐渣含有大量膳食纤维，可预防血黏度增高，预防高脂血症、高血压、冠心病、脑卒中等。

⑤防治便秘：豆腐渣所含的食物纤维可使大便松软。

⑥防治骨质疏松：豆腐渣补钙作用好。

⑦降糖：豆腐渣所含食物纤维、粗蛋白质、不饱和脂肪酸，有利于延缓肠道对糖的吸收，降低餐后血糖的上升程度。

⑧减肥：豆腐渣高纤维、高粗蛋白、低脂肪、饱腹感强，有利于减肥。

⑨抗癌：据美国、日本、德国的科学家研究，豆腐渣中含有较多的强抗癌物质——皂角苷。豆腐渣中还含有丰富的纤维素、果胶、木质素，可以吸附食物中的致癌物质，促进肠蠕动，预防动脉粥样硬化、高血压、冠心病等疾病。在经常食用豆腐渣的人群中，乳腺癌、前列腺癌、胰腺癌、结肠癌、直肠癌等恶性肿瘤的发病率都明显下降。

豆浆

豆浆的营养：每百克豆浆含水分96.4

克，供热量 14 千卡，含蛋白质 1.8 克、脂肪 0.7 克、糖类 1.1 克、膳食纤维 1.1 克、维生素 A15 微克、胡萝卜素 90 微克、维生素 E0.80 毫克、钙 10 毫克、磷 30 毫克、钾 48 毫克、钠 3.0 毫克、镁 9 毫克、铁 0.5 毫克、锌 0.24 毫克、硒 0.14 微克。

中医性味和功效：中医学认为，豆浆性味甘、平。有补虚润燥，清肺化痰功效。《本草纲目拾遗》记："清咽，祛腻，解盐卤毒。"王士雄《随息居饮食谱》曰："清肺补胃，润燥化痰。"

药理作用：

①豆浆为高蛋白低胆固醇食物，与动物蛋白食品同用，可提高蛋白质的吸收率。

②豆浆是碱性食物，对肉类、米饭、面包等酸性食品起中和作用，有助于消化吸收和预防老年病。

③豆浆有助于幼儿大脑皮质等中枢神经组织的发育，可促进儿童牙齿蛋白质组织的生长，并能使儿童少生龋齿。

④豆浆有利于人的淋巴系统活跃，增强人体免疫功能。

⑤长期服用豆浆可预防贫血、低血压、血小板减少等疾病。

⑥豆浆对产妇有促进泌乳的作用。

⑦豆浆护骨。豆浆中保留了大豆异黄酮，可提高和维持骨骼形成的速度，在雌激素水平较低情况下帮助预防骨质疏松。

另一方面含硫氨基酸较少，可减少尿钙的排出量。

临床应用：治疗急性妊娠中毒症。对 92 例先兆子痫患者采用豆浆饮食，即每日给纯黄豆制的豆浆（黄豆与水比为 1：8）2000 毫升，加糖 200 克，分 6 次进食，仍可自由饮水。一般持续 2~4 天，改用无盐普食。豆浆饮食的第 2 天开始，可酌情给予水果或藕粉，以缓解饥饿感。对照组 41 例，给无盐普食。其他治疗措施（避免声光刺激，给镇静药及解痉药）两组均相同。结果豆浆饮食组的死亡率为零，对照组为 2.43%。豆浆饮食含钙低，含盐少，含维生素 B_1 及烟酸较多，故有利尿、降压作用（《中药大辞典》）。

注意事项：

①豆浆不会导致乳腺癌。大豆及豆制品含有大豆异黄酮雌激素，属于植物雌激素，与乳腺癌没有直接的关系。植物雌激素与乳腺癌的关系取决于多种因素，包括植物雌激素的暴露时间、激素环境、来源于天然食物还是补充剂。大豆含有的植物雌激素与蜂蜜、蜂王浆等动物雌激素不同。动物雌激素甚至在动物口腔中就通过黏膜吸收，会增加体内雌激素水平。研究还表明，大豆异黄酮促乳腺增生的作用还不到动物雌激素的千分之一。

②用保温杯盛豆浆时间不宜长。用保

温杯盛放的豆浆最好在 2 小时内喝完。豆浆有营养，但易致细菌滋生。保温杯内温度为 50~60℃，是细菌生长适宜温度，豆浆长久存放其中容易变质。有不锈钢内胆的保温杯，则会使豆浆中的皂角素溶解在水中，不利健康。

③用黄豆打豆浆，浸泡时间要在 3 天以上。黄豆中含有植酸，研究观察，清水浸泡黄豆 3 天后，所含的植酸基本上都泡掉了。用这种黄豆榨的豆浆出浆率高，钙的吸收更好。如果把黄豆泡出点小芽，发芽过程中，植酸被分解了，而且发芽后又增加了不少维生素 C，营养则更为丰富。

④服复方丹参片时不要喝豆浆。因二者同时服，丹参酮与豆浆容易形成不溶物，使复方丹参片疗效下降，影响治疗效果。若服四环素、红霉素等药物时喝豆浆，则会破坏豆浆里的营养成分。

⑤不宜空腹喝豆浆。空腹饮豆浆，豆浆里的蛋白质都会在体内转化为热量而被消耗掉，不能充分起到补益作用。饮豆浆时，吃些面包、糕点、馒头淀粉类食物，可使豆浆的蛋白质在淀粉的作用下，与胃液较充分发生酵解，使营养物质更充分地被吸收。

⑥哪些人不宜喝豆浆？豆浆性平偏寒而滑利，若平素胃寒，饮后有发汗、反胃、嗳气、吞酸的人，脾虚易腹泻、腹胀的人，以及夜间尿频、遗精肾亏的人，均不宜饮豆浆。

⑦豆浆和牛奶各有所长。牛奶供热量，含糖、钙、磷、维生素 B_2、维生素 D 比豆浆要高；豆浆含有牛奶所含的全部成分，蛋白质、脂肪、铁、钾、钠、维生素 B_1 等成分均比牛奶含量高。豆浆中不饱和脂肪酸多，某些皂苷具有防止过氧化脂肪的生成和降解血中胆固醇的作用，对中年开始发胖的人来说更为合适。

豆腐皮

豆腐皮为豆腐浆煮沸后浆面所凝结之薄膜，又称豆腐衣。因入口有食鸡肉之感，故又名"豆鸡"。

豆腐皮名品有德阳罗江豆鸡和南丰豆腐皮。四川德阳罗江豆鸡是用黄豆浆的油层皮，配以香油、芝麻等原料精制而成的。其质地松软，滋味醇香，含有丰富的蛋白质、脂肪和芳香酯类物质。江西南丰豆腐皮"色如橙，形如扇，薄如纸"，主要原料是大豆。制作时先将大豆浸泡、去壳、磨浆、煮浆、挑皮、晾干；煮浆时配以姜黄粉末，制成的豆腐皮黄澄澄、金灿灿；豆浆在圆形平底锅内煮沸，以温和适当的火候使浆面出现一层层豆腐皮，然后用竹签不断地将皮对半挑起、晾干，一张张通透明亮的豆腐皮即成。家庭也可制作。

中医性味与功效：中医学认为，豆腐皮性味甘、淡、平。有清肺热、止咳、消痰、养胃、解毒功效。

临床应用：

①自汗：豆腐皮每次食1张，用热黑豆浆送下（《回生集》）。

②小儿遍身起罗网蜘蛛疮、瘙痒难忍：豆腐皮烧存性，香油调搽（《体仁汇编》）。

③肺热咳嗽、妊娠咳嗽、急性支气管炎：以豆腐皮50克，加冰糖10克，热水煮熟吃。每日2~3次，连服5~7天，可清痰热，减轻症状。

④慢性胃炎功能性消化不良：豆腐皮25克、萝卜丝25克，炒熟佐餐。有通腑理气、和胃作用。

豆腐乳

豆腐乳也叫腐乳，由豆腐发酵腌制而成，以红曲制为红腐乳，以酒糟制为糟腐乳，以盐卤制为臭腐乳，另有辣腐乳、玫瑰腐乳等。具体制作时把豆腐压榨出水后，切成小方块，放上霉菌发酵，然后装坛，灌上特制的汤料再次发酵而成。各种腐乳的区别全在于汤料的不同。

豆腐乳的种类：详细划分，我国的腐乳主要有红、青、白腐乳3类。红腐乳最早产于浙江绍兴，其特点是以绍兴黄酒为主要汤料，发酵时加红曲米。其成品色泽鲜红，酱香浓郁，味感稍甜，绵软爽口。

白腐乳主要产于广西、广东，以桂林腐乳最有名气。以桂林三花酒为主要汤料，其成品为乳白色，有醇厚的白酒香味和酶香。青腐乳就是臭豆腐，汤料不用黄、白酒，而是用豆腐本身压出来的水加上盐腌制发酵。其成品味臭，色青，入口绵软细化，鲜香适口。

我国腐乳有近百个品种，主要有桂林豆腐乳、奉贤鼎丰腐乳、益阳金花豆腐乳、蒙城火腿豆腐乳、绍兴丁方红腐乳、丰都仙家豆腐乳、彭山南味豆腐乳、遂宁白菜腐乳、徐州青方腐乳、苏州玫瑰腐乳、绍兴臭豆腐等。

小贴士

腐乳的"菌皮"对人体无害

我们知道，腐乳的前身是豆腐坯，它比普通的豆腐水分要少，淡而无味。在腐乳制作中，将毛霉菌接种在豆腐坯上，置于30℃环境中并保持一定温度，培养20小时左右，豆腐坯的四周就会长出一层1厘米长的白毛。这层整齐洁白、生长旺盛的白毛，人们称之为毛霉菌丝，腐乳的鲜美味道也是由此而来的。1000多年来，毛霉菌一直为人类酿制着风味独特的发酵食品。

我国食品科学工作者用科学方法分析证明毛霉菌对人体是安全无毒的。

毛霉菌丝不但是多种营养素的混合体（含有约 30% 的蛋白质、多种维生素和矿物质），而且还能产生和分泌出蛋白酶，使之形成致密坚韧的"菌皮层"。豆腐坯变成了腐乳坯，这一过程为食品发酵中的生长期。当菌皮像衣服一样包裹着豆腐坯时，可加盐和佐料，一块块装坛密封，进行厌氧发酵。在这个过程中，蛋白酶和附着在菌皮上的细菌慢慢渗入到腐乳坯的内部，逐渐将蛋白质分解为各种氨基酸，同时还进行着产生香味的酯化反应，经 2 个半月至半年，便制成了腐乳。所以，腐乳的菌皮非但无害，而且正是由于它，才使腐乳鲜美可口，营养丰富。

我的饮食习惯： 早餐时，以馒头涂上腐乳吃，口感很好。用量 2 克左右。

腐乳的营养： 每百克腐乳（红）含水分 61.2 克，供量 151 千卡、蛋白质 12.0 克、脂肪 8.1 克、糖类 8.2 克、膳食纤维 0.6 克、胡萝卜素 90 微克、维生素 E7.24 毫克、维生素 $B_3$0.5 毫克、钙 87 毫克、磷 171 毫克、钾 81 毫克、钠 3091.0 毫克、镁 78 毫克、铁 11.5 毫克、锌 1.67 毫克、硒 6.73 微克、铜 0.20 毫克、锰 1.16 毫克。

腐乳含有 8 种人体必要氨基酸。据测定，在 100 克的腐乳蛋白质中，含异亮氨酸 4.8 克、亮氨酸 8.8 克、赖氨酸 7.0 克、蛋氨酸 0.7 克、苏氨酸 2.0 克、色氨酸 0.6 克、缬氨酸 5.3 克。

腐乳被称为"中国奶酪"，无豆腥味，无胀气因子（棉子糖和水苏糖等糖苷类物质），无抗营养因子（蛋白质抑制剂、皂角素、植物血球凝集素、棉子糖合成酶、植酸等）。维生素 B_{12} 含量比豆腐高 6~7 倍，仅次于肝的含量。青豆腐乳的胡萝卜素含量比豆腐高 4 倍，有预防恶性贫血、缺铁性贫血、阿尔茨海默病（老年性痴呆）的功效。

中医性味与功效： 中医学认为，腐乳性味甘、平。归脾、胃经。有养胃调中功效。病后纳食不香、小儿食积，每日早餐时可豆腐乳伴粥食。

注意事项： 腐乳的钠含量高，含嘌呤较多，还含硫化钠，故高血压、心血管疾病、痛风、肾病、消化道溃疡患者，不宜多吃腐乳。

豆腐泔水

豆腐泔水为压榨豆腐时沥下的淡白色水液，又名豆腐泔。

中医性味与功效： 豆腐泔性味清凉，有清热通便的作用。《本草纲目拾遗》述："通便、下痰、通癃闭。"《随息居饮食谱》记："一味熬膏，治疮甚效。"

临床应用：

①治便秘：温饮豆腐泔水 50~100 毫升，日服 2~3 次。

②治脚癣湿气：用豆腐泔水频洗，坚持 5 天以上。

豆腐沫

豆腐沫为豆腐泔水上浮起之沫。取后趁热洗搓鹅掌风。不少于 20 天。

豆腐锅巴

豆腐锅巴即腐粑，为豆腐浆锅底所结之焦巴。

入药时晒干研磨或生捣做丸，能开胃、消滞、止痢、止带。治赤白带症，可取腐粑，呈黄色者，炒研末，日服 10 克，加砂糖调服。

干张

千张为层层压制的薄片豆制品，北方又称干豆腐。著名的芜湖千张已有 100 多年的生产历史。千张体薄而匀，柔而有嚼劲，呈鲜黄色，味纯正。

千张的营养：每百克千张含蛋白质达 36.8 克，食时红烧、炒菜、凉拌或制成素鸡，味美可口。

中医性味与功效：中医学认为，千张性味甘、平，补中益气，健脾开胃。

豆腐干

豆腐干一般是指没有加卤汁、加色的白干，由豆浆用卤点浆后灌入小蒲包经压榨而成。市场上的有色茶干则多半要用调料配制成的香卤着色。江苏仪征香干已有百年生产史，素以鲜、嫩、香、韧、营养丰富驰名。这种茶干是选用当年生产的新鲜黄豆为原料，经精细加工而成。先将黄豆经隔日浸泡磨成豆浆，再煮开用红卤点浆，灌入小蒲包内，压榨成干子。然后加入大茴香、小茴香、丁香、花椒、桂花、味精等 10 多种调味品和滋补品熬煎成香卤。最后把白干放入卤中泡成浓茶色或番茄色即成。香干味如板鸭，而臭干味如变蛋。

中医性味与功效：中医学认为，豆腐干性味甘、平，味道馨香，醇厚。有暖中开胃、醒脾化湿功效。适合慢性胃炎、脾胃虚寒、大便溏泄者服食。

豆腐干的营养：每百克豆腐干含水分 7.4 克，供热量 451 千卡，含蛋白质 57.7 克、脂肪 22.8 克、糖类 3.7 克、维生素 E7.8 毫克、钙 5 毫克、磷 74 毫克、钾 7 毫克、钠 110.0 毫克、铁 1.3 毫克、锌 3.59 毫克、硒 2.72 微克、铜 0.26 毫克、锰 2.40 毫克。

每百克香干含水分 69.2 克、蛋白质 15.8 克，含亮氨酸、异亮氨酸、含硫氨基酸（SAA）、芳香族氨基酸（AAA）、苏氨酸、色氨酸、缬氨酸、精氨酸、组氨酸、丙氨酸、天冬氨酸、谷氨酸、甘氨酸、脯氨酸、丝氨酸等 10 多种氨基酸。

黑大豆

解表、除烦、宣郁，溶栓

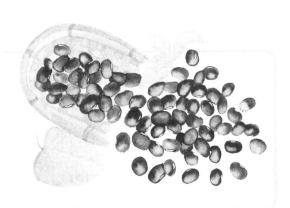

黑大豆是豆科植物大豆的黑色种子，又称乌豆、黑豆、东豆子。1973年夏天，在浙江余姚河姆渡的文化遗址中出土的物品中就有黑豆，距今已有7000多年历史。

 黑豆的营养

每百克黑豆含水分9.9克，供热量381千卡，含蛋白质36.0克、脂肪15.9克、糖类33.6克、膳食纤维10.9克、维生素A5微克、胡萝卜素30微克、维生素$B_1$0.20毫克、维生素$B_2$0.33毫克、维生素E17.36毫克、维生素$B_3$2.0毫克、钙224毫克、磷500毫克、钾13.77毫克、钠3.0毫克、镁243毫克、铁7.0毫克、锌4.18毫克、硒6.79微克、铜1.56毫克、锰2.83毫克。

黑豆还含有异黄酮类（大豆黄酮苷和染料木苷）、皂苷（有大豆皂醇A、B、C、D、E 5个苷元，与苷元结合的糖有葡萄糖、木糖、半乳糖、阿拉伯糖、鼠李糖和葡萄糖醛酸苷元，与糖的比例为1：1。在脱脂的大豆粉中，皂苷的含量约0.60%），还含胆碱、叶酸、亚叶酸、泛酸、生物素、维生素B_{12}、唾液酸等。

 中医性味与功效

中医学认为，黑豆性味甘、平，有活血、利水、祛风、解毒功效。李时珍《本草纲目》

曰："黑豆入肾功多，故能治水，消胀，下气，治风热而活血解毒，所谓同气相求也。"

药理作用

（1）降血脂作用。口服黑豆果油对高脂性食物引起实验性家兔血脂代谢紊乱有明显的防治作用。可使胆固醇、三酰甘油、低密度脂蛋白胆固醇含量明显降低，且呈量效关系，并可延缓动脉硬化的形成。

（2）含植物雌激素作用。黑大豆所含的大豆黄酮及染料木素（水解产物）皆有雌激素样作用。

（3）解痉作用。大豆黄酮对离体小鼠小肠有解痉作用，其效力为罂粟碱的37%。

临床应用

（1）妇女产后烦热口渴、风寒湿痹、头旋眼眩。可用豆淋酒（制法：黑豆炒至半焦，泡入黄酒，将渣滤去用酒）。每服半小杯，日服2~3次。

（2）小儿丹毒。浓煮黑豆汁涂之良，瘥，亦无瘢痕。也适用于小儿烫火疱、痘疮湿烂，黑豆研末敷之。

（3）缺锌引起的脱眉。用黑豆500克，加水1000毫升，煮熟加精盐储存。每次服6克，日服2次。

黑豆相关制品的药用知识

大豆黄卷和淡豆豉都是由黑豆制成的食品。

大豆黄卷

大豆黄卷由黑豆发芽晒干而成。

中医性味与功效：大豆黄卷性味甘、平。黄钰《本草便读》说："豆卷，即黑豆浸水中生芽者也，其性味功效与黑大豆同。然其浸水生芽，则有生发之气，故亦能解表。"《本草纲目》曰："除胃中积热，消水肿胀满。"

临床应用：

①《普济方》黄卷散：治头风、湿痹、痉挛膝痛、胃中积热、大便结涩。大豆黄卷（炒）一升、酥半两，为末。食前温水服1匙，每日2次。

②《圣济总录》大豆散：治水病、通身肿满、喘急、大小便涩。大豆黄卷（醋拌炒干）、大黄（微煨去皮）各30克，捣罗为散。每服6克。临卧时，煎葱、橘皮汤调下，平明（第二天早上）以利大肠为度。

淡豆豉

淡豆豉由黑豆经蒸腌加工而成。治病一般用淡豆豉，而调味烹饪时用咸豆豉。

中医性味与功效：中医学认为，豆豉味辛、微温。有解表、宣肺、除烦、解毒等功效。适用于伤寒热痛，风寒头痛、烦躁、胸闷等病症。《本草纲目》记："豉，诸大豆皆可为之，以黑豆者入药。有淡豉、咸豉，治病多用淡豉汁及咸者，当随方法。""黑豆性平，作豉则温。既经蒸罨，故能升能散；得葱则发汗，得盐则能吐，得酒则治风，得薤则治痢，得蒜则止血；炒熟则又能止汗，亦麻黄根节之义也。"

淡豆豉的营养：每百克豆豉含蛋白质 31.2 克、脂肪 19.9 克、糖类 22.8 克、钙 331 毫克、磷 503 毫克、铁 13.7 毫克，还含维生素 E 及 B 族维生素。

研究表明，黑大豆制的豆豉，含有大量能溶解血栓的尿激酶。更令人惊奇的是，豆豉所含的细菌能产生大量维生素 B 和抗生素，适合心脑血管疾病患者，脑血栓，脑梗死，冠心病，动脉硬化，血液呈高黏、高凝状态的患者食用。

临床应用：我曾以豆豉佐以胡椒、生姜、葱白泡汤饮服，具有解表发汗、清热除烦、醒脾开胃的作用。以下 3 个验方也可应用。

①肠炎性感冒：豆豉 15 克、葱须 30 克、黄酒 50 毫升为原料。豆豉加水 1 小碗，用中火煎煮 10 分钟；再加葱须，继续煮 5 分钟；最后加黄酒，趁热 1 次服完。具有解表和中、止泻作用，可治疗风寒感冒伴有发热、头痛、无汗、呕吐、腹泻等症状，即现在所称的肠炎性感冒。此病多为病毒引起。

②豆豉生姜烧牛肉可治疗虚寒引起的月经失调、经期后延：豆豉 500 克、羊肉 100 克、生姜 15 克，盐适量。将前 3 味放砂锅内煮至烂熟，再加盐调味服食。每日 1 剂，连服 3~5 天。有温经散寒功效。注意：经期后延指每次月经来潮要较前 1 周期延迟 7 天以上。

③豆豉葱白豆腐可治风热感冒，辅治流行性感冒：淡豆豉 12 克、葱白 15 克、豆腐 250 克。先将豆腐切成小块，放锅中微煎，然后放入淡豆豉，加水 1 碗半，煎。煎至大半碗时，再加入葱白煎沸，之后加适量盐味精调味，趁热服食。盖被发汗。每日 1 剂，连服 4~5 天。注意发汗不要太过，微汗即可。本方有清热解毒，发汗解表功效。

注意事项：临床应用时，凡以麻黄汁泡制的豆豉宜慎，量宜小，以避免发汗过多。

青豆

开胃生津

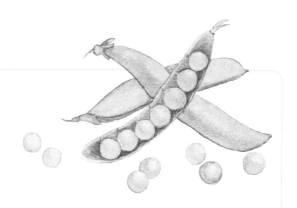

　　青豆一般是指青毛豆。苏州熏豆即熏青豆，是著名风味小吃。熏青豆色泽青碧，豆粒干爽整齐，滋味鲜美，且耐咀嚼，具有开胃生津之功用，佐酒食用味道更佳。

　　相传，苏州在明代就有盐豆生产。当时仅用盐水、调料与青豆煎煮，焙干即成，而不用烟熏。清代则用盐水煮后的青豆，还要再烘熏，称为"炙豆"。如今苏州地区制作青豆的方法是：选择鲜嫩优质的大青毛豆，去壳，洗净，入锅，加水，放适量盐等调料，用大火烧煮，至色变青即起锅，摊放在竹筛中；在脚炉或大豆钵内放木炭生火，并将五香粉和锯木屑撒于火上，使其微微冒烟，把竹筛架于其上，将青豆熏至干燥即成。

 ### 青豆的营养

　　每百克青豆含水分 69.6 克，供热量 123 千卡，含蛋白质 13.1 克、脂肪 5.0 克、糖类 10.5 克、膳食纤维 4.0 克、维生素 A22 微克、胡萝卜素 130 微克、维生素 $B_1$0.15 毫克、维生素 C27 毫克、维生素 E2.44 毫克、维生素 $B_3$1.4 毫克、钙 135 毫克、磷 188 毫克、钾 478 毫克、钠 3.9 毫克、镁 70 毫克、铁 3.5 毫克、锌 1.73 毫克、硒 2.48 微克、铜 0.54 毫克、锰 1.2 毫克。

 ### 青豆的功效

　　有关青豆的功效、应用，《本草纲目》

上无单独记载。我喜欢连豆荚一起煮了吃，汤色碧清，汤味清鲜爽口，略加点盐，口味更好。我除了吃豆外，更喜欢咀嚼软豆荚，粗"筋"外的汁水一起服下，醒脾开胃，通腑理气，还有润肠通便作用。若在肝郁气滞、胸闷心烦之际，煮"毛豆"吃，会疏肝理气，宣痹除烦，头目亦会随之转清。我认为，只吃毛豆不吃豆荚是一种浪费，因为很多膳食纤维被浪费了。

蚕豆

健脾、利湿、止血，治肾炎

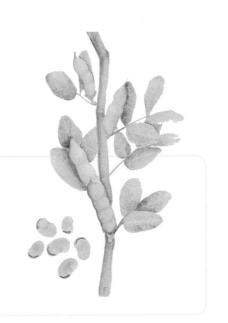

蚕豆是豆科植物蚕豆的子实，因其豆荚状如老蚕，又成熟于养蚕时节，故而得名。又因由张骞自西域带回栽种，故而又称胡豆。蚕豆的别名还有佛豆、南豆、马齿豆、夏豆、寒豆、湾豆、罗汉豆等。

 蚕豆的营养

每百克蚕豆含水分 13.2 克，供热量 335 千卡，含蛋白质 21.6 克、脂肪 1.0 克、糖类 61.5 克、膳食纤维 1.7 克、维生素 C2 毫克、维生素 E1.6 毫克、钙 31 毫克、磷 418 毫克、钾 1117 毫克、钠 86 毫克、镁 57 毫克、铁 6.2 毫克、锌 3.42 毫克、硒 1.30 微克、铜 0.99 毫克、锰 1.09 毫克。

蚕豆另含巢菜碱苷、磷脂、胆碱、哌啶酸 -2。另含植物凝集素。巢菜碱苷是 6-磷酸葡萄糖的竞争性抑制剂，为引起蚕豆病发病的原因之一。

 中医性味与功效

中医学认为，蚕豆性味甘、辛，平。有健脾利湿功效。吴仪洛《本草从新》记：

"补中益气,涩精,实肠。"《湖南药物志》说:"健脾,止血,利尿。"王士雄《随息居饮食谱》说:"健脾开胃,浸以发芽,更不壅滞。"

 临床应用

（1）治肾炎。20 世纪 70 年代初，我在内科工作，开始进行中草药科研，在阅读中医验方单方过程中，蚕豆治疗水肿引起了我的兴趣。当时的验方主要有：

①陈蚕豆（至少 3 年）煎汤喝水（江苏《中医秘方验方汇编》第一集）。

②陈蚕豆（数年者最好）120 克、红糖 90 克。蚕豆带壳和红糖放砂锅中，添清水 5 茶杯，以文火熬煮至 1 杯茶，服用（中医研究院《中医验方汇编》第一辑）。

③虫蛀蚕豆 160 克，炖猪肉吃（云南《中医验方》）。

④虫胡豆（蚕豆）1~400 克，炖黄牛肉服。不可与菠萝同用（《民间常用草药汇编》）。

⑤蚕豆 60 克、冬瓜 100 克，水煎服。

病例分析

1972 年 3 月 7 日，中西医结合肾炎病房收治一肾炎患者。男性，54 岁，全身明显水肿，并日益加重，伴心悸、腰痛、尿少、口干、纳差、头痛等症，血压 150/80 毫米汞柱，脉弦滑偏数，舌苔厚，舌质淡，齿痕多。尿蛋白（3+）。

诊断：慢性肾炎肾病型。

辨证：脾肾阳虚，水湿泛滥，肾气不固，尿含蛋白。

给服真武汤近 3 个月不见好转。从 5 月 10 日起改用糖蚕豆治疗（见上述②方），坚持服 3 个月，病情明显好转。

检查：水肿消退，心悸、尿少、腰痛等症状消失。24 小时尿蛋白含量由 6.6 克减少到 0.15 克，血红蛋白由 8.5 克增加到 13 克，血清总蛋白由 3.8 克增加到 6.0 克，白蛋白由 1.6 克增加到 3.8 克。血压正常，肾功能恢复正常，8 月 7 日出院。

后经分析，蚕豆衣含有 β-[3-（β-D-吡喃葡萄糖氧基）-4-羟苯基]-L-丙氨酸、L-络氨酸、多巴等物质，具有利尿渗湿作用，可能是有效成分。为了扩大验证，我争取到酱品厂的支持，要来大量蚕豆衣，炮制蚕豆衣糖浆，治疗 10 多例肾炎、肾痛综合征，效果良好。后由南京白敬宇（当时为第二中药厂）制药厂协作，正规制备蚕豆衣糖浆（制法：蚕豆衣 10 千克、红糖 2.5 千克，煮成浸膏 5000 毫升，分装50瓶，每次服20毫升），治疗慢性肾炎18例，疗效较好，尿蛋白（2+）以下的效果更好。在20世纪90年代初，我指导研究生进行实验研究，证实蚕豆及蚕豆壳煎剂可以抑制人肾小球基底膜（柔膜）细胞的增殖，抑制分泌白介素-8(IL-8)及白介素-6(IL-6)，减轻肾炎的病变。可惜，目前只能让患者自行煮蚕豆衣糖浆吃，已无制剂供应。患者亦怕麻烦，多半中途而废。

（2）帕金森病辅助治疗。帕金森，老百姓称为"抖抖病"，医学上又称为麻痹性震颤。现代医学研究发现，L-3，4-二羟基苯丙氨酸（d-DOPA）是一种治疗震颤麻痹的有效药物，而这种物质广泛存在于植物中，并且以蚕豆荚中的含量尤为丰富，它以游离态或β-糖苷态存在的d-DOPA高达0.25%。所以，用蚕豆作为帕金森病的辅助治疗是合理而且有效的。我先后治疗近10例，能改善症状。具体使用方法：蚕豆（必须连蚕豆衣）单独炒食，煮食。煮食时加适量红糖（一般煮250克蚕豆时加100克红糖）煮成糖蚕豆，或与大米一起煮成蚕豆粥。也可单用蚕豆衣（蚕豆之嫩壳）煮水喝，一年四季坚持，有较好辅助治疗作用。

 ## 注意事项

警惕"蚕豆病"。南京是没有蚕豆病的，但有一年，来南京生活的海南省和广东省人在南京发病了。我曾接触过1例患者，他出现急性溶血性贫血（又名蚕豆黄病），有血红蛋白尿、休克、无力、眩晕、胃肠紊乱及尿胆素的排泄增加。发病急，一般在吃生蚕豆后5~24小时后即发生，但有时食用炒熟的蚕豆也可发生。若系吸入蚕豆花粉者则发作更快。我国发病以广东省居多。

蚕豆病的病因，是少数人有一种先天性的生化缺陷，即其血细胞中缺乏葡萄糖-6-磷酸脱氢酶（G-6-PD），因而其还原型的谷胱甘肽含量亦很低，在巢菜碱苷（蚕豆含有）侵入后，可发生血细胞溶解。将巢菜碱苷混于食物中（1%）饲喂大鼠或小鸡可抑制其自然生长。有学者还认为，除巢菜碱苷外，蚕豆中还有其他因子也能起到类似的溶血作用。

本病的遗传性倾向已被注意，蚕豆病患者中约41.3%有家族病史可查。患者极大多数是儿童，且男性高于女性。

据广东省梅县人民医院等单位报告，用田艾（菊科植物鼠曲草）60克，车前草、凤尾草各30克，茵陈15克，加水1200毫升，煎至800毫升，加白糖当饮料服。

治疗蚕豆病 38 例，均治愈。另有介绍用白头翁 60 克，车前草、凤尾草各 30 克，茵陈蒿 15 克，加水过药，煎 2 小时，当茶饮，不限量，亦有效。

蚕豆其他部分的药用知识

蚕豆衣

中医功效：有止血作用。《秘方集验》介绍：治吐血，蚕豆嫩壳，4~5 年陈者为好，煎汤饮之。《中福堂公选良方》记，治胎漏，以炒熟蚕豆磨末，每服 12 克，加砂糖少许调服。

蚕豆花

清明节前后开花时采收，晒干或烘干。

中医性味与功效：蚕豆花性味甘、平。有凉血、止血功效。治疗咳血、鼻衄、血痢、带下、高血压等症。

临床应用：《现代实用中药》，治咯血，蚕豆花 9 克，水煎去渣，溶化冰糖适量。日服 2~3 次，分服。《福建中医药》，治血热漏下，以鲜蚕豆花 3 克，水煎服。本法亦适合治疗白带、黄带。曾用蚕豆花 3 克，水煎服，连服 30 天，有一定的降压、降脂效果。

蚕豆叶

蚕豆叶的营养：含山奈酚 -3- 葡萄糖苷 -7- 鼠李糖苷、D- 甘油酸、5- 甲酰四氢叶酸、叶绿醌、游离氨基酸、较多的天门冬氨酸、丰富的多巴胺。

中医性味与功效：蚕豆叶性味苦微、甘，温。《现代实用中药》认为："为止血剂，治一切出血。"我曾在治疗肺结核咯血时用过，效果较好。方法：用新鲜蚕豆叶捣烂取汁，每次服 25 毫升，先每日服 3 次，咯血较少后可减少为每日 2 次，血止后再服 15 日，防止复发。

蚕豆茎

蚕豆茎的营养：含山奈酚、对羟基苯甲酸、延胡索酸、白桦脂醇、D- 甘油酸等。

临床应用：蚕豆茎有止血、止泻作用。我曾用蚕豆梗茎 50 克，水煎顿服，服 2 次水泻即止。

蚕豆荚壳

蚕豆荚壳含甘油酸，有利尿、止血功效。止血时可用煎剂（鲜豆荚 250 克，水煎，每日 2 次分服，用于中、小量咯血）、散剂（研粉，每次 3 克，每日 3 次），适用于血尿及鼻衄，有止血作用。治疗天疱疮、水火烫伤，将蚕豆荚烘干后研成细末，用麻油调敷患处。

蚕豆为主料加工成的食品

豆瓣酱

豆瓣酱的营养：每百克豆瓣酱含水分46.6克，供热量178千卡，含蛋白质13.6克、脂肪6.8克、糖类17.1克、膳食纤维1.5克、维生素$B_1$0.11毫克、维生素$B_2$0.46毫克、维生素E 0.57毫克、维生素$B_3$2.4毫克、钙53毫克、磷154毫克、钾772毫克、钠6012.0毫克、镁125毫克、铁16.4毫克、锌1.47毫克、硒10.20微克、铜0.62毫克、锰1.37毫克。

中医功效：豆瓣酱具有温中暖胃，促进食欲功效。

注意事项：豆瓣酱的缺点是含钠太多。

蚕豆粉丝

能通腑健脾，促进消化，夏天服食清凉消暑。泸州的银粉丝品质优良。

怪味蚕豆

中医功效：有醒脾、开胃、顺气功效，可增强食欲。重庆怪味胡豆风味尤佳，集麻、辣、香、甜、鲜于一体。

注意事项：慢性胃炎伴糜烂、消化性溃疡患者不宜吃怪味蚕豆，以防麻辣过度，慎防出血。若怪味蚕豆的香料中含黄樟素太多，亦不宜吃，以防致癌。

绿豆
清热解毒、消暑利水，降脂保肝

绿豆为绿豆属豆科植物绿豆的种子，因色绿而得名，又名青小豆。

 绿豆的营养

每百克绿豆含水分 12.3 克，供热量 316 千卡，含蛋白质 21.6 克、脂肪 0.8 克、糖类 62.0 克、膳食纤维 6.4 克、维生素 E10.95 毫克、维生素 $B_3$2.0 毫克、钙 81 毫克、磷 337 毫克、钾 787 毫克、钠 3.2 毫克、镁 125 毫克、铁 6.5 毫克、锌 2.18 毫克、硒 4.28 微克、铜 1.08 毫克、锰 1.11 毫克。

绿豆蛋白质主要为球蛋白类，其组成中蛋氨酸、色氨酸和酪氨酸较少。绿豆的磷脂成分中有磷脂酰胆碱、磷脂酰乙醇胺、磷脂酰肌醇、磷脂酰甘油、磷脂酰丝氨酸、磷脂酸等。

中医性味与功效

中医学认为，绿豆性味甘、寒。有清热解毒、消暑、利水功效。李时珍《本草纲目》述："绿豆，消肿治痘之功虽同赤豆，而压热解毒之力过之。"绿豆肉平，皮寒，解金石、砒霜、草木一切诸毒，宜连皮生研，水服。按《夷坚志》云："有人服附子酒多，头肿如斗，唇裂血流，急求绿豆、黑豆各数合嚼食，并煎汤饮之，乃解也。"绿豆清热之功在皮，解毒之功在肉。

 ## 药理作用

现代研究表明，绿豆可降低喂饲高脂肪高胆固醇饲料大鼠血及组织内脂质含量。绿豆不仅有防止实验性动脉粥样硬化症家兔血脂（特别是胆固醇和 β 脂蛋白）上升的作用，还能使已经升高的血脂含量迅速下降。此外，绿豆有较明显的解毒保肝作用（江苏新医学院《资料选编》）。

绿豆汤能明显降低磷烧伤家兔的血磷水平，促进尿磷排泄，预防磷中毒，从而降低磷烧伤家兔的急性死亡率［第二军医大学学报，1989，10（5）：454］。绿豆对应用吗啡啉加亚硝酸钠诱发小鼠肺癌和肝癌有一定的预防效果，且不影响小鼠的体重和生存期［第一军医大学学报，1989，9（3）：231］。

在农村医疗工作时，见医生曾用绿豆汤或绿豆浆治疗有机磷农药中毒的农民患者。方法：绿豆浆 250 克饮服，半小时后再饮服 1 次，同时急送医院诊治。若误食蘑菇中毒，可用绿豆 150 克，打成浆或捣成粉，以鸡蛋清 5 个调拌后服下。

对于铅中毒的患者，每天取绿豆 120 克、甘草 15 克，煎汤分 2 次内服。同时配服维生素 C300 毫克，10~15 天为 1 疗程。9 例轻度中毒及 28 例铅吸收者，经连续治疗 2 个疗程，基本治愈(《中药大辞典》)。

 ## 临床应用

（1）绿豆水止皮肤瘙痒。用绿豆 25 克，加水煮，不要把绿豆煮开花，然后用绿豆水温搽皮肤瘙痒的部位。对减轻老年人的皮肤瘙痒很有效，且没有不良反应。

（2）绿豆衣明目退翳作用。老年人或有目疾者，高血压目糊、结合膜充血者，结膜下出血者均宜喝绿豆汤。

 ## 注意事项

因绿豆甘寒，故脾胃虚寒滑泄者忌食。

绿豆其他部分的药用知识

绿豆芽

中医性味与功效：绿豆芽性味甘、寒。《本草纲目》述："解酒毒、热毒、利三焦。"

临床应用：临床治淋病初起。可用绿豆芽 1000 克（2 斤），取汁冲白糖 100 克（2 两），饮服（山西省《中医验方秘方汇集》第一辑）。姚可成《食物本草》指出："脾胃虚寒之人，不宜久食。"

绿豆粉丝

著名的龙口粉丝的原料就是绿豆。该粉丝色如白玉，光亮透明，富有韧性；一泡就软，吃起来又有咬劲儿，润滑爽口，含丰富蛋白质、维生素，具有清热解毒、利尿消肿、止咳防暑功效。除炒、凉拌、做汤外，粉丝可同蔬菜、鱼肉配伍。德国、日本的客人曾赴龙口镇考察，夸奖龙口镇粉丝是"不可多得的美味佳肴"。1985 年 3 月，经法国国际美食及旅游委员会评审，龙口粉丝获得"金桂叶奖"，被誉为"粉丝之王"。

绿豆衣

中医性味与功效：绿豆衣即绿豆种皮，性味甘、寒，无毒。王士雄《随息居饮食谱》曰："清风热，去目翳，化斑疹，消肿胀。"

临床应用：临床治疗麻疹合并肠炎，取绿豆皮 15 克，煎水，加白糖 15 克冲服，至愈为止（内蒙古《中草药新医疗法资料选编》）。

赤豆

利水除湿、和血排脓、消肿解毒，抑制精子顶体酶

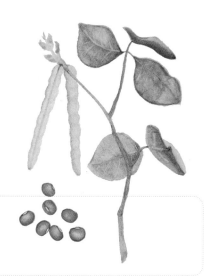

赤豆为豆科植物赤豆或赤小豆的种子，又名赤小豆、红豆、红小豆、朱小豆等。

 赤豆的营养

每百克赤豆含水分 12.6 克，供热量 309 千卡，含蛋白质 20.26 克、脂肪 0.6 克、糖类 63.4 克、膳食纤维 7.7 克、维生素 A13 微克、胡萝卜素 80 微克、维生素 $B_1$0.16 毫克、维生素 $B_2$0.11 毫克、维生素 E14.36 毫克、维生素 $B_3$2.0 毫克、钙 31 毫克、磷 305 毫克、钾 860 毫克、钠 2.2 毫克、镁 138 毫克、铁 7.4 毫克、锌 2.20 毫克、硒 3.80 微克、铜 0.64 毫克、锰 1.33 毫克。另外，赤豆还含有 Ⅰ、Ⅱ、Ⅲ 3 种结晶性皂苷。

中医性味与功效

中医学认为，赤豆性味甘、酸，平，有利水除湿、和血排脓、消肿解毒功效。吴世铠《本草经疏》曰："凡水肿、胀满、泄泻，皆湿气伤脾所致，小豆健脾燥湿，故主下水肿胀满，止泄，利小便也。"陈士铎《本草新编》述："赤小豆，可暂用以利水，而不可久用以渗湿。湿证多属气虚，气虚利水，转利转虚而湿愈不能去矣。况赤小豆专利下身之水而不能利上身之湿。盖下身之湿真湿也，用之而有效；上身之湿，虚湿也，用之而益甚，不可不辨。"

 药理作用

赤豆所含之结晶性皂苷有引起肠道泻下作用。

（1）抑制蛋白酶作用。从赤豆中提取的蛋白酶抑制剂，能专一抑制胰蛋白酶对酪蛋白 BAPNA 和 BEAA 等底物的水解。赤豆所含的蛋白酶抑制剂能抑制人体精子顶体酶活性，机制为人体精子顶体酶能水解 BAPNA，具有类似胰蛋白酶特性。

（2）抑菌作用。20% 赤小豆煎剂对金黄色葡萄球菌和伤寒杆菌等有抑制作用。

 临床应用

（1）消肿解毒，治疗疔疮肿毒。治疗多种水肿：如肾性水肿（急、慢性肾炎及肾盂肾炎），心脏性水肿（多半由于心功能不全），肝性水肿（急、慢性肝炎，早、晚期肝硬化），营养不良性水肿（慢性消耗性疾病及营养障碍性疾病），炎症性水肿（属于感染中毒性水肿，如血栓性静脉炎、丹毒、疖、痈等），特发性水肿（女性多见，水肿往往与体位有关，直立或工作劳累后即出现，平卧后水肿可逐渐消退），经前期水肿等，取赤小豆汤，有一定的治疗效果。

（2）催乳。产妇乳汁分泌过少，可煮赤豆汤饮服。

（3）补血作用。一般用红枣、桂圆和赤小豆同煮服。服 30 天以上。

赤豆其他部分的药用知识

赤豆芽

《小品方》载"小豆散"：治妊娠数月，月犹经水时时来者，名曰漏胎。若因房室劳有所去，名曰伤胎：以赤小豆五升，湿地所种，令生芽，干之。上一物，下筛。以温酒服方寸匕，日三，得效便停。现可用简便方法，赤小豆芽焙干研细。每次服3~5克，日服3次。

赤豆花

赤豆花又名腐婢，味辛、平，能清热、止渴、醒酒、解毒。《食医心镜》载其可治痢疾、消渴、丹毒，以赤小豆花于豉中煮，五味调和，做羹食。《普洛方》载其可治疔疮，以赤小豆花为末外敷。

赤豆叶

《食医心镜》治小便频数，载其可以赤小豆500克，与豉汁中煮，调和，当作美食食之。煮成粥吃亦佳。

扁豆

健脾和中、消暑化湿，抑制痢疾杆菌

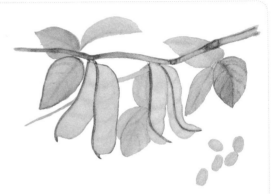

"白白红红编豆花"是杨诚斋（杨万里）的一句诗，"编豆"即"扁豆"。

入秋，月明星稀，凉风习习，虫声唧唧，白花青蔓，碧叶萦红，家人在院落里的扁豆棚下休息、闲话。这便是我童年时难忘的情景，到了城里后，很难体验到这样的乐趣了。明代王犀登《种豆》诗："庭下秋风草欲平，年饥种豆绿成荫。白花青蔓高于屋，夜夜寒虫金石声。"这是又一种关系着扁豆的情思。

家乡的扁豆也叫"眉豆"，弯弯的像姑娘的眉。扁豆有白、紫、青三种，但花色只有白、紫两种。紫花结的扁豆青绿或微紫，白花结的扁豆白中透绿。紫扁豆宽而厚，白扁豆细而长，更嫩、更薄，拿起来迎着阳光看，能清晰见到里面包裹着的水汪汪的豆仁和细细的脉络。粗看扁豆是绿的，细看绿色是有深有浅，荚的上端呈浓绿，渐渐转为淡青或是薄紫，温润如玉，鲜明如宝石。

清代吴其浚对扁豆有过一段颇为生动的描述："观其矮棚浮绿，纤蔓萦红；麂眼（麂眼，指竹篱的斜格，形如麂眼，故以之作竹篱的代称。陆游有'短篱围麂眼'句）临溪，蜇声在户。新苞总角，弯荚学眉；万景澄清，一芳摇漾……秋郊四眺，此焉情极。"而艾居士编的拟话本集《豆棚闲话》更是罗列了12个生动故事。

扁豆原产于印度、印度尼西亚，约在汉晋之间被引入我国，始载见于梁代陶弘景《名医别录》，写作"扁豆"。《本草纲目》解释："篇本作扁，荚形扁也。"《山家清供》曰"白匾豆"，《滇南本草》叫"南扁豆"，《陆川本草》则称"南豆"，有的地方谓"刀豆"，《四川中药志》又叫"小刀豆"，《中国药植图景鉴》叫"藤豆"（指扁豆是藤本缠绕植物）、"沿篱豆"。还有"蛾眉豆"（意像蛾的眉羽）、"眉儿豆""眉豆"等称呼。扁豆的名称多而且有点乱。有的地区把四季豆也称为扁豆，也有的笼统称为"豆角"，还有称"鹊豆"（黑子扁豆），广西还有"红雪豆""芸豆角"等称呼。

 ## 扁豆的营养

每百克扁豆含水分 9.9 克，供热量 326 千卡，含蛋白质 25.3 克、糖类 61.9 克、膳食纤维 6.5 克、维生素 A5 微克、胡萝卜素 30 微克、维生素 E1.86 毫克、维生素 $B_3$2.6 毫克、钙 137 毫克、磷 218 毫克、钾 439 毫克、钠 2.3 毫克、镁 92 毫克、铁 19.2 毫克、锌 1.9 毫克、硒 32.0 微克、铜 1.27 毫克、锰 1.19 毫克。扁豆还含氰苷、酪氨酸酶、胰蛋白酶抑制物、淀粉酶抑制剂、植物凝集素 A、植物凝集素 B（这是一种毒蛋白）、豆甾醇。有的扁豆在豆荚（外皮）内含有哌啶酸 -2 的溶血素，只有经过高温烹制后才被破坏（故煮食扁豆，应加热彻底，否则容易引起中毒）。扁豆还含有植物酸、鞣质等。

扁豆的脂肪酸中含棕榈酸 8.33%、亚油酸 57.95%、反油酸 15.05%、油酸 5.65%、硬脂酸 11.26%、花生酸 0.38%、山嵛酸 0.40%。

 ## 中医性味与功效

中医学认为，扁豆性味甘、微温，归脾胃经，有健脾和中，消暑化湿功效。

李时珍《本草纲目》曰："硬壳白扁豆，其子充实，白而微黄，其气腥香，其性温平，得乎中和，脾之谷也。入太阴气分，通利三焦，能化清降浊，故专治中宫之病。消暑除湿而解毒也。其软壳及黑鹊色者，其性微凉，但可供食，亦调脾胃。"《药性辨疑》述："扁豆专消暑，故和中而止霍乱；极补脾，故治痢而止脓血，消水湿，治热泄。"清代王士雄《随息居饮食谱》详述：扁豆"甘平。嫩荚亦可为蔬，子以白者为胜。去皮煮食，补肺开胃，下气止呕，清暑生津，安胎去湿。治带浊时痢，解鱼酒药毒。炒熟则温，健脾止泻。患疟者忌之。赤白带下，白扁豆为末，米饮下，每服二钱。毒药伤胎，腹痛，口噤，手强（亦作'僵'），头低、自汗，似乎中风，九死一生，人多不识，若作风治，必死无疑。生白扁豆末，米饮服方寸匕，或浓煎汁亦可。亦解轻粉毒，宜冷饮。霍乱转筋，生白扁豆末，冷水和少入醋服，或以藤叶捣汁服。砒石、诸鸟兽肉毒，生白扁豆末，冷水和服。扁豆花，治痢疾、崩带，解诸药毒。"

白扁豆可食可药，黑扁豆（鹊豆）供食不入药，红扁豆在广西民间用作清肝药，治眼病。

 药理作用

（1）对人体免疫功能有影响。扁豆冷盐浸液对活性 E- 玫瑰花结形成有促进作用。扁豆中含对人体红细胞的非特异性凝集素，它具有某些球蛋白特性，对牛羊红细胞并无凝集作用。扁豆中的植物凝集素 A 可抑制大鼠生长，引起肝的区域性坏死，是粗制扁豆粉中的部分有毒成分。植物凝集素 B 可溶于水，有抗胰蛋白酶的活性。植物凝集素 A 不溶于水，无抗胰蛋白酶的活性。

（2）抗菌、抗病毒作用。100% 煎剂用平板纸片法，对痢疾杆菌有抑制作用。扁豆的水透析液中含有对小鼠 columbia SK 病毒有抑制作用的成分。

 临床应用

（1）赤白带下。白扁豆 25 克，水煎服。

日服 2 次，连服 5 日。

（2）急性肠胃炎、呕吐、腹泻。白扁豆 50 克，每日 1 剂，水煎，早晚分服。亦可以白扁豆末，每次服 15 克，温水送下，每日 3~4 次。三者比较，水煎服安全有效。

（3）胎动欲堕。《妇女病中医疗法》介绍，妊娠误服药，胎动欲堕，以白扁豆生用研细末，米汤调服 30 克，或煮浓汁服亦可。因考虑服用生白扁豆末，不能消除白扁豆含有的毒蛋白（植物凝集素 A、植物凝集素 B），故改为每次用白扁豆 50 克，加水煎后服用，每日 2 次，安全有效。至少服 5 天，若效果不明显，去医院进一步诊治。

（4）砒霜中毒。《永类钤方》介绍治砒霜毒。白扁豆生研，水绞汁服。未做实际病例单独观察，因生研汁本身有"毒"，不安全，不宜应用本验方。一旦砒霜中毒，应及时送医院诊治。

 注意事项

（1）不宜食用未完全煮熟的扁豆。扁豆含有植物凝集素 A、植物凝集素 B（胰蛋白酶抑制剂）、皂素等物质，抗胰蛋白酶因子影响人体对蛋白质的吸收，植物血凝素又有凝血作用，皂素对消化道黏膜有强烈的刺激作用，能引起局部充血肿胀及出血性炎症，还可破坏血液中的细胞，引起溶血性疾病，容易引起恶心、呕吐、腹痛、腹泻及出血。有的扁豆在豆荚（外皮）内含有哌啶酸-2的溶血素，亦只能经高温后才被破坏，否则也会中毒。

（2）扁豆是高钾食品，故不宜同时服用潴钾排钠利尿药。慢性肾炎、慢性肾衰竭、尿少情况下也不宜吃扁豆。有的扁豆百克中含钾高达1300毫克，吃了很容易引起高钾血症，带来危险。

（3）《本草从新》记扁豆"多食能壅气"，故有食积、腹胀气、功能性消化不良者不宜多吃。

扁豆其他部分的保健作用

扁豆衣

扁豆衣是扁豆的干燥种皮。《安徽药林》介绍："补脾化湿，止泻痢。治食物中毒上吐下泻，解酒精中毒。"《江苏植物志》记以扁豆治脚气足肿。

扁豆花

中医性味：扁豆花性味平，甘、淡，无毒。

临床应用：《四川中药志》记："和胃健脾，清热除湿。治暑热神昏，湿滞中焦，下痢脓血，夏日腹泻及赤白带下。"《本草便读》述："扁豆花赤者入血分而宣瘀，白者入气分而行气，凡花皆散，故可清暑散邪，以治夏月泄痢等症也。"《必用食治方》指出扁豆可治一切泄痢，以正开之白扁豆花，择净勿洗，以滚汤烫过，和小猪里脊肉一条，葱一根，胡椒七粒，酱汁拌匀，就以扁豆花烫后之汁和面做小馄饨，炙熟食之。《奇效良方》载治妇人白崩，白扁豆花（紫者勿用）焙干为末，炒米煮饮入烧盐，空心服。

扁豆根

扁豆根含有天门冬素酶，根瘤中含多种游离的氨基酸。

《滇南本草》治大肠下血、痔漏、冷淋。一般用根25~50克水煎服。所煎之水液除口服外，还可外洗会阴部。

扁豆叶

扁豆叶含胡萝卜素和叶黄素等，尤以胡萝卜素含量丰富。

扁豆叶味辛、甜，性平，有小毒。煎汤或捣汁服，可治吐泻转筋，并可外敷疮毒。

刀豆

温中下气、益肾补元，辅治肝性昏迷，含 PHA，有抗肿瘤作用

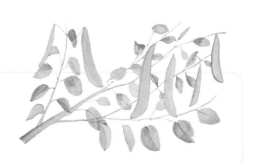

刀豆是豆科植物刀豆的种子，因荚形似刀而得名，又名挟剑豆、刀豆子、大刀豆、关刀豆等。

 刀豆的营养

刀豆除含一般营养成分蛋白质、脂肪、糖类、维生素、矿物质外，还含有以下成分：

（1）含脲酶、植物凝集素、刀豆氨酸。嫩豆中可分离出刀豆赤霉素Ⅰ和刀豆霉素Ⅱ。刀豆叶中含刀豆氨酸。

（2）洋刀豆内含洋刀豆植物凝集素等多种球蛋白，其他尚有脲酶、糖苷酶、精氨基琥珀酸、刀豆酸、刀豆氨酸等。近因洋刀豆血细胞凝集素对抗肿瘤细胞的特殊作用而受到重视。

（3）刀豆含多种氨基酸，包括赖氨酸、组氨酸、精氨酸、胱氨酸、缬氨酸、甲硫丁氨酸、异亮氨酸等。

（4）刀豆脂肪含有棕榈酸、硬脂酸、油酸、亚油酸、亚麻油油酸和二十碳二烯酸等。

 中医性味与功效

中医学认为，刀豆性味甘温，归胃、大肠、肝经，有温中下气、益肾补元功效。《四川中药志》述："治胸中痞满及腹痛，疗肾气不归元及痢疾。"李时珍提到刀豆治疗呃逆不止。

药理作用

（1）降低血氨，改善肝昏迷。从刀豆中提取的脲酶有降低血氨的作用。其原因：给患者注射脲酶后，可使体内产生一种抗体，即抗脲酶。人体内尿素水解后产生氨和二氧化碳，抗尿素酶则能抑制尿素水解，使尿素水解减少，氨的产生也减少。

（2）抗癌作用。洋刀豆植物凝集素是植物凝集素（PHA）的一种，具有抗肿瘤作用，可引起淋巴细胞变形，但并不产生相应的细胞毒性，还可抑制其他植物凝集素引起的细胞毒性。洋刀豆血球凝集素（经胰蛋白酶处理）还能使肿瘤细胞恢复到正常细胞的生长状态，可凝集由各种致癌剂所引起的变形细胞。

（3）延缓心脏老化。刀豆中含有的维生素 E（生育酚）具有抗氧化作用，可保护心肌纤维免受自由基攻击。黄酒中的黄酮类也有抗氧化作用。为了延缓心脏老化，可取刀豆 30 克、黄酒 3 克，加水煮熟后，吃豆喝汤。每周吃 2~3 次，有防治作用。

刀豆嫩时煮食或制酱菜，味美而有温补作用。老刀豆入药时对呃逆治疗有一定效果，也可针对肿瘤（如食管、胃肿瘤）引起的呃逆应用。刀豆和猪腰、香菇、大米熬煮稀粥，饮服，也有益肾补元、温中散寒、下气止呃的功效。

 注意事项

因其性温，对有胃热、口有异味或口臭明显者不宜多吃。

刀豆其他部分的药用知识

刀豆壳

中医性味与功效：刀豆壳性味甘、平。有和中下气、散瘀活血功效。用治反胃、呃逆、久痢、经闭、喉痹诸症。

临床应用：治淋巴结核初起，鲜刀豆壳 30 克、鸭蛋 1 个，酒水煎服。

刀豆根

刀豆根性味苦、温。治头风、风湿性腰痛、跌打损伤。用刀豆根 30 克，酒水各半煎服（《江西草药》）治跌打损伤，也可将刀豆根捣烂，酒蒸敷患处。

刀豆花

刀豆花一般可用来制作蜜饯，以湖南宁乡刀豆花为上品。该品鲜红美观，晶莹透明，味美可口。

豇豆

健脾补肾，治白带、白浊

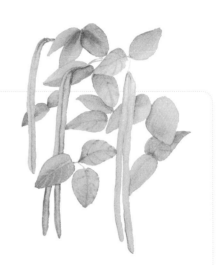

　　农谚说："三月种豇，六月渡荒。"过去，人们把豇豆列为度荒食物。《救荒本草》记述："紫豇豆苗——人家园圃中种之，茎叶与豇豆同，但结角包紫，长尺许，味微甜。救饥：采嫩苗叶煠熟，油盐调食。角嫩时，采角煮食，亦可做菜食。豆熟时，打取豆食之。""豇豆苗一今处处有之，人家田园多种，就地拖秧而生，亦沿篱落，叶似赤小豆叶而极长梢，开淡紫粉花。结角长五七寸，其豆味甘。救饥：采嫩叶煠熟，水浸淘净，油盐调食，及采嫩角煠食亦可。其豆成熟时，打取豆食。"李时珍《本草纲目》记："嫩时充菜，老则收子。此豆可菜，可果，可谷，备用最多，乃豆中之上品，而本草失收，何哉？"

　　豇豆原产于亚洲的印度、缅甸，非洲的埃塞俄比亚，拉丁美洲。我国有豇豆的记载始于北魏，很可能是汉晋之间传入的。

　　豇豆的别称有江豆、姜豆、角豆、缸豆、蓤豆、腰豆、浆豆、长豆、带豆、裙带豆、饭豆、白豆、白目豆等。北魏时代张撰的《广雅》上又称豆降豆双（1个字）。在非洲、印度、西印度群岛、美国东南部，还有种豇豆称为黑脐豆的，相似于菜豆而不同于豌豆。在美国东南部，黑脐豆是元旦的传统食品。还有一种长豇豆，生于亚洲及美洲热带地区，有"一英尺半长"（0.47米），亦供食用。

豇豆的种类

我国豇豆按食用用途的不同分为粮用豇豆和菜用豇豆两大类。其中菜用豇豆根据荚果的颜色又分为青荚、白荚、红荚3种类型。

（1）青荚型。荚果细长，绿色，嫩荚肉厚，质地脆嫩。主要品种有广东的线青、细叶青，浙江的青豆角、早春红，青岛的青丰、大青条，贵阳的朝阳线等。

（2）白荚型。荚果肥大，浅绿或绿白色，肉薄，质地疏松，种子易暴露。主要品种有广东的长角白、金山白，浙江的白豆角，湖北白鳝鱼骨，四川的五叶子、云南白，广西桂林白，陕西罗裙菜和多地产的红嘴燕等。

（3）红荚型。荚果较粗短，紫红色，嫩荚肉质中等，易老化。主要品种有上海、南京等地的紫豇豆，广东的西圆红，湖北的红鳝鱼骨、紫英、白露，以及北京的紫豇等。

当然，豇豆的颜色还有绿、紫、花斑等色。据说尼日利亚的"国际热带农业研究所"搜集的豇豆种子就约有6000种，可见是其是个"大家族"。

 ## 食用方法

豇豆做菜可以拌、炒、烧。

拌，鲜嫩的豇豆荚用开水烫去豆腥味，切成段，用蒜泥、芥末、芝麻酱或豆瓣酱拌食。也可配上火腿（丁）、海米、榨菜丝、粉皮等食材。

炒，如肉丝炒豇豆。豇豆还可与鸡丝、鱼片、腰花、肝等一起炒。

烧，切成小段，撕去老筋，与肉烧，与酱烧，味道鲜美。

我童年时在家乡见过豇豆干，是采了豇豆后，将其用开水烫过，晒干储藏起来，可以久存。用来烧肉，味道醇厚。此外，还吃过豇豆粥。

湖北的腌制"酸豇豆"、四川的豇豆"泡菜"，还有豇豆炒腰花等菜肴也都别有风味。

 ## 豇豆的营养

每百克鲜豇豆含水分89~92克、蛋白质1.9~2.8克、脂肪0.2克、膳食纤维1.4克，还有维生素及无机盐，而含磷量为456毫克，非常丰富。豇豆所含蛋白质、糖类、胡萝卜素、磷等均多于西红柿含量的1~3倍。

中医性味与功效

中医学认为，豇豆性味甘、平，有健脾补肾功效。《本草纲目》记："昔卢廉夫教人补肾气，每日空心煮豇豆，入少盐食之。"《四川中药志》认为："滋阴补肾，健脾胃，消食，治食积腹胀、带、白浊及肾虚遗精。"豇豆粥也有补肾健脾、生津止渴、渗湿利尿作用，对泄泻吐逆、消渴、多尿、遗精、带下、小便频数等有疗效。豇豆蕹菜汤适用于下焦湿热、小便不利或妇女带下量多色白。

 ## 临床应用

（1）白带。豇豆子50克、白扁豆25克，水煎服。每日1剂，连服5~7天。

（2）食积、腹胀、嗳气、打嗝。豇豆50克，炒、烧熟均可，慢慢嚼食。

（3）消渴、尿多、口干。带壳豇豆100克、山药150克（切片），常法炒食。服10天以上。有降低血糖、尿糖作用。《食物中药与便方》介绍，治疗糖尿病，带壳豇豆50~100克，水煎。每日1剂，喝汤，吃豆。

（4）盗汗。豇豆100克、冰糖50克，水煎服。连饮3~5天。

（5）血尿。豇豆子50克、白茅根30克，加水煮饮。每日1剂，连服3~5天。

 ## 豇豆根的药用知识

豇豆根有健脾、益气、消食功效。用治食积、脾胃虚弱、淋浊、痔血、疔疮。《重庆草药》述："健脾益气。治脾胃虚弱，白带白浊，痔疮出血。"

豌豆

和中下气，利小便，解疮毒，维护胰腺功能

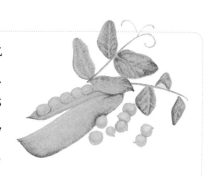

豌豆是豆科植物豌豆的子实，因其茎苗柔弱宛宛而得名。豌豆古称菽豆、憨豆，又称荷兰豆、麦豆、青小豆、胡豆等。原产于埃塞俄比亚和高加索南部及伊朗等地，后传到世界各地，主要分布在亚洲和欧洲。中国最迟在汉代引入，文字记载始见于《尔雅》。

 食用方法

豌豆的鲜嫩荚果可单独煮食，当作小菜，豆粒多用作辅料，可用炒、煎、熘、蒸、炸、烩等多种方法烹调，既可荤配，也可素烹，达到增色、增香、增味的效果。常见的菜肴有鱼香豌豆、盐水豆荚、红油豌豆。另外，松子鱼片、八宝鸡、什锦炒饭等菜肴中也常用到豌豆。

豌豆苗嫩时作蔬，如生煸豌豆苗适合于高血压、高脂血症、冠心病、肥胖、脑血管疾病患者食用，能清利头目，增进食欲。《植物名实图考长编》说："因始有患疥者，每摘食之，以为能去湿解毒，试之良验。"

豌豆的营养

每百克豌豆含水分 10.4 克，供能量 313 千卡，含蛋白质 20.3 克、脂肪 1.1 克、糖类 65.8 克、膳食纤维 10.4 克、维生素 A42 微克、胡萝卜素 250 微克、维生素 $B_1$0.49 毫克、维生素 $B_2$0.14 毫克、维生素 $B_3$2.4 毫克、维生素 E8.47 毫克、钙 97 毫克、磷 259 毫克、钾 823 毫克、钠 9.7 毫克、镁 118 毫克、锌 2.35 毫克、硒 1.69 微克、铜 0.47 毫克、锰 1.15 毫克。

豌豆含有植物凝集素、赤霉素 A20、止杈素等。未熟种子含天门冬氨酸、甲酯等。豌豆含铜、铬、胆碱、蛋氨酸等成分，有利于糖与脂肪代谢，有利于维持胰岛素正常功能，也有助于防止动脉粥样硬化，故适合糖尿病、心脏病、高血压病患者作为保健食品。

 ## 中医性味与功效

中医学认为，豌豆性味甘、平，归脾、胃经，有和中下气、利小便、解疮毒功效。李时珍《本草纲目》记："研末涂痈肿，痘疮。"王士雄《随息居饮食谱》记："煮食，和中生津，止渴下气，通乳消胀。"

豌豆做菜时宜加盐，作药时需淡食。豌豆加芫荽煮汤能益脾健胃，利湿化浊，适宜于湿浊阻滞、脾胃不和、吐泻转筋。鲜豌豆煮烂捣泥去皮渣，加入油炒研末的核桃、白糖，搅匀煮沸，加入藕粉，制成核桃仁豌豆泥。此食物有润燥、滑肠、补肾作用，适用于贫血、肠燥便秘、肾虚咳喘等症。

四季豆

补中益脏、温暖脾胃，所含植物血凝素抑癌

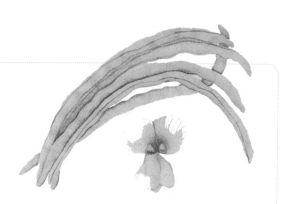

四季豆属豆科植物。安徽有句俗话："菜豆不知羞，五月开花结到秋。"加上它可以腌制、酱制、干制以御冬荒，四季都可以吃到，因而得名。四季豆又称菜豆、芸豆、棍豆、敏豆、芸扁豆、龙爪豆、眉豆、梅豆、白豆、棚豆、四月豆、法兰豆、饭豆、唐豆等。日本称为唐豇、隐元豆。

四季豆以幼嫩的荚果或子粒供食用，荚果条形，略膨胀，秃毛。种子为红、白、黄、黑色或斑纹彩色。根据茎的高矮可分为蔓性种、矮性种；根据荚的色泽可分为绿荚种、黄荚种；根据荚壳软硬可分为硬荚种、软荚种，硬荚种宜取子供食，软荚种宜带荚入馔。中国原产硬荚种，唐代起，本草历有记述，称为白豆，以豆粉供食。约16世纪时引入荚用种，后又由隐元和尚（1592—1673年）传入日本。

 ## 食用方法

四季豆嫩荚脆嫩，可掐成段、供烧、煮、焖、燻，也可焯水后切成丝或下片拌食。煸炒的正确方法：先将四季豆炒熟盛起，再炒或烧其他原料，然后再倒入四季豆汇合调味，可达到既油亮又翠绿的要求。

四季豆的营养

每百克四季豆含水分 90 克，供热量 30 千卡、含蛋白质 2.5 克、脂肪 0.2 克、糖类 6.7 克、膳食纤维 2.1 克、维生素 A33 微克、胡萝卜素 200 微克、尼克酸 0.9 毫克、维生素 C18 毫克、维生素 E2.24 毫克、

钙 29 毫克、磷 56 毫克、钾 207 毫克、钠 3.4 毫克、镁 35 毫克、铁 1.5 毫克、锌 0.54 毫克、硒 2.16 微克、铜 0.15 毫克、锰 0.41 毫克。

四季豆含钠少，另含菜豆胺、植物凝集素、皂苷等。

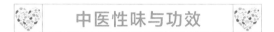

中医性味与功效

中医学认为，四季豆性味甘、平，归脾、胃经，有补五脏、益中、暖脾胃功效。

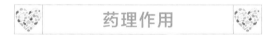

药理作用

（1）含膳食纤维多。每百克豆粒含膳食纤维 3~4 克，常吃有助于预防胆石症。

（2）抗癌作用。四季豆中的植物凝集素对肿瘤有抑制作用。对白血病、恶性葡萄胎、鼻咽癌、乳癌、肠癌、子宫颈癌、卵巢癌、骨肉瘤等疾病都有一定疗效。

（3）四季豆所含菜豆胺，对防治肥胖症、糖尿病有一定疗效。

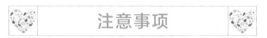

注意事项

四季豆生炒时，最好先用开水焯熟，然后再炒。若不熟则所含之植物凝集素不易破坏容易引起中毒。

马料豆

补肝肾、壮筋骨、解药毒，内服止带，外涂疮癣

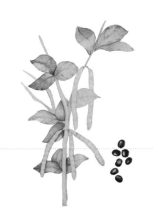

马料豆为豆科植物。多用作马的饲料，又名蝝豆、稆豆、小黑豆等。营养成分与黑豆相近。

 中医性味与功效

中医学认为，马料豆性味甘、温。有补肝肾、壮筋骨、解药毒功效。用治卒中偏瘫、风痹、妊娠、腰痛等。赵学敏《本草纲目拾遗》记："壮筋骨，补肝肾，明目益精，乌须黑发，煮汁服能解乌头、附子、百药毒，并压丹石药热毒。"

 临床应用

（1）产后卒中、四肢麻痹、口眼㖞斜。马料豆适量，由锅中炒焦，冲入热黄酒半杯，趁热服。服后盖被卧，得微汗则愈（古方《豆淋酒》）。

（2）妊娠腰痛、膝软，妇女白带如崩。马料豆30克、白果7个（去壳），同炒，然后以黄酒和水合煎。1日分3次服完。

（3）水痘麻疹、脓疱疮。马料豆、赤豆各50克，水煎，代茶饮。

（4）各种疮癣。马料豆油涂搽患部。制法：用长形铁皮筒装满豆粒，两头盖封，一头铁盖上钻小孔若干。用细铁丝缚定斜向悬架于炭火上烧灼，有孔一头向下，下接以碗。马料豆烧灼后有油滴下，色似胶漆。

青菜

解热除烦、通和肠胃，治功能性消化不良

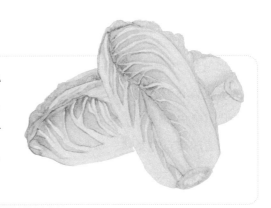

青菜属十字花科芸薹属植物，凌冬晚凋，四时常见，有松之操，而其色青白，故名白菜、青菜。古称菘，又称夏菘、普通白菜、小白菜、油菜、油冬菜、油白菜、慢菜、青白菜、春白菜等。

青菜的种类

青菜（白菜）菜叶呈绿色、淡绿色至暗绿色，叶形有圆、卵圆、椭圆等。按叶柄的颜色分为青梗和白梗两类；按栽培收获季节的不同又分为冬白菜、春白菜和夏白菜3类。烹饪界则按叶柄的形状分为圆柄类和阔柄类：圆柄类，植枝高大，叶柄长于叶片2倍以上，细圆。主要品种有江苏的慢菜、大菜，山东的箭杆白、枸子头，浙江崇德圆梗白菜等。阔柄类，植株多矮小，叶柄短或略长于叶片，扁阔；断面呈新月形，有白绿两种。如上海的矮箕青，南京的矮脚黄、四月白、高白菜，北京的青帮儿、白帮儿，杭州的荷叶白、瓢羹白、火白菜、油冬儿，浙江余姚的落雪大，山东邹平的黑叶苔，扬州的梅岭青菜，广东江门白菜等。

食用方法

青菜应用广泛。《随园食单》记："青菜择嫩者，笋炒之；夏日芥末拌，加微醋，可以醒胃；加火腿片可以作汤。亦须现拔者才软。""白菜炒食或煨亦可，火腿片煨、鸡汤煨俱可。"单用如鸡汁菜心、鱼香菜心、生炒菜心等。配用如菜心狮子头、菜心鱼片、鸡皮菜心等。名菜有山东椒油小白菜、江苏南京炖菜核、扬州"冬冬青"、河南扒瓢菜心等。青菜又是腌菜的上等材料，可制作多种著名产品，如贵州独山盐酸菜、四川顺庆冬菜、北京京冬菜、山东临沂冬菜、湖北雪花菜心、湖南冻菌烧白菜心等。

青菜的营养

每百克青菜含水分 94.5 克，供热量 15 千卡，含蛋白质 1.5 克、脂肪 0.3 克、糖类 2.7 克、膳食纤维 1.1 克、维生素 A280 微克、胡萝卜素 1680 微克、维生素 C28 毫克、维生素 0.70 毫克、钙 90 毫克、磷 36 毫克、钾 178 毫克、钠 73.5 毫克、镁 18 毫克、铁 1.9 毫克、锌 0.51 毫克、

硒 1.17 微克、锰 0.27 毫克。

中医性味与功效

中医学认为，青菜性味甘、温，有解热除烦、通利肠胃功效。崔禹锡《食经》曰："和中。"王士雄《随息居饮食谱》记："鲜者滑肠，不可冷食。"《伤寒类要》："治发背，地菘汁一升，日再服。"《本草纲目》记："治漆毒生疮，白菘菜捣烂涂之。"我经临床体会，凡遇慢性胃炎、胃热、嘈杂、胃寒胀气者均可食青菜汤，清热理气均有效。

临床应用

陈腌菜卤汁，每次饮服 15 毫升，日饮 2 次，辅助药物治疗，可明显增强清化热痰、脓痰、血痰的效果，一般要坚持 5 天以上。脓痰量、血痰量会逐渐减少，脓痰的臭味也会明显减轻。治 5 例肺脓疡患者，效果比单用抗生素的患者要好得快，特别是祛痰作用，比一般止咳化痰药强。

我种过青菜，霜打以后的青菜特别好吃，这是因为青菜内所含的淀粉在植物淀粉酶的作用下，经由水解作用变为麦芽糖，又经过麦芽糖的作用变为葡萄糖。葡萄糖易溶于水，所以青菜就呈现甜味。在冬天，青菜变甜也是青菜自身适应外界环境的变

化。青菜体内淀粉变成葡萄糖，细胞液中糖分增加，细胞液的冰点就下降，青菜内的水分不易结冰，细胞不易破坏，提高了青菜的抗寒能力。

英国科学家对冷冻的青菜进行检测，其中β-胡萝卜素含量比新鲜青菜中的含量要多4倍。冷冻青菜的抗氧化物质尤其保存得好，包括维生素C、多酚、花青素、叶黄素和β-胡萝卜素。现代研究认为，抗氧化剂有助于对抗癌症，尤其对大脑、眼睛和皮肤都有积极的保护作用。

花青素

花青素是迄今为止所发现的最强效的自由基清除剂，具有抗氧化、抗衰老、抗突变、抗癌与抗动脉硬化及美容养颜等作用。

注意事项

注意鉴别泡水青菜。泡在水里过夜的青菜，表面上看上去很肥壮，很水灵，若折断茎端，断面会有水流出，影响营养及口味。

青菜的其他应用

腌菜

青菜的茎叶经盐腌蒸晒而成腌菜，味苦咸、性平，有滋阴、开胃、化痰、利膈功效，主治肺热痰嗽、喉痛、失音。赵学敏《本草纲目拾遗》说："开胃下气，益血生津。补虚劳，已痰嗽。年久者，泡汤饮，治声音不出。和酒捣烂，治烫火伤。"

盐腌菜卤

即盐腌白菜之卤汁，性味咸、寒，有清肺火、痰嗽、解咽喉肿毒功效。《本草纲目拾遗》记绍："卤汁煮豆及豆腐食，能清火益肺，诚食中佳品。"治肺热咳嗽、肺痈脓痰多，以陈久之卤汁，色如泉水清透者佳，缓缓饮之。民间以卤汁滴蜈蚣，可致其死。腌菜加盐要足够，腌透时间足够长，可减少腐败细菌、亚硝酸盐形成。

菘菜

解热除烦、通和肠胃，治功能性消化不良

菘菜是十字花科植物青菜的幼株，别名小菜秧，营养与青菜同。

 中医性味与功效

菘菜性味甘、平，归肠、胃经。《滇南本草》记："主消痰，止咳嗽，利小便，清肺热。"近代研究，菘菜还具有抗癌、抗突变作用。

菘菜清热除烦，可缓解热毒引起的神志烦恼，可通利肠胃，有益于体内毒素及代谢产物的排泄。菘菜之轻清爽口较青菜更佳，堪称体内的"清道夫"。

 临床应用

（1）风寒感冒。用菘菜50克、红糖10克、生姜3片，水煎服。若大便不畅，小便不利，用菘菜150克，开水煮汤，频饮代茶可利尿通便。《伤寒类要》记，治发背，用菘菜汁1000毫升，每日服之。

（2）老年人患牙病、便秘、痰嗽、风寒，菘菜是一味保健菜肴，高血压患者更为适宜。"三天不吃青，眼睛冒火星。"可见还有清肝明目，平肝熄风之作用。

大白菜

通利肠胃、疏解烦闷，预防乳腺癌

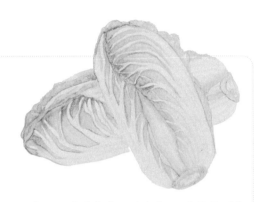

大白菜为十字花科芸薹属芸薹种大白菜亚种一年生或两年生草本植物。大白菜晶莹质细嫩黄，又名黄芽菜。还有黄雅菜、黄矮菜、结球白菜、白菘、唐白菜等别名。大白菜古称菘。中国自古栽培白菜，唐代《唐本草》、明代《学圃杂疏》均有记载。清代的《顺天府志》《胶州志》及《续菜谱》等文献中已有关于大白菜性状及栽培方法的记载。19世纪70年代，大白菜传入日本，被称为唐白菜。后又陆续传到朝鲜、东南亚各国及欧美一些国家。

 大白菜的种类

大白菜茎短缩肥大，叶柄宽而扁，叶色黄绿至泽绿，叶球嫩黄至奶白，叶肉细胞发达多皱，如核桃纹。我国大白菜大致有4个变种。

（1）散叶变种。顶芽不发达，不形成叶球。主要品种有北京仙鹤白、济南小白菜、山东擘白菜、陕西麻腿白菜等。

（2）半结球种。顶芽发达，叶球抱合不紧，呈半结球状。主要品种有辽宁大锉菜、山西大毛边和高桶白等。

（3）花心变种。顶芽发达，叶球抱合较紧，但叶球顶端向外翻卷，呈花心状。主要品种有北京翻心白、连云港小狮子头、济南小白心和河南泌阳菊花心等。

（4）结球变种。顶芽发达，叶球抱合坚实，是结球白菜中栽培最广泛、最主要的品种，由于起源及适应气候的不同，又分为3个基本类型：卵圆形，主产于山东半岛；平头型，主产于河南中部；直筒形，主产于河北东部。

大白菜的营养

每百克大白菜含水分95.1克，供热量15千卡，含蛋白质1.4克、脂肪0.1克、糖类3.0克、膳食纤维0.9克、维生素A13微克、胡萝卜素80微克、维生素C28毫克、维生素E0.36毫克、钙35毫克、磷28毫克、钾90毫克、钠48.4毫克、镁9毫克、铁0.6毫克、锌0.61毫克、硒0.39微克等。

中医性味与功效

大白菜性味甘、温，归肠、胃经，有通利肠胃、疏解烦闷功效。

药理作用

（1）预防乳腺癌。美国纽约激素研究所的科学家发现，中国和日本女性乳腺癌患病率之所以比西方女性低得多，与食白菜多有一定关系。科学家发现，白菜中有一种名为吲哚-3-甲醇的化合物，它能够帮助分解同乳腺癌相关的雌激素。这种化合物约占干白菜重量的1%。女性每天吃450克的白菜，就能吸收500毫克这种化合物，从而使体内一种重要的酶的数量增多，这种酶有助于分解雌激素。

（2）防止铝中毒。大白菜含硅，硅能迅速将铝元素转化为铝硅酸盐排出体外。顺便提一下，南瓜和小米中也含有硅，故亦有此作用。

临床应用

（1）肺热咳喘。白菜心、冰糖适量。用筷子把白菜心扎几个洞，装入冰糖，放砂锅内蒸煮，吃后盖被取微汗。注意防风寒。

（2）感冒。干白菜根1个、红糖50克、生姜3片，水煎服。适合风寒感冒。

（3）预防麻疹。黄芽菜根，烧汤喝（上海长宁区《群众献方》）。

（4）便秘。大白菜帮洗净切薄片，油炒至八成熟，倒入用酱油、糖、醋、淀粉调好的汁炒拌均匀，食用。

（5）肾虚阳痿。白菜250克、虾仁25克，炒食。经常吃。

（6）支气管炎干咳。白菜干100克、

豆腐 50 克、红枣 10 个，水煎服。每日 1 剂，分 2~3 次服完，连服 5 天。

（7）高血压、冠心病、脑血管病。经常吃白菜豆腐汤有保健作用。

（8）胃及十二指肠壶腹部溃疡。白菜心锅焦虾米汤饮，经常吃有保健作用。

（9）胸中烦闷、脘腹胀满。白菜、粳米、肉末、香菇等配伍制成白菜粥，经常吃。有治疗保健作用。

（10）肾炎水肿。白菜 200 克、薏米 25 克, 煮成菜汤喝。每日 1 剂, 分 2 次服完, 连服 5 天以上。

 注意事项

（1）不宜食用霉烂变质的白菜。菜中的硝酸盐可转变成有毒的亚硝酸盐，使低铁血红蛋白氧化成高铁血红蛋白，失去携氧能力，令人出现缺氧症状（头晕、头痛、恶心、呕吐、心跳加快等）。

（2）白菜煮熟后不宜久放。最好不吃隔夜菜，因含亚硝酸盐增多。

（3）白菜不宜焖煮，因含亚硝酸盐高。

（4）白菜不宜水浸泡太久，以免损失维生素。

（5）不宜烫后挤汁做菜馅用，因会较多地损失维生素。

（6）酸菜不宜多吃，因酸菜中含有可以致癌的亚硝胺。

（7）不宜用铜制器皿盛白菜，以免影响维生素 C 吸收。

甘蓝

清热散结、健胃通络，治胃及十二指肠壶腹部溃疡，促进愈合

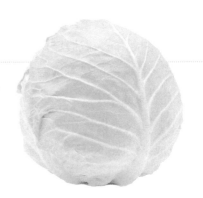

甘蓝为十字花科芸薹属甘蓝种能形成叶球的一个变种，为二年生草本植物。甘蓝以肥硕的叶球供食用。学名为结球甘蓝，又称名包菜、洋白菜、卷心菜、椰菜、莲花白、圆白菜等。甘蓝起源于地中海及北海沿岸，系由野生不结球甘蓝演化而来。13世纪欧洲选育出结球甘蓝，16世纪传入北美，18世纪传入日本。中国16世纪从缅甸、俄罗斯及东南亚各国引入，全国各地均有栽培。甘蓝为我国东北、西北、华北等北方地区春、夏、秋季的主要栽培品种，华南地区冬春也有大面积栽培。

 甘蓝的种类

甘蓝一般按叶片可分为普通甘蓝、皱叶甘蓝和紫甘蓝3类。普通甘蓝是大量栽培的品种，按叶球形状又分为：①尖头型，叶球呈圆锥形，外叶少，早熟。主要品种有鸡心甘蓝、开封牛心甘蓝等。②圆头型，叶球圆球形，球叶脆嫩，品质好，为早、中熟品种。主要品种有北京早熟、金亩84等。③平头型，叶球呈扁圆形，叶球大，为晚、中熟品种。主要品种有黑叶小平头、黑平头、黄苗、楠木叶等。皱叶甘蓝叶片绿色，叶面缩皱。紫甘蓝叶球及外叶均有紫色。

 甘蓝的营养

每百克甘蓝含水分93.2克，供热量

22 千卡，含蛋白质 1.5 克、脂肪 0.2 克、糖类 4.6 克、膳食纤维 1.0 克、维生素 A 12 微克、胡萝卜素 70 微克、维生素 B_1 0.03 毫克、维生素 B_2 0.03 毫克、维生素 B_3 0.4 毫克、维生素 C 40 毫克、维生素 E 0.5 毫克、钙 49 毫克、磷 26 毫克、钾 124 毫克、钠 27.2 毫克、镁 12 毫克、铁 0.6 毫克、锌 0.25 毫克、硒 0.96 微克、铜 0.04 毫克、锰 0.18 毫克。

甘蓝还含有维生素 U。

中医性味与功效

中医学认为，甘蓝性味甘、平，归肝、肠、胃经，有清热散结、健胃通络功效。《千金要方·食治》记："久食大益肾，填髓脑，利五脏，调六腑。"《本草拾遗》记："利五脏六腑，利关节，通经络中结气，明耳目，健人，少睡，益心力，壮筋骨……去心下结伏气。"

药理作用

（1）镇痛及抗癌作用。甘蓝所含的维生素 U 有促进消化性溃疡愈合及镇痛作用，亦有抗癌作用。一般以鲜甘蓝打汁 1 杯（约 250 毫升），略加温，食前饮服。一日 2 次，连服 10 天为 1 疗程。痛情未缓解，可继续饮服。连服 3 个月以上，复查胃镜。患有慢性胆囊炎、胆石症、胆道疾病者亦可饮服。

（2）补充维生素 C、降脂、降糖。法国科学家发现，250 克未加工的甘蓝所含的维生素 C 可满足一个成年人一昼夜的需要。甘蓝还能降脂，并可作为糖尿病患者的"辅助药物"。经药理实验证实，喝甘蓝菜汁或吃含有甘蓝粉、甘蓝泥的食品，对消化系统疾病（包括炎症、溃疡）有较好的疗效。

（3）抗溃疡。从甘蓝中分离出的抗溃疡因子和维生素成分可治疗十二指肠壶腹部溃疡、胃炎、烧伤、刀伤、冻疮。将甘蓝制成外敷软膏涂搽头皮，对秃顶长新发也有帮助。

（4）镇痛、止血。治疗失眠和头痛，减少分娩的痛苦，并作为刀伤的止血药。

（5）利于减肥。经常服用甘蓝口服液，能有效地遏制糖转变成脂肪，有助于减肥。

油菜

清热解毒、散血消肿，内外合治乳腺炎、丹毒

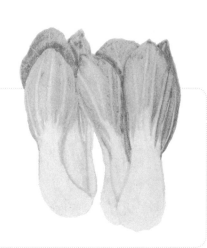

油菜为十字花科草本植物油菜的茎叶，因其籽能榨油而名。《新修本草》(即《唐本草》)云："冬月种之，能历霜雪，故又谓之寒菜。春采其苔作菜蔬。种子榨油。"故又叫苔菜。苔菜又有红菜苔、紫菜苔、油菜苔，以柔嫩之花茎供食。

油菜的营养

每百克油菜含水分 92.9 克，供热量 23 千卡，含蛋白质 1.8 克、脂肪 0.5 克、糖类 3.8 克、膳食纤维 1.1 克、维生素 A103 微克、胡萝卜素 620 微克、维生素 C36 毫克、维生素 E0.88 毫克、钙 108 毫克、磷 39 毫克、钾 210 毫克、钠 55.8 毫克、镁 22 毫克、铁 1.2 毫克、锌 0.3 毫克、硒 0.79 微克等。

中医性味与功效

中医学认为，油菜性味辛、温，归肝、肺、脾经，有清热解毒、散血消肿的功效。唐代孙思邈记述："贞观七年三月，

予在内江县，饮多，至夜觉四体骨肉疼痛，至晓头痛，额角有丹如弹丸肿痛，至午通肿，目不能开。经日几毙，予思《本草》曰芸苔治风游丹肿，遂取叶捣敷，随手即消，其验如神。亦可捣汁服。"这说明油菜有散血消肿、清热解毒作用，可治疗丹毒之类病症。现用油菜叶捣烂外敷，治疗急性乳腺炎、痈肿、丹毒等均有效。同时，可绞油菜汁温服。

油菜其他部分的药用知识

油菜籽

中医性味与功效：油菜性味辛、温，能温能散，长于行血滞、破结气、消肿散结。可治疗一切心腹气血痛、游风丹毒热肿等。

临床应用：《妇人良方》记述用治难产。歌云："黄金花结粟米实，细研酒下十五粒。灵丹功效妙如神，难产之时能救急。"孙思邈《千金要方》记述"梦中泻精"用芸苔子。

菜籽油

菜籽油在烹调中被广泛应用。

菜籽油的分级：菜油按质量不同可分为普通菜籽油、粗制菜籽油和精制菜籽油 3 个等级。普通菜籽油呈深黄色，含有油菜籽的特殊气味（是由芥子苷、芥酸两种物质产生），且有涩味，属半干性油类。粗制菜籽油呈黑褐色。精制菜籽油也称白纹油，为金黄色。以色泽黄亮，气味芬芳，油液清澈，不浑浊，无异味的菜籽油为佳。

菜籽油的营养：菜籽油含多不饱和脂肪酸，主要为油酸，还有亚油酸、亚麻酸。含 β-谷甾醇、菜油甾醇为多，小部分为胆甾醇。还含少量维生素 E。化学成分则以芥酸为主。

药理作用：菜籽油主要有润肠通便和解毒作用，亦有治疗皮肤病的作用。

有临床报道，用菜籽油治疗肠梗阻，按年龄大小用菜籽油 50~250 克，1 次或 2 次服下，不能口服者由胃管注入。同时配合补液，纠正酸中毒，抗休克应用抗生素等治疗措施。对治疗蛔虫性及食物性肠梗阻效果较好，对扭转套叠性肠梗阻效果不佳。

《浙江中医》曾介绍：治无名肿毒、风疹、皮肤瘙痒、湿疹，用生菜籽油外搽，一日数次。治疗时期，忌用水洗患处。

苋菜

清热解毒、收敛止泻，外涂治疮痒，内服治痢

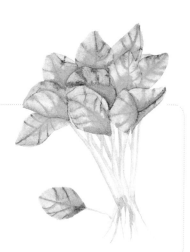

苋菜为苋科植物苋的茎叶，本品茎叶高大易见，从见字名苋；又因能清热明目，有见之意，故而得名。苋菜别名刺苋、野苋、青香苋。其茎色有红绿两种，故又有红苋、绿苋之称，药用以红苋为佳。有"苋通九窍、明目"之说。

 苋菜的营养

每百克苋菜含水分 90.2 克，供热量 25 千卡，含蛋白质 2.8 克、脂肪 0.3 克、糖类 5.0 克、膳食纤维 2.2 克、维生素 A 352 微克、胡萝卜素 2110 微克、维生素 C 47 毫克、维生素 E 0.36 毫克、钙 187 毫克、磷 59 毫克、钾 207 毫克、钠 32.4 毫克、镁 119 毫克、铁 5.4 毫克、锌 0.80 毫克、硒 0.52 微克等。

 中医性味与功效

中医学认为，苋菜性味甘、寒，有清热解毒、收敛止泻功效。王士雄《随息居饮食谱》记："补气、清热、明目、滑胎、利大小肠。"苏颂《图经本草》记:"赤苋微寒,故主血痢。紫苋不寒,比诸苋无毒,故止气痢。"

 临床应用

（1）产前产后赤白痢。紫苋菜叶100克,水煎服。亦治一般痢疾、腹泻。或以苋菜250克、大米100克,煮粥吃。亦适用于治疗尿路感染。

（2）老眼昏花、肝热目糊。可用苋菜200克、大米100克,煮粥吃,经常吃。

（3）漆疮瘙痒。苋菜煮汤外洗(《本草纲目》)。

（4）毒蛇咬伤。急用鲜苋菜茎叶（或根）加白糖捣烂,敷患处。每日换药3~5次,同时尽快去医院诊疗。也可治疗小腿溃疡。

苋菜其他部分的药用知识

苋菜籽

苋菜籽的营养:苋菜籽含有丰富的赖氨酸,补足谷物含量之不足。

中医性味与功效:苋菜籽性味甘、寒,有清肝明目、通利二便功效。可治青盲翳障、目雾不明、乳糜血尿、二便不利、伤风咳嗽。

临床应用:①乳糜血尿。红苋菜籽炒至炸花,研成细末。每次10克,糖水送服,每日3次。服几次后,如小便仍浑浊不清,加荠菜花30克煎服。每日1剂,分2次服,连服5~7天。

②大小便难。苋菜籽研末15克,分两次服,以新鲜水调服。临床治疗习惯性便秘,以苋菜籽末10克,每日3次,连服5天(《太平圣惠方》)。

③眼雾不明及白翳。苋菜籽10克,研末,与猪肝100克炒食。常服久服。

④月经过多或血崩。苋菜籽10克、猪肉100克,加水煮汤饮服。同时服用中药。

苋菜根

苋菜根性味甘、寒,有清热解毒功效。可治阴囊肿痛、痔疮、崩漏带下。《四川中药志》记,治红崩白带及痔疮。《重庆草药》治跌打损伤、吐血。《孙天仁集效方》治牙痛,以苋菜根晒干,研末,揩在牙痛处,再以红灯笼草根汤漱之。

芥菜

宣肺豁痰、温中利气，胃炎、胃寒型宜食，胃热忌食

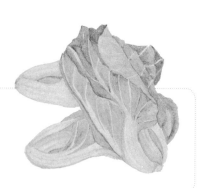

芥菜是十字花科食物芥菜的茎叶，本品因有发汗、散气、刚介之意而名。芥菜因有青芥、白芥、紫芥、花芥等品种。亦名雪里蕻、雪菜、春不老。

 ## 芥菜的营养

每百克芥菜含水分 91.5 克，供热量 24 千卡，含蛋白质 2 克、脂肪 0.4 克、糖类 4.7 克、膳食纤维 1.6 克、维生素 A 52 微克、胡萝卜素 310 微克、维生素 C 31 毫克、维生素 E 0.74 毫克、钙 230 毫克、磷 47 毫克、钾 281 毫克、钠 30.5 毫克、镁 24 毫克、铁 3.2 毫克、锌 0.70 毫克、硒 0.70 微克等。

芥菜另含黑芥子苷、芥子酶、芥子酸、芥子碱、黏液质等。

 ## 中医性味与功效

中医学认为，芥菜辛、温，归肺、胃、肾经，有宣肺豁痰、温中利气功效。李时珍《本草纲目》记："芥，性辛热而散，

故能通肺开胃。利气豁痰。"黄宫绣《本草求真》记："芥性辛热，凡因阴湿内壅，而痰气闭塞者，服此痰无不除，气无不通，故能使耳益聪而目益明也。若使脏素不寒，止因一时偶受寒湿，而气不得宣通。初服得此稍快，久则积湿成热，其目愈觉不明，而诸痔疮痒，靡不因是而至矣。"故凡疮痒目疾、痔疮、便血及平日热甚之患者忌食，视为发物。

临床应用

（1）漆疮瘙痒。芥菜煎汤洗之（《千金方》）。

（2）肾炎。芥菜60克（鲜品150克），水煮25分钟，加鲜鸡蛋（去壳）1个，再煮5分钟，放盐少许，连汤带渣服。每日1次，午饭前服，连服数月。该方法也可以治泌尿系结核。

（3）久咳痰多清稀。芥菜50克，煎汤内服。或芥菜100克与大米煮粥。连吃10日。

（4）伤风感冒引起不思饮食。芥菜500克、豆腐3块、橄榄4个、生姜15克，水煎煮，趁热喝汤，盖被出汗。

（5）胃寒呕逆。芥菜250克、生姜10克，加红糖适量，水煎饮服。每日1剂，分3次服。

（6）痰多自黏，胸闷气塞。芥菜250克、饴糖50毫升、生姜5克，水煎。每日1剂，分3次服。

（7）淋病。芥菜1000克、荸荠500克，水煎汤当茶饮。或加冬瓜皮100克，水煎当茶饮。

（8）肺痈喘咳。盐腌芥菜后所得的卤汁，性凉、味咸，有利气豁痰功效，可主治肺痈喘咳。对肺脓疡患者用药治疗调味，每天加饮50毫升（可分为2次饮服）卤汁，祛脓痰血痰之作用明显增强。

芥菜其他部分的药用知识

白芥菜

白芥菜性味辛、温，有温中散寒功效。用治咳嗽气急、胃腹冷痛。《现代实用中药》记："镇咳，并治胃病。"

白芥子

白芥子的营养及药理作用：白芥子含白芥子苷、芥子碱、芥子酶、脂肪、蛋白质及黏液质。白芥子苷经芥子酶水解，产生异硫氰酸对羟基苄酯（白芥子油）、酸性硫酸芥子碱及葡萄糖。酸性硫酸芥子碱经碱性水解可生成芥子酸和胆碱。白芥子水浸液在试管内对堇色毛癣菌、许兰氏黄癣菌等皮肤真菌有一定抑制作用。白芥子可刺激呼吸道黏膜，促进黏液分泌，使痰液易于排出。而白芥子泥外敷有刺激作用，可使局部皮肤发红充血，久敷可致皮肤起泡。

中医性味与功效：白芥子又名辣菜子，性味辛温，有微毒。李时珍《本草纲目》记：白芥子"利气豁痰，除寒暖中，散肿止痛。治喘嗽反胃、痹木脚气、筋骨腰节诸痛"。《药材资料汇编》记，白芥子"功能暖胃，增进食欲，并可谓中毒后之催吐剂"。《东北药植志》记："大量用可作麻醉剂。"《韩氏医通》记："凡老人苦于痰气喘嗽、胸满懒食，不可妄投燥利之药，反耗真气。悉因人求治其亲，静中处三子养亲汤治之，随治随效。盖白芥子主痰，下气宽中；紫苏子主气，定喘止嗽；萝卜子主食，开痞降气。"白芥子辛温气锐，性善走散，能豁痰涎、利气机、宽胸膈、通经络，故凡痰阻气滞、咳逆胁痛或痰留经络、肢体疼痛等症皆可应用。朱丹溪曾称赞记："痰在肺下及皮里膜外，非白芥子莫能达。"

临床应用：我在诊治"肺结节病"过程中，考虑肺上出现小结节，离不开湿痰

之聚结，重用白芥子，初步观察有一定效果，但尚须进一步多观察多验证。由于白芥子辛温走散之力极强，容易耗气助火，故对气虚久嗽、肺虚干咳、阴虚火旺的患者不宜重用白芥子或不用白芥子。

小贴士

雪里蕻

芥菜又名雪里蕻。烹饪中应用的雪里蕻多指经过腌制加工的雪里蕻。

腌制方法：先将鲜菜黄叶剔除，洗净，晒蔫。按盐为雪里蕻的14%，水为5%的比例，一层菜一层盐，撒上清水，装缸压实。开始每天倒缸两次，散除辛辣气，防止闷热腐烂。两天后可将腌菜拥扎成把，逐把压实。以后两天倒缸1次，5~10天即可食用。如果要在长时间后食用，腌制加工时则不洒水，改为只用盐拌匀晒蔫的菜（最好是菜切碎），装入小口径的瓷坛，填满捣实，密封瓷口即可。雪里蕻经过腌制加工，不仅可去除辛辣恶味，增加咸鲜清香气息，保持浓绿鲜柔嫩脆的特色，而且可保原有的营养成分。

韭菜

活血散瘀、理气降逆、温肾壮阳，抗菌

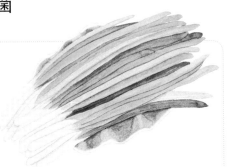

韭菜是百合科植物，别名起阳草、懒人菜等。韭菜为我国原产蔬菜之一。《尚书》中记写道："正月囿有韭。""囿"就是现在的菜园子，这说明夏代菜园里已种有韭菜了。《礼记》又称其"丰本"，言其根本丰茂。《说文解字》解释，"一种而久者，故谓之韭"，又说"象形，在一之上，一，地也"。《尔雅翼》称其为"懒人菜"，"以其不须岁种也"。韭菜又因可治阳痿而被称为起阳菜。

古人对韭菜非常推崇和喜爱，与之相关的文字也比较多。唐制曾规定"立春，以白玉盘盛生菜，颁赐群臣"。此"生菜"就是韭菜。《南齐书》上记载，周颙回答文惠太子"菜食何味最胜"的问题时答"春初早韭，秋末晚菘"。宋代刘子翚说："一畦春雨足，翠发剪还生。"诗圣杜甫有"夜雨剪春韭"的名句。明代高启《韭》诗："芽抽冒余湿，掩冉烟中缕。几夜故人来，寻畦剪春雨。"说的是：晚间友人来了，冒雨到菜地里割几把头刀韭菜，做出来款待他。古代春日祭祀，必用春韭，《诗经·七月·豳风》云："四之日（即农历二月）其蚤，献羔祭韭。"《礼记·王制》上载："庶人春荐韭以卵。"这祭品就是"韭菜炒蛋"。近代山西有一句民谚："三月里的韭芽芽，美杀佛爷爷。"

 韭菜的营养

每百克韭菜含水分 91.8 克，供热量 26 千卡，含蛋白质 2.4 克、脂肪 0.4 克、糖类 4.6 克、膳食纤维 1.4 克、维生素 A235 微克、胡萝卜素 1410 微克、维生素 C24 毫克、维生素 E0.96 毫克，钙 42 毫克、磷 38 毫克、钾 24 毫克、钠 8.1 毫克、镁 25 毫克、铁 1.6 毫克、锌 0.43 毫克、硒 1.38 微克。

另外，韭菜还含有硫化物、苷类和苦味质。

韭菜鲜汁对痢疾杆菌、伤寒杆菌、金黄色葡萄球菌、大肠埃希菌、变形杆菌等均有抑制作用。另韭菜有抗突变作用。

中医性味与功效

中医学认为，韭菜辛、温，无毒，有活血散瘀、理气降逆、温肾壮阳功效。

孟诜《食疗本草》记："炒熟以盐醋空心吃十顿，治胸膈噎气。捣汁服，治胸痹刺痛如锥。"朱丹溪《本草衍义补遗》述："主吐血、衄血、尿血。妇人经脉逆行，打扑伤损。"又《丹溪心法》述："跌扑损伤在上者，宜饮韭汁，或和粥吃。"

《滇南本草》记："滑润肠胃中积，或食金、银、铜器于腹内，吃之立下。"

《贵州民间方药集》录："治年久喘吼，又可通经催乳。"

杨时泰《本草述钩元》介绍："有人害病噎膈，胸中刺痛，取韭汁入盐梅卤少许，细咽，得下后渐加大量，后吐黏稠之痰涎数升而愈。"

临床应用

（1）误吞金属物品。《新中医》1973年第3期介绍，误食铁钉，食韭菜，使铁钉随大便下。有人误吞金耳环，用本法试之有效。但若锋利之铁钉、针类，易损伤口腔及消化道黏膜，用本法有一定危险性，宜去医院诊治，设法取出，以安全为第一要义。

（2）阳痿、腰膝酸痛。可用韭菜炒胡桃肉。方法：韭菜250克、胡桃肉100克，用油炒熟，每日1剂，连服1个月。用麻油炒与用豆油炒没有明显差别。也可用韭菜和大米煮韭菜粥吃：先将上好大米煮成稠粥，上浮米油，加入韭菜同煮，熟即可。量可自行酌定，以不上火为度。还可以韭菜炒虾或虾米，也可韭菜与虾煮汤内服。均有一定起阳作用。

（3）寒性闭经、虚寒带下、气虚子宫脱垂。宜用韭菜炒鸡蛋吃。也可用韭菜250克，煮水后熏洗外阴部。以温热之气祛散宫寒。

注意事项

应用韭菜食疗时以新鲜为材，腌制、盐韭、糟韭等均不宜。食用以选春韭为上，有民谚："六月韭，臭死狗"（河北），"六月韭，驴不瞅"（陕西），"六月韭，臭九洲"（陕西周至）。老韭菜，不宜再吃。

韭菜其他部分的药用知识

韭菜子

韭菜子味辛、甘，性温，无毒。有补肝肾、暖腰膝、壮阳固精功效。《黄帝内经·素问》曰："足厥阴病则遗尿，思想无穷，入房太甚，发为筋痿，及为白淫，男随溲而下，女子绵绵而下。韭子之治遗精漏泄，小便频数，女人带下者，能入厥阴，补下焦肝及命门之不足。"《经验方》介绍："治玉茎强硬不痿，精流不住，时时如针刺，捏之则痛，其病名强中，乃肾滞漏疾也，韭子、破故纸等分为末，每服90克，水1盏，煎服，日三。"关于韭菜子壮阳固精，以张石顽《本经逢原》说的较为全面，"韭子，惟肾过劳，不能收摄者为宜，若阴虚火旺及亢阳不交、独阴失合误用，是抱薪救焚矣。大抵韭之功用，全在辛温散结，子则啬精，而壮火炽盛，则为戈戟。"韭菜子有性激素样作用。

韭黄

宋朝陆游诗曰："鸡跖宜菰白，豚肩杂韭黄。"这是陆游用韭黄配炒豚肩（猪腿）肉丝，赞其味美。浅黄的色泽，娇嫩而令人喜悦，加上肉丝的香味快感，是一道美食。韭黄在凉盘中常用作底衬，配拌海蜇皮、海米、粉皮之类。做菜，如川菜"韭黄山鸡卷"，上海菜"韭黄炒鳝丝""韭芽炒蛋"和山东菜"韭芽炒蛏""韭芽炒海蛎子"等。韭黄在菜肴中有衬底，有混炒。江浙一带，春卷中韭黄不可缺少，难怪苏轼会说"青蒿黄韭试春盘"了。

韭黄是栽培出来的，据聂凤乔先生考证，韭黄诞生于周秦，甚至更早。在汉代就记载了韭黄的温室栽培术和软化栽培术。1982年韭黄外销日本后，日本人说中国的蔬菜"真稀罕"，"加热也不减色，味道也好"。

韭黄含硫化物、苷类和苦味质。

中医学认为，韭黄性味辛、温。《医林纂要》曰："大补命火，去瘀血，续筋骨，逐陈寒，疗损伤；加酒服之，回阳救逆。"尚缺少临床实际应用经验。但若阴虚内热及患疮疡、目疾者不宜服食。

韭菜花

白居易的"秋韭花初白"，陆游的"雨足韭头白"，说的都是韭菜花。元代许有壬曾专门写了首《韭花诗》把迷人的青海地区的野韭花描写得淋漓尽致："西风吹野韭，花发满沙陀。气较荤蔬媚，功于肉食多。浓香跨姜桂，余味及瓜茄。我欲收其实，归山种涧阿。"

韭菜花的药理作用未见详载，思其温辛芳香，既可舒肝解郁，又能宁心开窍，温放情志。日本西部佐赞医学院认为：韭菜子、韭菜黄及其他部分，含有"多元酸人参萜三醇"，可有效抑制氧化酶再生，从而阻断癌活性物质的形成，因而认为具有防癌、抗癌作用。

菠菜

止渴润燥、通利肠胃、养血止血，能刺激胰腺分泌

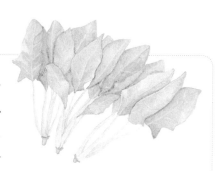

《随园食单》记："菠菜肥嫩，加酱水豆腐煮之，杭人名金银白玉板是也。"《闽产录异》述："福州、福宁以其叶绿根红，正月一日必以全根沃汤供之，名曰红嘴绿鹦哥。"前半句是"菠菜烧豆腐"，后半句是菠菜叶绿根红，似鹦鹉的羽毛和嘴。江苏镇江有一传说，乾隆下江南时，一农妇为他做了"菠菜烧豆腐"，报名为"金银白玉板，红嘴绿鹦哥"，乾隆食后顿觉口颊清新，封农妇为皇姑。于是，这道菜便成了"皇姑菜"。

对菠菜来源，我赞同聂凤乔教授之说：菠菜原产西亚波斯一带，西入阿拉伯诸国及欧洲、非洲，东入印度、尼泊尔及我国。传入我国的路线可能沿"丝绸之路"而来。

  菠菜的营养

每百克菠菜含蛋白质2.6克、脂肪0.3克、糖类4.5克、膳食纤维1.7克、维生素A487微克、胡萝卜素2920微克、维生素C32毫克、维生素E1.74毫克、钙66毫克、磷47毫克、钾311毫克、钠85.2毫克、镁58毫克、铁2.9毫克、锌0.85毫克、硒0.97微克、铜0.10毫克、锰0.66毫克。

菠菜还含芸香苷、多量α-生育酚、β-羟甲基蝶啶二酮、叶酸、叶黄素、α菠菜甾醇、菠菜叶素和草酸等。

  中医性味与功效

中医学认为，菠菜甘、凉而滑利，有

止渴润燥、通利肠胃、养血止血功效。王士雄《随息居饮食谱》记："菠薐（即菠菜），开胸膈，通肠胃，润燥活血，大便涩滞及患痔人宜食之。根味尤美，秋种者良。"黄宫绣《本草求真》述："又言能解热毒、酒毒，盖因寒则疗热，菠薐气味既冷，凡因痈肿毒发，并因酒湿成毒者，须宜用此以服。且毒与热，未有不先由胃而始及肠，故药多从甘入，菠薐既滑且冷，而味双甘，故能入胃清解，而使其热与毒尽从肠胃而出矣。"《陆川本草》补充："入血分。生血、活血、止血、去瘀。治衄血、肠出血、坏血症。"李时珍认为"通血脉……根尤良。"

药理作用

（1）菠菜所含的酶对胃和胰腺的分泌功能有良好的作用。缺点是其含草酸较多，吃起来带涩味，如先用开水烫一下，可以去掉 80% 以上的草酸，味道则更佳。

（2）科学家已从菠菜中分离出一种具有极强的抗变异原活性的物质，并通过现代分析技术，探明其主要成分为 16kDa 的糖蛋白。日本农林水产省食品综合研究所试验表明，从菠菜中提取的抗癌物质能抑制恶性组织核淋巴瘤细胞、急性前骨髓性白血病细胞、急性单核细胞白血病细胞等。

另外，这种物质对人体乳腺癌、肝癌、肺癌细胞亦均有显著的致死作用。

（3）哈佛大学的一项研究指出，每周吃 2~4 次菠菜，可减低视网膜退化的危险。而 65 岁以上的老年人，常会因视网膜退化而丧失视力。菠菜中含有一组名为类胡萝卜的色素，对眼睛有较强的保护作用，可以防止太阳所引起的视网膜损害。菠菜中含有丰富的叶黄素（1 杯菠菜中叶黄素的含量超过美国科学院提出的每日建议摄入量的 100%）。另外，菠菜所含的维生素 A、维生素 B_9（叶酸）、维生素 P（生物类黄酮）、胡萝卜素等，对视网膜黄斑有重要保护作用，可防止其退化、变性。

（4）缺乏叶酸会导致精神疾病，包括抑郁症及早发性的弱智等，而菠菜含有丰富的叶酸。多吃菠菜可使人心情愉快。

（5）菠菜中含有大量抗氧化剂，多吃菠菜有益于清除体内的有害自由基，防止记忆力及运动功能的减退。

临床应用

缺铁性贫血患者常吃菠菜可使血红蛋白增高；高血压、便秘患者吃麻油拌菠菜可使症状减轻，大便通畅；菠菜根适合糖尿病患者吃，可作为降糖药物的辅助治疗；患皮肤瘙痒的人多吃菠菜可减轻症状；用菠菜根加水煎服可以解酒；菠菜炒猪肝可治疗夜盲症。

临床工作中，常可见到 60 岁以上的老年人出现双手颤抖的现象，而又不是帕金森病（麻痹性震颤）。中医学认为这是脾肾亏虚，伤及肝血，宜柔肝养血，可多吃菠菜拌藕片，加盐、麻油凉拌。早晚吃，连服 6 周可见效。

 注意事项

（1）患有肾炎及尿路结石、肾结石者，为安全起见，宜少吃菠菜。

（2）儿童正处在骨骼、牙齿生长的时期，菠菜中的草酸可把钙质结成难溶性草酸钙，从而会影响儿童骨骼及牙齿的健康生长，故亦不宜多吃。

茴香菜

行气止痛，感冒宜服

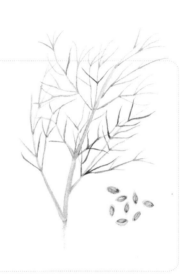

茴香菜为伞形科植物茴香的茎叶，又名香丝菜。茴香来源于欧洲南部，主产地是欧洲诸国和美国的温带气候区，叶主茎肥大的品种生长在意大利（佛罗伦萨茴香）。茴香常在夏季种植，在秋季收割，当叶主茎长到8~15厘米时，从地面上拔起植株。

茴香主要用作香味剂和药用，从籽中提取的油是香味剂。叶子和主茎可生食，做菜、色拉、汤和炖菜。

 茴香的营养

每百克茴香含水90%，供热量28千卡，含有丰富的维生素A。茴香长期用作药用植物，可刺激消化过程。古希腊人相信它可以增进运动员的健康。

 中医性味与功效

中医学认为，茴香性味甘、辛，温，归肾、胃、肝经，有行气止痛功效。《药性论》说："卒恶心腹中不安，煮食之即瘥。"《备急千金要方》说："主霍乱，辟热，除口气。"《本草图经》说："治恶毒痈肿，或连阴髀间疼痛急事，牵入小腹不可忍。"《食疗本草》记："肾气冲胁，如刀刺痛，喘息不行卧：生捣茴香叶 100 克，投热酒 100 毫升服之。"

 临床应用

茴香为夏季蔬菜，一般多做馅食用。《南京民间草药》记："煎服，顺气发汗，泡酒，治小肠气。"故遇感冒、疝气发作时均可食用。

茴香菜其他部分的药用知识

小茴香

小茴香即茴香的种子，又名茴香、小茴、谷香、香子。

小茴香的营养：每百克茴香籽含水分8.9克，供热量251千卡，含蛋白质14.5克、脂肪 11.8 克、糖类 21.6 克、膳食纤维33.9 克、维生素 A53 微克、胡萝卜素 320微克、维生素 $B_2$0.36 毫克、维生素 $B_3$7.1毫克、维生素 E0.70 毫克、钙 751 毫克、磷 336 毫克、钾 1104 毫克、钠 79.6 毫克、镁 336 毫克、铁 0.9 毫克、锌 3.46 毫克、硒 1.98 微克、铜 1.76 毫克、锰 3.14 毫克。小茴香含蛋白质、膳食纤维、胡萝卜素、钙、钾、磷、镁、锌、硒均很丰富。

中医性味和功效：中医学认为，小茴香性味辛、温。有温肾散寒、和胃理气功效。

临床应用：临床应用于慢性胃炎，胃寒、脘腹冷痛用之最宜，有温中开胃作用。现临床治疗疝气也常用，疏肝理气，温肾助阳。

香菜

发汗透疹、消食下气，能透发麻疹、皮疹

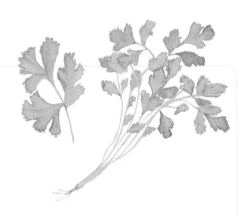

香菜为伞形科芫荽属一年生或二年生草本植物，主要以叶及嫩茎供食用。香菜古称胡荽、香荽，学名芫荽。香菜原产于地中海沿岸及中亚，公元前3—前2世纪埃及曾以此作为贡品。汉代张骞出使西域时将其引入中国，8—12世纪香菜传入日本。现世界各地均有栽培，其中以俄罗斯、印度居多，我国的香菜栽培已很普遍。

 ## 食用方法

香菜入馔，多见生食，最宜用幼株凉拌，清香扑鼻，或取嫩茎配以他料炒食，还可用作冷盘装饰料。香菜的叶和种子含挥发性的芫荽油，有香气，因此香菜有调味、去腥臭和增进食欲的作用。牛羊肉菜、烧鱼加点香菜，可压腥增味；烧汤放点香菜，翠绿香郁；面条、馄饨放点香菜可增加风味；南京的鸭血粉丝汤和羊杂汤放些香菜会香味清溢，醒脾开胃。

 ## 香菜的营养

每百克香菜含水分90.5克，供热量31千卡，含蛋白质1.8克、脂肪0.4

克、糖类 6.2 克、膳食纤维 1.2 克、维生素 A93 微克、胡萝卜素 1160 微克、维生素 $B_3$2.2 毫克、维生素 C0.80 毫克、维生素 E0.80 毫克、钙 101 毫克、磷 49 毫克、钾 272 毫克、钠 48.5 毫克、镁 33 毫克、铁 2.9 毫克、锌 0.45 毫克、硒 0.53 微克、铜 0.21 毫克、锰 0.28 毫克。

香菜还含挥发油、苹果酸钾、甘露醇、黄酮类以及正癸醛、壬醛和芳樟醇等。

 ## 中医性味与功效

中医学认为，香菜性味辛、温，归肺、脾经，有发汗透疹、消食下气等功效。崔禹锡《食经》说："调食下气。"黄宫绣《本草求真》说："胡荽辛温香窜，内通心脾小腹，外行腠理，达四肢、散风寒及一切不正之气。是以发热头痛，能除谷食停滞俱消。痘疮不齐，煎酒喷之即出，目翳不退，塞之鼻中即祛。"《医林纂要》说："芫荽，补肝、泻肺、升散，无所不达，发表如葱，但专行气分。"

 ## 药理作用

（1）抗维生素 A 缺乏。

（2）抗氧化作用。

（3）拟胆碱作用。

（4）有助于皮疹透发。近代研究认为，欲使皮疹透发，需要促进外周血液循环，使病毒大量到达皮肤（真皮）的毛细血管，引起毛细血管的内皮细胞增生，血清渗出，则形成皮疹。疹出后，内脏病毒则相对减轻，抗体增加，故能减轻全身症状。香菜具有促进外周血液循环的作用，故有助于皮疹透发。

 ## 临床应用

（1）麻疹透疹不快。香菜 50 克，加水酒煎汤，趁热洗抹身，能透疹。广州民间验方，用香菜与荸荠，或加胡萝卜煮汤饮服亦可。香菜煎汤熏洗出疹不透之患儿时，一般头面部不洗，避免头面部出疹过多。

（2）痔痛、脱肛。香菜煮汤熏洗局部。

注意事项

（1）李时珍认为，凡服一切补药及药中有白术、牡丹者，不宜食香菜。

（2）香菜含钾丰富，不宜与保钾利尿药螺内酯、氨苯蝶啶、阿米洛利等药同用。

（3）香菜芳香开胃，常做调味品，但不宜多食，若小孩麻疹已透，或成人患有胃溃疡者均不宜食用。

（4）痧疹已透或虽未透出而热毒壅滞、非风寒外束者忌服。

香菜籽的药用知识

香菜籽的营养： 成分中含挥发油1%~1.4%、脂肪26%，含葡萄糖、果糖、蔗糖等糖类。挥发油含多种萜类、醇类化合物及樟脑、牻牛儿醇等。种子内还含有多量油酸，以及黄酮苷、β－谷甾醇、D-甘露醇等。

中医性味与功效： 香菜籽性味辛、酸，平。

药理作用： 干燥成熟之果实为弱的芳香剂，一般可与其他药合用作矫味剂，能增进胃肠腺体分泌，还能促进胆汁分泌。

所含挥发油具有某些抗真菌作用。将香菜籽制成芳香性乳剂溶液，用于化脓性疾病的创面上，有使创面干净、促进肉芽组织生长的作用。

临床应用：

①《浙江中医》（1959.3）介绍，治麻疹初起未透，芫荽子120克，杵后入瓦罐或铝锅中，盛满清水，置病房（病房宜小，不要通风）内。用炭火煮沸，使蒸汽充满病室，并随时增加碳、水。待麻疹透齐后，停止使用。

②《海上方》治痔疮：胡荽子炒过，细碾，酒调三五服。

③《普济方》治痢及泻血：芫荽子一合。捣碎，赤者用糖水调，白者用生姜自然汁调，温服。一合约100毫升。

葱

发汗解表、通阳利水、消炎生肌，治风寒感冒，促进胃液分泌

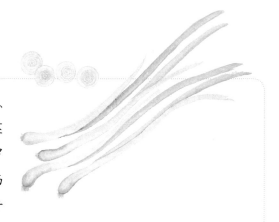

葱为多年生宿根草本植物，又称茈、菜伯、和事草等。主要以叶鞘组成的假茎和嫩叶供食用。葱原产于中国西部和俄罗斯西伯利亚，由野生种在中国驯化选育而成，后经朝鲜、日本传至欧洲。中国关于葱的记载始见于《尔雅》《山海经》，此后《礼记》《齐民要术》及《清异录》等古籍均有记载。中国是栽培葱的主要国家。

 ## 葱的种类

中国栽培的主要品种有大葱、分葱、细香葱、胡葱、楼葱、韭葱等。

（1）大葱。主产于淮河秦岭以北和黄河中下游地区。按假茎高度分为：①长白型，假茎高大粗壮，主要有山东章丘大葱、陕西华县谷葱、辽宁盖平大葱和北京高脚白大葱等。②中白型，假茎短，基部膨大呈鸡腿状，主要品种有河北隆尧大葱、山东莱芜鸡腿葱等。③短白型，叶片排列紧凑，叶片及假茎均粗短，主要品种有山东寿光八叶齐等。

（2）分葱。又称四季葱、菜葱、冬葱，主产长江以南各地。假茎的绿叶细小柔嫩，辛香味浓，用于菜肴调料。

（3）细香葱。为百合科植物细香葱的全草或地上茎，又称小葱、青葱、四季葱、锦葱等。主产于南方各地。

胡葱、楼葱、韭葱各地有少量栽培。

葱的营养

每百克葱含水分 91.0 克，供热量 30 千卡，含蛋白质 1.7 克、脂肪 0.3 克、糖类 6.5 克、膳食纤维 1.3 克、维生素 A10 微克、胡萝卜素 60 微克、维生素 B_3 0.5 毫克、维生素 C17 毫克、维生素 E0.30 毫克、钙 29 毫克、磷 38 毫克、钾 144 毫克、钠 4.8 毫克、镁 19 毫克、铁 0.7 毫克、锌 0.4 毫克、硒 0.67 微克、锰 0.28 毫克。葱还含特有成分葱蒜辣素。

中医性味与功效

中医学认为，葱性味辛、温，归肺、胃、膀胱经，有发汗解表、通阳利水、消炎生肌等功效。《重庆草药》说:葱"通气发汗，除寒解表，治风寒感冒头痛。外敷寒湿、红肿、痛风、疮疡。"李时珍《本草纲目》说:"葱汁散淤血、止衄止痛，治头痛耳聋，消痔漏，解众药毒。"

药理作用

（1）抗菌作用。葱蒜辣素具有抗菌作用，对痢疾杆菌、皮肤癣菌均有抑制作用。在试管内实验，尚能观察到杀灭阴道滴虫

的作用。

（2）健胃作用。葱蒜辣素能刺激汗腺，发汗力强。可促进胃液分泌，能健胃。

临床应用

（1）小儿风寒感冒。细香葱 2~3 根、老姜 1 片，煎水热服，取微汗。

（2）关节炎。细香葱头 120 克、老姜 30 克，捣烂外敷（红肿加酒炒，夏天不炒）。

（3）无名肿毒。细香葱头 100 克，和蜂蜜共捣绒，包敷，同时捣汁内服。亦治乳腺炎。

葱其他部分的药用知识

葱白

葱白的营养:葱白含挥发性成分巴豆醛、2-甲基-2-戊烯醛、甲基丙基二硫化物、丙烯基丙基二硫化物等。

中医性味与功效:葱白是葱的新鲜鳞茎，性味辛、温，功效强于葱茎。孟诜《食疗本草》说:"葱白通关节，止衄血，利大小便。"吴仪洛《本草从新》说:"发汗解肌，通上下阳气，仲景白通汤，通脉四逆汤亦加之，以通脉回阳。若面赤而格阳

于上者，尤须用之。"李时珍《本草纲目》曾记述：按张氏《经验方》云，金创折伤血出，葱白连叶煨热，或锅烘炒热，捣烂敷之，冷却再易。石城尉戴尧臣试马损大指，血出淋漓，余用此方，再易而痛止，次日洗面，不见痕迹。治疗胸痹，能通阳宣痹，减轻胸闷胸痛心悸气短症状。

药理作用：①抗菌作用：对白喉杆菌、结核杆菌、痢疾杆菌有抑制作用，有效成分在挥发油，其作用机制可能是作用于细菌的酶系统。

②抗真菌作用：葱白水浸剂对许兰氏黄癣菌、羊毛状小芽孢癣菌和腹股沟表皮癣菌等有不同程度抑制作用。

③壮阳作用。

④杀灭阴道滴虫作用。

⑤抗癌作用：葱白的热水提取物在体外对子宫颈癌细胞 JTC-26 有较强的抑制作用，抑制率达 90% 以上。大葱匀浆能降低胃液中亚硝酸含量，有可能阻断胃内亚硝胺合成，从而抑制胃癌的发生。

⑥对心脏功能的影响：葱蜜酒剂对高血钙家兔心脏功能具有损害作用。

⑦保护皮肤：大葱的黏液质有保护皮肤和黏膜的作用。

⑧驱虫：所含硫化物有缓下和驱虫（肠寄生虫）作用。

⑨祛痰、利尿：其挥发性成分由呼吸道、汗腺和泌尿道排出，能刺激分泌，而发挥祛痰、发汗、利尿作用。

⑩降血脂：有降低胆固醇作用。

临床应用：①风寒感冒：葱白 3 根，与大米煮粥，热服取汗即解。或生食热酒送下取汗，或加生姜煎饮。

②预防流行性感冒：用葱白切片，夹在口罩中戴上。

③小儿蛔虫性腹痛：葱白 10 根，洗切，捣绞汁，调入生麻油或菜油 1 匙。空腹服，每日 2 次，连服 3 天。又可用葱白 1 两，捣汁，以菜油 1 两调服。1 次服（小儿用量酌减），日服 2 次。

④尿闭、小腹胀痛：可试用葱白、田螺肉等量，同捣烂，烘热后贴于脐下"关元穴"部位。同时应设法送医院诊治。

⑤皮肤化脓性炎症：葱白与蜂蜜捣糊（比例为 3：1），外敷。每日换药 2 次。

⑥冠心病：香葱中（包括葱白）提取的葱素，用于心血管动脉硬化，已初见成效。冠心病患者宜多吃葱白。

葱子

葱子是香葱的子实，性味辛、大温。葱子含有数种 γ-谷氨酰肽，能明目，补中气不足，温肾益精。

大蒜

杀虫、消痈、解毒、行滞、健胃，抗菌，降脂，抗栓，降压，祛痰

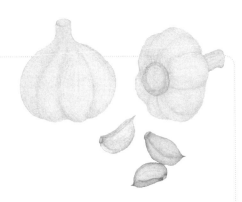

大蒜为百合科植物蒜的鳞茎。大蒜古称葫，又称荤菜、胡蒜、独蒜、独头蒜等。大蒜原产于欧洲南部和中亚，最早在古埃及，古罗马、古希腊等地中海沿岸国家栽培，汉代由张骞从西域引入中国陕西关中地区，后遍及全国。9世纪大蒜传入日本，现已遍布全球。中国原产有小蒜，蒜瓣较小，俗称狗芽蒜，已罕见种植。

 大蒜的种类

大蒜按皮色分为白皮蒜和紫皮蒜；按蒜瓣的大小分为大瓣蒜等；按是否抽苔而分为有苔种和无苔种；按叶形及质地可分为狭叶蒜、宽叶蒜和硬叶蒜；按种植方法的不同分为青蒜（蒜苗）和蒜黄。此外，还有一种南欧蒜，鳞茎特大，辛辣味淡，叶片比较宽大。中国大蒜的特产品种有河北永年大蒜、山东苍山大蒜、上海嘉定大蒜、江苏太仓白蒜等。

 食用方法

以蒜入馔，用蒜苗、蒜苔、蒜头、蒜泥均可，以用蒜头最多。

（1）宜捣碎吃。在大蒜的鳞茎中含有蒜氨酸和蒜酶，这两种成分在磷茎中时各

自存在的。大蒜鳞茎捣碎后，蒜氨酸才能在蒜酶的作用下分解，生成挥发性的大蒜素。大蒜素是一种无色的油状液体，比水重，具有较强的杀菌能力，在酸性情况下显水溶性。大蒜素进入人体能与细胞体内的半胱氨酸反应形成结晶性沉淀，从而破坏了细菌生成所必需的硫基衍生物中的SH基危及细菌代谢。因此，食用大蒜最好将蒜捣碎，并尽量避免同时吃碱性食品，以免影响杀菌效果。

（2）大蒜高温加热后效用低。据美国一份营养学杂志报道，如果经高温加热，大蒜的药理活性将会大大降低。一项实验研究显示，大蒜用微波加热30秒以上时，蒜氨酸酶的活性减少90%，此酶在大蒜被压碎或切碎时被激活，可迅速将蒜氨酸转化为蒜素。大蒜经微波加热60秒时，可将此酶全部破坏。又一项实验表明，大蒜在100℃沸水煮20分钟，便可失去对心血管的作用、抗真菌作用、抗氧化作用以及对环氧化酶（一种能诱导某癌症的酶）的抑制作用。加热后的大蒜的抗癌活性比生大蒜明显降低。

小贴士

吃大蒜后如何快速去异味

一是喝牛奶，二是嚼茶叶。另外，

可吃金橘3~4枚，慢嚼，柠檬冷开水泡后饮服；山楂20个煮汤饮；也可喝蜂蜜水。

大蒜的营养

每百克大蒜含水分66.6克，供热量126千卡，含蛋白质4.5克、脂肪0.2克、糖类27.6克、膳食纤维1.1克、维生素A5微克、胡萝卜素30微克、维生素C7毫克、维生素E1.07毫克、钙396毫克、磷117毫克、钾302毫克、钠19.6毫克、镁21毫克、铁1.2毫克、锌0.88毫克、硒3.09毫克、铜0.22毫克、锰0.29毫克。

大蒜含挥发油约0.2%，具辣味和特臭，内含蒜素或大蒜辣素及多种烯丙基、丙基和甲基组成的硫醚化合物。此外，挥发油中尚含柠檬醛、牻牛儿醇、芳樟醇、α-水芹烯、β-水芹烯、丙醛、戊醛等。大蒜素是大蒜中含硫的大蒜氨酸破碎时经酶的作用分解而成的。除蒜氨酸外，大蒜还含有另外一种蒜氨酸S-甲基-L-半胱氨酸亚砜。大蒜辣素和硫胺素反应的产物大蒜硫胺素、多种γ-谷氨酰肽等。

中医性味与功效

中医学认为，大蒜性味辛、温，归脾胃、肺经，有杀虫、消痈、解毒、行滞、健胃功效。《滇南本草》说："祛寒痰，兴阳道，泄精，解水毒。"《四川中药志》说："治肺结核，血痢，及崩中带下。"

 ## 药理作用

（1）大蒜素是一种植物性广谱抗菌药。对痢疾杆菌、大肠埃希菌、金黄色葡萄球菌、枯草杆菌有较强的抑制作用，对伤寒、霍乱、白喉、结核等细菌亦有抑制作用，并抑杀立克次体和阴道滴虫。大蒜挥发性性质、大蒜浸出液及大蒜粥体外试验对多种致病真菌包括白色念珠菌有抑制或杀灭作用。

（2）大蒜既能防癌也能抗癌。大蒜含有的硒与锗均有较强的抗癌效果。蒜素可能是其活性成分。

（3）能减慢心率，增加心脏收缩力，扩张末梢血管，增加利尿，降低实验性动脉粥样硬化症的血压。

（4）能刺激胃液的分泌，增强胃肠蠕动，增进食欲，促进消化及吸收功能。

（5）能刺激气管、黏膜，使分泌增加而起到祛痰作用。

（6）可降低血糖。大蒜中的大蒜素、丙基二硫醚和 S- 烯丙基 -L- 半胱氨酸亚砜可以通过阻止肝对胰岛素的干扰，进而增加血液中胰岛素的水平。

（7）美国新奥尔良 Julane 大学药理学教授报道生吃大蒜可以降血压。

（8）东京大学药学部研究报道（1993年），大蒜有防老年性痴呆、增强记忆力的作用。

（9）大蒜能阻断真菌对亚硝胺合成的促进作用。

（10）降低血脂作用，包括降低血胆固醇、血浆纤维蛋白及主动脉脂质含量，对动脉粥样硬化和脂肪肝有抑制作用。但美国研究人员认为，大蒜并不具有降低胆固醇的作用。

（11）大蒜制剂可以改善慢性铅中毒症状，可能是所含硫化物起的作用。

（12）有祛蛲虫等肠寄生虫作用。

（13）能治疗肠炎菌痢。

（14）对免疫功能的影响，大蒜对免疫功能低下的小鼠具有提高细胞免疫、体液免疫、非特异性免疫功能的作用。

（15）抗氧化作用，清除自由基。

（16）抗血小板凝聚作用。

（17）大蒜的毒性反应。大蒜局部应用有刺激性，与动物及人的红细胞接触可使之变成棕黑色，高浓度甚至可使红细胞溶解，大蒜挥发性物质可降低家兔血糖。家兔静脉注射大蒜水溶醇不溶成分或挥发油，可使血中红细胞、血红蛋白减少，给予生大蒜亦有相似作用。

（18）大蒜驱蚊作用。大蒜的辛辣味，蚊子不喜欢，会自动远离。

临床应用

（1）蛲虫症。大蒜适量捣烂，加入菜油少量，临睡时涂肛门周围。或以蒜根煎汤水，以其蒸汽时时熏肛门，则蛲虫可死，从而排出。

（2）阿米巴痢疾。每日用5%~10%大蒜浸液灌肠，同时可口服大蒜，温水下。也可加白萝卜100克、蒜头5个，同煎服。

（3）百日咳。大蒜剥去薄皮（外衣），捣烂，先在患孩之双脚脚底，涂一层凡士林油膏，然后把蒜泥敷上较厚的一层，包扎好。临睡敷上，次日可除去。敷后可嗅到患者的呼吸里有大蒜味。连敷数晚或隔晚敷1次，多次后可取效。

（4）感冒初期。可口含生大蒜2片，数小时内见效。

（5）高血压。用大蒜酊剂治疗。有报道，用此法治疗100例，有40%的病者，血压下降20毫米汞柱。服药3~5天,眩晕、头痛等症状可消失；服药1个月以上，血压下降较稳定。

（6）肺结核。取紫皮蒜大瓣15瓣或小瓣20瓣（约重30克），去皮，将蒜放入沸水中煮1~1.5分钟，捞出；然后取小黏米50克，放入煮蒜水中煮成稀粥；待粥已成，再将蒜重新放入稀粥内，搅拌均匀后即可食用。白芨粉3克与大蒜粥同吃，或食粥后再服。以上为一次量，每日2次，各在早晚餐后服用。治115例，有效率为92.5%（《中草药（通讯）》1970.3）。

（7）治心腹冷痛。将蒜以醋浸至二三年,食数颗。或现市场上有糖醋大蒜，可每次细食1颗，每日2次（《濒湖集简方》）。

（8）鼻衄不止。服药不应，蒜一枚，去皮，研如泥，做钱大饼子，厚一豆许。左鼻血出，贴左足心；右鼻出血，贴右足心；两鼻俱出，俱贴之（《简要济众方》）。

（9）旅大市（即今大连市）中医院介绍治鼓膜穿孔。消毒耳道后，以蒜膜附在穿孔位置上，用脱脂棉塞住耳道。7天至2个月观察，共治20例，17例治愈。

（10）疟疾。独头大蒜适量，捣烂于发作疟疾前3~4小时，外敷双侧内关穴或间使穴，以发疱为度。

（11）治鼻衄、咯血、呕血、尿血。独头蒜两个，捣成泥，分成两份。一份用八层麻纸包裹，置于百会穴；另一份用七层麻纸包裹，置于涌泉穴。然后，在包裹之药上用铁烙加温（内蒙古《中草药新医疗法资料选编》。注：原文用热铁烙加温，现可用热水袋或理疗科的热疗灯照射等方法加温）。

（12）治小儿百日咳。大蒜15克、红糖6克，生姜少许，水煎服。每日数次，用量视年龄大小酌用（《贵州中医验方》）。

（13）治脑漏鼻渊。大蒜切片，贴足心，取效止（《摘元方》）。

（14）治一切肿毒。独头蒜三四颗，捣烂，入麻油和研。厚贴肿处，干再易之（《食物本草会纂》）。

（15）治神经性皮炎。蒜头适量捣烂，以纱布包裹外敷患处。另用艾条隔蒜灸患处到疼痛为止，隔日1次（《单方验方调查资料选编》）。

（16）治疗体癣。生大蒜剥去外皮切成两半，将生大蒜蘸白醋搓搽患处，每次不得少于5分钟，搽毕再用麻油涂搽患处。每日2~3次，用3~5天。可止痒、杀菌、杀虫。主治铜钱癣、体癣、股癣。方解：生蒜对细菌、真菌有杀灭作用，白醋也有杀真菌作用。用麻油可减少大蒜对皮肤的刺激。

（17）治妇人阴肿作痒。蒜汤洗之，效乃止（《永类钤方》）。

（18）治蜈蚣咬人、痛不止。独头蒜，摩蜇处，痛止（《梅师集验方》）。

（19）李时珍《本草纲目》记："按李迅论蒜钱灸注云：痈疽之发，着灸胜于用药，缘热毒中肠，上下不通，必得毒气发泄，然后解散。凡初发一日之内，便用大独头蒜，切如小钱后，贴顶上灸之，三壮一易，大概以百壮为率。一使疮不开大，二使内肉不坏，三疮口易合，一举而三得之。但头及颈以上切不可用此，恐引气上，更生大祸也。"

 注意事项

（1）用蒜，遇肺胃有热、肝肾有火、气血虚弱、阴虚火旺者均忌食；五官热症亦忌。

（2）用大蒜外敷，时间不宜过久，否则容易使皮肤发赤、灼热、起疱，甚至糜烂生疮。

（3）育龄青年不宜多吃。体外实验证明，大蒜中的植物杀菌素可迅速杀死大鼠或豚鼠的精子。被杀死的精子未发现有形态学上的变化，雄鼠吸入此药并不干扰正常精子的发生。体内和体外试验不一致，与体内一系列的"自卫"机制可能有关。在这里只是提醒注意，并不是一定忌食。

大蒜其他部分的营养

蒜黄

　　每百克蒜黄含水分 93.0 克，供热量 21 千卡，含蛋白质 2.5 克、脂肪 0.2 克、糖类 3.8 克、膳食纤维 1.4 克、维生素 A47 微克、胡萝卜素 280 微克、维生素 C18 微克、维生素 E0.52 微克、钙 24 毫克、磷 58 毫克、钾 168 毫克、钠 7.8 毫克、镁 16 毫克、铁 1.3 毫克、锌 0.33 毫克、硒 0.79 微克、锰 0.25 毫克。

蒜苔

　　每百克蒜苔含水分 81.8 克，供热量 61 千卡，含蛋白质 2.0 克、脂肪 0.1 克、糖类 15.4 克、膳食纤维 2.5 克、维生素 A 80 微克、胡萝卜素 480 微克、维生素 C1 毫克、维生素 E1.04 毫克、钙 19 毫克、磷 52 毫克、钾 161 毫克、钠 3.8 毫克、镁 28 毫克、铁 4.2 毫克、锌 1.04 毫克、硒 2.17 微克、锰 0.32 毫克。

蕹菜

清热解毒、凉血利尿，抗癌，降糖

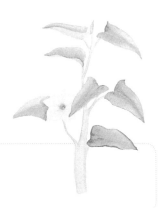

蕹菜为旋花科植物，又名空心菜、空心苋、蕹菜、翁菜，是中国古老的蔬菜品种。

 ### 蕹菜的营养

每百克蕹菜含水分 92.9 克，供能量 204 卡，含蛋白质 2.2 克、脂肪 0.3 克、糖类 3.6 克、膳食纤维 1.4 克、维生素 A253 微克、胡萝卜素 1520 微克、维生素 B₃0.8 毫克、维生素 C25 毫克、维生素 E1.09 毫克、钙 99 毫克、磷 38 毫克、钾 243 毫克、钠 94.3 毫克、镁 29 毫克、铁 2.3 毫克、锌 0.39 毫克、硒 1.20 微克、铜 0.10 毫克、锰 0.67 毫克。

紫色蕹菜中含有胰岛素样成分。

  ### 中医性味与功效

中医学认为，蕹菜性味微甘，寒，归

肠、胃经,有清热解毒、凉血利尿功效。《医林纂要》说:"解砒中毒,补心血,行水。"《岭南采药录》说:"食狗肉中毒,煮食之。"《调疾饮食辩》说:"性滑利,能和中解热,大便不快及闭结者宜多食,叶妙于梗。"

蕹菜可做汤,可煮面,可炒,可开水烫后凉拌,亦可用做泡菜。蕹菜食用,生熟咸宜,荤素皆美。与猪肉同煮,可使肉色紫质嫩。常吃能增进食欲,能清胃肠热、润肠通便,对口臭便秘者更为适宜。

药理作用

抗癌作用。据《现代预防医学》1988年第3期报道,给三组 ICR 小鼠喂饲实验,饲料分别加入 5% 蕹菜粉、青油菜粉、紫油菜粉,然后给全部小鼠移植中小鼠肝癌 HZZ 瘤株。结果表明,紫油菜和蕹菜对雌性小鼠肝癌生长有一定的抑制作用。

临床应用

(1)妇女白带。鲜蕹菜连根500克、鲜白槿花250克(干品100克),与猪肉或鸡蛋一同煮,吃肉喝汤。

(2)尿浊便血。鲜蕹菜洗净捣取汁和适量蜂蜜调服(《闽南民间草药》)。

(3)食物中毒。蕹菜捣汁一大碗,或煎服,解蕈类及野葛中毒(《食物与治病》)。

(4)鼻衄。蕹菜数根和糖捣烂,冲入沸水服之(《岭南采药录》)。

(5)糖尿病。鲜蕹菜梗60克、玉米须30克,水煎服。宜连服10天。多查血糖。

(6)痢疾。蕹菜根200克,水煎服。每日1剂,2次分服,连服5天。

(7)皮肤湿疹。蕹菜水煎,取水洗患处。每日3次,不少于5天。

(8)蛇、蜈蚣咬伤。蕹菜取汁和酒服,渣涂患处;或蕹菜加食盐捣烂敷患处。蛇咬伤者宜及时送医院诊治。

(9)齿龈痛。蕹菜根60克,醋水各半,煎汤漱口。

(10)口角生疮、舌炎。蕹菜100克,加葱白煎汤饮服。

(11)疟疾。蕹菜根150克,淡酒煎或水煎冲酒。在发疟疾前半小时吃。

注意事项

民间认为,吃蕹菜多后会抽筋,其原因可能与蕹菜含钙量高有关。蕹菜含铁量也为牛奶的14倍。蕹菜还含较多的草酸,应该开水烫过后,尽量去掉草酸后再吃。

茼蒿

和脾胃、利二便、消痰饮，治高血压头昏

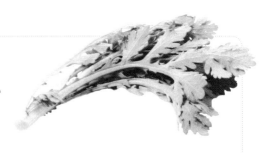

茼蒿属菊科一年生草本植物。李时珍曰，九月份下种，冬季及明年春季采食，茎叶肥嫩，微有蒿气，故名茼蒿。茼蒿又称蓬蒿、蓬蒿菜、蒿菜、菊花菜（花深黄色，状如小菊花，有菊香）、同蒿、同蒿菜。陆游《初归杂咏》云："小园五亩剪蓬蒿，便觉人间迹可逃。"吴其濬有一段文字赞扬它："而黄花散金，自春徂暑，老圃容华，增其缛丽，可为晚节（此处指九月菊）先导。"

古代可称为蒿的可食植物有好多种，周代以前就已经有青蒿（蒿）、白蒿（蘩）、蒌蒿（蒌）、廪蒿（莪）等。《诗经》中有句曰："呦呦鹿鸣，食野之蒿"，"春日迟迟，采蘩祁祁"，"翘翘错薪，言刈其蒌"，"青青者莪，在彼中阿"等。还有牡蒿（蔚）以及后来的邪蒿、角蒿、马先蒿等。这些蒿现在极少有人吃了。

西汉时《礼记·月令》记述："藜莠蓬蒿并兴。"《管子》也有"而蓬蒿藜莠茂。"孙思邈（581—682年）《千金要方·食治》有了茼蒿名称，并记述："味辛，性平，无毒，安心气，养脾胃，消痰饮。"如今，茼蒿仍是拜星餐桌上常见的美食。

 食用方法

茼蒿的食用方法主要有3种：一是做汤。据《随园食单》介绍："取蒿尖，用油灼瘪，放鸡汤中滚之，起时加松菌百枚。"用茼蒿为主料，还可以制作茼蒿

菜鱼滑汤、茼蒿菜鲮鱼球汤等。二是拌食。把蒿子秆洗净，放在盆内，加少许盐抓均匀，取出，挤去余水，置于大碗中，加葱丝、香油、酱油、食醋拌匀，即可食用。三是炒食。茼蒿菜素炒时应先在油锅内放几粒花椒，也可醋烹，如奶素炒茼蒿；荤炒加鸡丝、肉丝、鱼肉皆可，如腊肉炒茼蒿、虾仁炒茼蒿等。不论荤炒素炒，都必须旺火快翻，以防软烂、过烂，失去鲜美。炒前先用盐渍一下，火候不宜过长。此外，茼蒿还可以做馅、做糕等。《遵生八笺》记："蓬蒿，采嫩头，二三月中方盛，取来洗净，加盐少淹，和粉做饼油煤，香美可食。"

茼蒿的营养

每百克茼蒿含水分 95.8 克，供给热量 11 千卡，含蛋白质 0.8 克、糖类 1.9 克、膳食纤维 0.6 克、钙 3.3 毫克、磷 18 毫克、铁 0.8 毫克、胡萝卜素 0.28 毫克、维生素 B_1 0.01 毫克、维生素 B_2 0.03 毫克、维生素 B_3 0.2 毫克、维生素 C 2.0 毫克。

茼蒿还另含挥发油及胆碱、丝氨酸、天门冬氨酸、苏氨酸、丙氨酸等多种氨基酸。

中医性味与功效

中医学认为，茼蒿性味辛、甘、平，归脾、胃经，有和脾胃、利二便、消痰饮功效。《滇南本草》记："行肝气，治偏坠气痛，利小便。"《随息居饮食谱》说："甘辛凉，清心养胃，利腑化痰。荤素咸宜，大叶者胜。"

药理作用

茼蒿所含挥发油可散发香气，能开胃健脾增食，降压补脑，可消除高血压者头昏脑涨。

临床应用

（1）高血压：眩晕。茼蒿适量，洗净捣烂取汁。每次服 1 小杯，温开水送服。

（2）痰热咳嗽。茼蒿菜 250 克，切碎绞汁。每次 2 汤匙，每日 2 次，温开水冲服，也可适量加白糖调服。

（3）小便不利。茼蒿 250 克，放沸水中焯过，切细，加芝麻油、食盐、酱油、醋适量，拌食。

（4）夜尿多。鲜茼蒿菜 500 克、黑豆 50 克，先将黑豆炒熟，加水煎至豆软易嚼，再加入茼蒿菜煮熟，加油盐调味。吃菜喝汤。

（5）咳嗽。鲜茼蒿菜500克，陈皮10克，水煎服。

（6）小儿遗尿。茼蒿菜250克，加塘鲺（又称塘角鱼）1条同煎，油盐调味服。

（7）烦热头昏、睡眠不安。鲜茼蒿菜、菊花脑（嫩苗）各100克，煮汤。每日1剂，分2次饮用，连服5天。

（8）便秘口臭。茼蒿菜250克，每天煮食，可除胃热口臭。

（9）咳吐浓痰。茼蒿100克，水煎去渣，加冰糖适量溶化饮服。

（10）肺热、肺燥咳嗽或有黏稠脓痰。茼蒿120克切碎，水煎，蜂蜜30克调匀。每日1剂，分2~3次饮服，连服5~7天。

（11）高血压失眠。茼蒿切碎绞汁，每次服25毫升，饮服3次。若失眠明显，第3次放在睡前半小时温服。

蔊菜

清热利尿、活血通经，抗菌，治风寒感冒

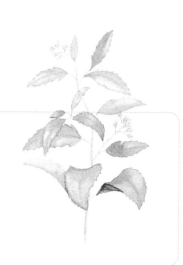

蔊菜是十字花科植物蔊菜的全草，因其味辛辣如火蔊人而名。又名辣米菜、江剪刀草、塘葛菜、田葛菜、山芥菜、野菜花、辛辣菜、野雪里蕻等。3月至6月，可采蔊菜嫩茎叶，洗净切碎，加调料拌食或炒食，也可与主粮掺和煮食，食疗时也可煮成汤粥。

 蔊菜的营养

蔊菜富含蔊菜素，每百克蔊菜胡萝卜素 4.15 毫克、维生素 B_2 0.60 毫克、维生素 C 98 毫克。

 中医性味与功效

中医学认为，蔊菜辛、微温，有清热利尿、活血通经功效。《民间常用草药汇编》说："外用治疗毒，内服通气血。治妇人乳病，并治咳嗽、黄疸。"《常用中草药手册》说："清热利水，凉血解毒。治感冒发热，咽喉肿痛失音；肺热咳嗽，咳血；急性风湿性关节炎；水肿。"《福建中草药》说："疏风透表，理气和胃。"《上海常用中草药》指出："本品不能与黄荆叶同用，同用则使人肢体麻木。"

 药理作用

蔊菜素是从蔊菜中分析出的一种白色

细长柱状结晶，熔点为45~46℃，易溶于乙酸乙酯、三氯甲烷、苯中，难溶于石油醚、乙醚、冷水，无旋光性，唯一中性化合物。应用红外及紫外光谱、核磁共振仪、质谱仪等分析方法，确定了蔢菜素的化学结构式。研究表明，蔢菜素具有镇咳、祛痰作用。

蔢菜水煎液在pH5.6时，其25%稀释度对绿脓杆菌、变形杆菌、伤寒杆菌有抑制作用，其50%稀释度对痢疾杆菌有抑制作用，其12.5%稀释度对金黄色葡萄球菌有抑制作用。

 ## 临床应用

（1）慢性支气管炎。蔢菜15克，水煎服。据报道，每人每日口服200~300毫克，连服20天，治疗慢性气管炎98例，显效率为41.9%，有效率为90.8%（全国医药卫生科研资料选编第二辑）。

（2）水肿。蔢菜100克、乌鱼1条（约250克），加水煎汤服食。每日1剂，连服5天，不调味。

（3）风寒感冒。蔢菜50克、葱白15克，水煎热饮取汁。每日2次，连服3天。

（4）热咳。蔢菜45克，煎水服（《贵州民间药草》）。

（5）头目眩晕。蔢菜（嫩的）切碎调鸡蛋，用油炒食（《贵州民间药草》）。

（6）胃脘痛。干蔢菜30克，水煎服（《福建中草药》）。

（7）关节风湿痛。鲜蔢菜60克，水煎服（《福建中草药》）。

（8）干血痨。每天用蔢菜30克，酌加红糖，水煎服（《上海常用中草药》）。

（9）疔疮痈肿、乳痈。以鲜蔢菜叶捣汁外搽。

（10）牙痛。蔢菜30克，水煎服，蜂蜜调服。

（11）肺结核。蔢菜30克，红糖适量，水煎服。日服3次，连服30天以上。

（12）麻疹不透。鲜蔢菜，捣汁，食盐少许，开水冲服。1~2岁，每次30克；2岁以上，每次60克。

（13）跌打损伤。鲜蔢菜120克，捣烂绞汁，热酒冲服。每日2次，不少于5日。

（14）寒性咳嗽。蔢菜60克（鲜品100克），切碎，加生姜10克，水煎温服。每日2次，连服3日。有温肺、止咳化痰作用。

（15）湿热黄疸、小便不利。蔢菜60克、玉米须50克，加水煎服。每日1剂，分2~3次服，连服7日以上。

芹菜

清热利水，降压祛脂，保肝复脉

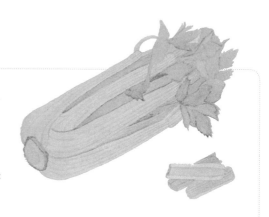

芹菜属伞形花科芹属，为二年生草本植物。芹菜又称旱芹、勤菜、香芹、水菜、水芹、水勤等。杜甫诗有"饭煮青泥坊底芹""香芹碧涧羹"等名句。《吕氏春秋》称："菜之美者，有云梦之芹。"芹菜享有美誉。

很多人只食其肥嫩的叶柄和茎，而芹菜叶一般不吃，这很可惜。芹菜叶所含维生素和矿物质量要比叶柄高，若用水浸泡或用开水稍焯去除苦味后调拌做菜也很可口。

 ## 芹菜的种类

芹菜原产于地中海沿岸沼泽地带，2000年前由古希腊人驯化成功，并逐渐遍布世界各地。中国芹菜由高加索地区引入，并驯化培育出细长叶柄型的中国芹菜。现我国有西芹和中国芹菜，中国芹菜又称本芹，分为白芹、青芹两种类型。3种芹菜各有特点。

（1）白芹。叶比较细小，淡绿色，叶柄细长呈黄白色，植株较矮小柔弱，香味浓易软化。主要品种有贵阳白芹、昆明白芹和广州白芹。

（2）青芹。叶片较大，绿色，叶柄粗，植株高，香味浓，软化后品质较好。叶柄有空心和实心两种。空心芹菜春季易抽薹，品质较差，抗热性强，主要品种有福山芹菜、旱芹菜等。实心芹菜春季不易抽薹，品质较好，主要品种有天津实心芹菜、山东恒台芹菜等。

（3）西芹。又名洋芹、大棵芹。棵高，叶柄宽而味厚，实心，肉质脆嫩，味淡，单株重1~2千克,有青柄和黄柄两个类型。主要品种有矮白、矮金和伦敦红等。

按季节不同,芹菜还分春芹、夏芹(伏芹)、秋芹和越冬芹。另外,还有通体嫩黄的芹黄。

芹菜的烹调

芹菜是一种别具风味的香辛蔬菜,以芹菜为原料的著名菜肴有北京芹菜炒干贝、开洋芹菜、醋芹,四川芹黄鱼丝、芹黄鳝丝、芹菜炒肉丝、麻辣芹菜干丝等。

芹菜的营养

(1)芹菜茎。每百克芹菜茎含水分93.1克,供热量20千卡,含蛋白质1.2克、脂肪0.2克、糖类4.5克、膳食纤维1.2克、维生素A57微克、胡萝卜素340微克、维生素C80毫克、维生素E1.32毫克、钙80毫克、磷38毫克、钾206毫克、钠159毫克、镁18毫克、铁1.2毫克、锌0.24毫克、硒0.57微克等。

(2)芹菜叶。每百克芹菜叶含水分89.4克,供热量31千卡,含蛋白质2.6克、脂肪0.6克、糖类5.9克、膳食纤维2.2克、维生素A488微克、胡萝卜素2930微克、

维生素C22毫克、维生素E2.50毫克、钙40毫克、磷64毫克、钾137毫克、钠83毫克、镁58毫克、铁0.6毫克、锌1.14毫克、硒2.0微克等。

芹菜含有挥发油,包括α-蒎烯、β-蒎烯、月桂烯、异松油烯、苄醇等。含有3个酞酸酯和多种游离氨基酸,包括天冬氨酸、苏氨酸、丝氨酸、丙氨酸、缬氨酸、亮氨酸等。芹菜另含香芹酚、丁子香酚、棕榈酸、豆甾酸、谷甾醇等物质。芹菜根中还含有络氨酸、脯氨酸、苯丙氨酸、谷氨酸及葡萄糖胺和半乳糖胺等。

中医性味与功效

中医学认为,芹菜性味甘、凉,有清热、利水、降压、祛脂功效。王士雄《随息居饮食谱》记:"清胃涤热,祛风,利口齿咽喉头目。"《中国药植志》记:"嫩茎捣汁服,可治高血压症。"《贵州民间方药集》记:"治风湿神经疼痛。"倪朱谟《本草汇言》记:"脾胃虚弱,中气寒乏者禁食之。"

药理作用

(1)保肝作用。水芹对肝细胞有一定的保护作用。首先表现在抗ANIT(α-

萘异硫氰酸酯）中毒所致的大鼠肝炎。以50%的水芹煎液制成50%水芹注射液，均可显著降低血清胆红素，下降率分别为38%和39%。其次表现在抗CCL4(四氯化碳)中毒性肝炎，具有降低血清胆红素和谷丙转氨酶作用。

（2）抗心律失常。大鼠实验可明显对抗乌头碱引起的室性期前收缩（早搏）、室性心动过速、心室性颤动及心跳停搏，还可使氯化钡引起的心率失常恢复。

（3）降血脂作用。洛阳解放军150医院报道，芹菜煎剂能降血脂（包括胆固醇及三酰甘油），同时降低血液黏度，具有抗血栓作用。

（4）减少男性精子。泰国医生博差丽报道，选健康男子每天生食或熟食芹菜75克，连续2周后，精子数量明显减少，可从正常每毫升精液含精子1亿个锐减到3000万个。停食芹菜4个月后，可恢复到正常精子数，并且没有副作用。

（5）引发皮炎。美国1987年曾报道，调查17个州77个连锁商店，发现同芹菜接触的职员中有26%（59/224）患有皮炎，而没有顾客患此皮炎。皮肤病变为剥脱性皮炎，多发生在手背、前臂内侧及指间区，病变多成条索状，在前臂的病变与肢体轴垂直。皮疹愈合后，有典型的色素沉着。这种皮炎可能是芹菜所含有的呋喃香豆素引起的。

 临床应用

（1）高脂血症、高血压。选芹菜下半部分的茎约10厘米及全根，其根之粗细最好在2厘米直径以上，洗净取10根，加水500毫克，煎取200毫升为头汁，晨间空腹服用。以同法再煎服二汁，傍晚空腹进服。每日轻者1剂，重者2剂，分4次服用，一般3周左右，也可更长时间服食。可以加红枣10枚同煎服。

（2）小便淋痛、小便不利。鲜芹菜茎根100克，洗净捣汁服，每次半碗（约50毫升），日服2次。此方也可治疗乳糜尿。

（3）月经前期不适。干芹菜30克、水2杯，煎成1杯量，温服，常服有效（黑龙江《中医秘方验方》第一辑）。

（4）梅核气。芹菜1000~1500克，洗净捣汁，加蜜少许，文火煮成膏，每天半茶匙，开水冲服。服1个月有效（江苏《中医秘方验方汇编》第一集）。

（5）黄疸。鲜水芹根60克、黄花菜30克、猪瘦肉100克，加盐调味，水煎服。

芦笋

止咳散结、杀虫止痒，芦笋多糖、皂苷、含硫化物有抗癌作用

芦笋为百合科天门冬属宿根草本植物。学名石刁柏，又称龙须菜、门冬薯、小百部等。芦笋以其嫩芽茎供食用。中国原产有野生种，嫩茎瘦小，不供食用。芦笋在欧洲已有2000多年栽培史，19世纪末栽培种传入中国，现在浙江、山东、河南等省都有栽培。

芦笋的鲜品每年春节应市，主要品种有直接采摘品和培土软化栽培品，前者色绿清香，后者色白软嫩。食前去外皮和根部，用沸水略烫即可用于烹调。鲜品多在产地应市，烹调中常用的多见罐头制品。

 ## 芦笋的营养

每百克芦笋含水分93.0克，供热量19千卡，含蛋白质1.4克、脂肪0.1克、糖类4.9克、膳食纤维1.9克、维生素A17微克、胡萝卜素100微克、维生素$B_3$0.7毫克、维生素C45微克、钙10毫克、磷42毫克、钾213毫克、钠3.1毫克、镁10毫克、铁1.4毫克、锌0.41毫克、硒0.21微克、锰0.17毫克。

芦笋还含甾体皂苷，其中分离出了新皂苷AS-1。还含黄酮类化合物、氨基酸、组蛋白、多糖、精油、多种挥发性香气成分等。

 ## 中医性味与功效

中医学认为，芦笋性味苦、辛、甘，微温，有止咳散结、杀虫止痒功效。

 ## 药理作用

（1）对免疫功能的影响。

①对C57BL品系小鼠巨噬细胞吞噬功

能有促进作用。

②复方芦笋提取液（芦笋、薏苡仁、山药等）能显著增加正常小鼠、荷瘤小鼠受化疗药环磷酰胺抑制后小鼠胸腺及脾的重量。

③芦笋汁可提高 C57BL 品系小鼠、正常人，特别是肿瘤患者淋巴细胞转化的功能。低浓度芦笋原汁（0.1%~1.0%）可促进外周血 T 淋巴细胞转化增殖，是机体免疫功能的生物调节剂。

④芦笋有降低血清循环免疫复合物水平的作用，老年人经常食用，可减少老年病的发生。

⑤芦笋多糖对正常小鼠、环磷酰胺所致免疫抑制小鼠的免疫功能有兴奋作用，可明显提高小鼠腹腔巨噬细胞吞噬功能，促进溶血素形成和溶血空斑形成，促进淋巴细胞转化。

（2）抗氧化作用。

（3）抗疲劳作用。能显著延长小白鼠负重游泳持续时间。

（4）抗肿瘤作用。

①据 1985 年中国台湾省《食品功业》和美国《癌新闻月刊》等报道，芦笋有明显的抗癌、抑制癌细胞生长作用。其抗癌成分主要为芦笋中所含的组织蛋白、叶酸、核酸等。食用芦笋抗癌，直接食用鲜品和煮熟的罐头原料其效果一样。

②以芦笋为原料制成的饮料对胃癌、白血病、肝癌有一定抑制作用；其所含多糖、皂苷及茎中提取物合成的含硫化合物，对体外培养的腹水型肝癌细胞有杀伤作用。

③芦笋原汁对鼻咽癌（CNE）、宫颈癌和食管癌离体细胞有明显的抑制肿瘤细胞集落生长的作用。

④在体内实验中，芦笋皂苷对接种小鼠乳腺癌 755、胰腺癌和宫颈癌的生长有抑制作用；芦笋提取物有杀伤细胞活性的细胞毒作用，对腹水型肉瘤的生长有明显抑制作用。

⑤科学家认为，芦笋治癌主要是组织蛋白可以使"细胞生长正常化"。据致力于推动以芦笋治疗癌症的国际癌症病友协会通报："有 60 例患者因接受芦笋治疗而恢复了健康，患者一般在 2~4 周开始感到好转。"研究证明，芦笋几乎对所有类型的癌症都有疗效，只有接受过芥子气化疗的患者例外。美国学者近年来还发现，芦笋具有防止癌细胞扩散的作用，对膀胱癌、肺癌、皮肤癌及肾结石等均有特殊疗效。一般 2~4 周就能见效，但治疗不可中断，直到医生确定癌已消除方可停药。癌症患者食用时，一般先把新鲜芦笋或罐头芦笋倒入果汁机中以高速打成泥状，在冰箱中储存，每天食

用 2 次，每次 4 汤匙。也可以加水稀释后冷饮或热饮。

⑥市场上的芦笋茶，已使细胞壁破坏，细胞膜通透性增高，细胞内酶类由结合态转化为游离态，服用后容易吸收。

⑦芦笋糖浆由芦笋和灵芝配制成。山东医学研究所通过实验证明：芦笋提取物对癌细胞具有促进酶介导 DNA 断裂的作用。芦笋提取物对小鼠肝癌抑制率接近半数。芦笋中含有丰富的组织蛋白、核酸、叶酸、硒和游离态存在的天冬酰胺，它们能有效地抑制癌细胞生长和癌细胞生物大分子的合成，对人体癌细胞造成生化障碍，从而阻止癌细胞的生长、增殖和浸润。而灵芝也是一种公认的抗癌植物，其成分破坏癌细胞中端粒酶的活性，从而杀死癌细胞，促进癌细胞的凋亡。灵芝中含有的灵芝多糖、三萜类物质及有机锗都具有这方面作用。据报道，经过对肿瘤患者 35 天的治疗观察，本品对 3/4 患者都有效果，同时可改善他们的食欲，减轻化疗、放疗过程中的消化道不适反应，升高白细胞调节免疫功能。

⑧我曾给一些肿瘤患者用过芦笋，将罐装芦笋搅成果泥再服食。但是，芦笋有一定异味，一般人不喜食。加以调味，或制成果酱状，可以解决难吃的问题。

（5）抗真菌作用。能特异性地抑制念珠菌属、囊珠菌属、发癣菌属、小芽孢菌属以及表皮癣菌属真菌，其活性成分为 AS-I 皂苷。

（6）降血脂作用。

（7）降血压作用。

（8）有增强睾酮样作用。

 ## 临床应用

（1）癌症。芦笋罐头，取芦笋搅拌成浆糊状，每天早晨空腹、晚上睡前各服 25 克，不宜间断。芦笋较难吃，可略作调味。也可用鲜芦笋 25 克，水煎服，日 2 次。也可用干芦笋 5 克，水煎服，每日 2 次。若有芦笋叶，每次用 50 克，水煎代茶饮。

（2）保健。芦笋 100 克、水发海参 250 克，调料少许，烹调。经常吃，可用作保健食品。

（3）高血压、高血脂、冠心病。鲜芦笋 25 克炒食或煮食，日服 2 次。也可饮芦笋茶、芦笋糖浆。

（4）乳房小叶增生。芦笋 15 克，水煎服。每日 2 次，连服 30 天。

（5）膀胱炎、肾结石。芦笋 10 克，水煎服。每日 2 次，连服 7~30 天。

（6）肺结核。芦笋 50 克、猪肉丝 30 克，烹调成芦笋肉丝汤。经常食用，用作保健食品。

莴苣

利尿、通乳

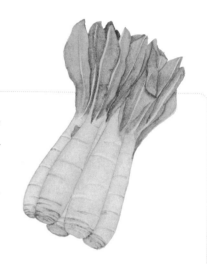

莴苣是叶茎类蔬菜烹饪原料，属菊科莴苣属一年生或两年生草本植物。莴苣又名莴菜、千金菜、莴笋、莴笋。习惯上人们将其茎称为莴笋，叶称为生菜。莴苣以绿叶或肉质茎供食用。莴苣原产于地中海沿岸，古希腊、古罗马的文献有记载。16世纪欧洲培育出结球莴苣，15世纪传入南美。

中国汉代从西亚引入莴苣，之后选育出茎用莴苣，因其肉质茎肥嫩如笋，故名莴笋。中国以茎用莴苣为主，南北均有栽培。叶用莴苣在华南栽培较多。

 ## 莴苣的种类

莴苣按使用部位分叶用和茎用两个类型。

（1）叶用型莴苣。可分为3种。①结球莴苣：叶片较大，全缘，有锯齿或深裂，叶片光滑或微皱，外叶开展，心叶形成叶珠。②长叶菊：又称散叶莴苣，叶全缘或有锯齿，外叶直立，一般不结球或有松散的圆筒形或圆锥形叶球。③皱叶莴苣：叶片深裂，叶面皱缩，有松散叶球。

（2）茎用型莴苣。又称为莴笋、青笋、莴菜，有尖叶和圆叶两种类型。各类中依茎的色泽又有白笋、青笋之分。①尖叶莴笋：叶片披针形，先端尖，叶簇较小，节间较稀，叶面平滑或微皱，肉质茎下粗上细，呈棒状。主要品种有北京紫叶莴笋、陕西尖叶白笋、成都尖叶子、重庆万年桩、上海尖叶等。②圆叶莴笋：叶片长倒卵形，顶部椭圆，叶面多皱，叶簇大，节间密、茎粗。主要品种有北京鲫鱼笋，成都挂丝红，济南白莴笋，山西圆叶白笋，上海大圆叶、小圆叶，南京紫皮香，湖南锣鼓莴笋，湖北孝感莴笋等。

莴苣的营养

（1）莴笋。每百克莴笋含水分95.5克，供热量14千卡，含蛋白质1.0克、脂肪0.1克、糖类2.8克、膳食纤维0.6克、维生素A25微克、胡萝卜素150微克、维生素$B_3$0.5毫克、维生素C4毫克、维生素E0.19毫克、钙23毫克、磷48毫克、钾212毫克、钠36.5毫克、镁19毫克、铁0.9毫克、锌0.33毫克、硒0.54微克。

（2）莴笋叶。每百克莴笋叶含水分94.2克，供热量18千卡，含蛋白质1.4克、脂肪0.2克、糖类3.6克、膳食纤维1.0克、维生素A147微克、胡萝卜素880微克、维生素$B_3$0.4毫克、维生素C13毫克、维生素E0.58毫克、钙34毫克、磷26毫克、钾148毫克、钠39.1毫克、镁19毫克、铁1.5毫克、锌0.51毫克、硒0.78微克、

锰0.26毫克。

中医性味与功效

中医学认为，莴苣性味苦，微寒，归胃肠、肝、肾经，有通乳、利尿功效。李时珍《本草纲目》说："通乳汁、利小便、杀虫蛇毒。"王士雄《随息居饮食谱》说："微辛微苦，微寒微毒。通经脉，利二便，析酲，消食，杀虫，蛇毒。可腌可脯，病人忌之。茎叶性同，姜汁能制其毒。"

临床应用

（1）水肿。莴苣子、冬瓜皮各10克，水煎服。

（2）催乳。产妇奶少，莴苣250克、猪蹄1个，煨汤饮。或莴苣子10克、猪蹄1个，煨汤饮，可用3次。

（3）咳喘、肺热。莴笋叶100克，煎水代茶饮，喝水吃叶。

注意事项

因莴苣性味偏寒，凡虚寒、肾亏、脾弱者不宜多食。

山药

健脾、补肺、固肾益精，促进肠蠕动、降低血糖

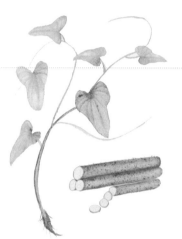

山药为薯蓣类蔬菜烹饪原料，薯蓣科薯蓣属中能形成地下肉质块茎的栽培种，为一年生或多年生蔓性草本植物。古称薯蓣，又称山芋、山薯、玉延、薯药、山薯、白苕、怀山药、白药子、薯等。以其肥大的块茎供食用。山药古时齐国称山芋，吴越称土薯，秦楚称玉延。至唐代，因唐代宗名豫，为避讳改称薯药。宋英宗名曙，又改称山药，并相沿至今。

山药起源于亚洲、非洲及美洲，系野生种经长期选育驯化而成。中国是山药重要的发源地及驯化地之一。关于山药的文字记载始见于《山海经》。至唐代，《四时纂要》已有关于山药种植、制粉、食用的记载。

 山药的种类

山药块茎周皮褐色，肉白色，表面密生须根。中国栽培的山药主要有普通山药和田薯两大品种。

（1）普通山药。又称家山药，块茎较小。按其外形分为扁块形、圆筒形和长柱形3类。①扁块形：块茎呈扁形似脚掌，

大多分布在南方。主要品种有江西、湖南、贵州、四川等省的脚板薯、浙江瑞安红薯等。②圆筒形：块茎呈短圆形或不规则团块状，分布在南方。主要品种有浙江黄岩薯药、台湾圆薯等。③长柱形：块茎呈柱形，长30~100厘米，直径3~10厘米，分布于陕西、山东、河南、河北等省。主要品种有河南沁阳及陕西华县的怀山药、河北

武陟山药、山东济宁米山药、江西南城怀山药等。其中以怀山药最著名，有铁棍山药、鸡骨山药等别称，质坚粉足、色泽洁白、久煮不散。

（2）田薯。又称大薯、柱薯。主要分布在台湾、广东、广西、福建、江西等地。此类山药块茎特大，有的可重达5000克以上。按其外形分为扁块形、圆筒形和长柱形3类。①扁块形：块茎呈扁形。主要产品有广东葵薯、福建银杏薯、江西南城脚薯等。②圆筒形：块茎呈圆筒状。主要品种有台湾圆薯、广州早白薯、大白薯、广西苍梧大薯等。③长柱形，块茎呈圆柱状，主要品种有台湾长白薯、长赤薯、广州黎洞薯、江西广丰千金薯和牛腿薯等。

此外，值得介绍的还有紫山药。该品种先在浙江、广西等地栽培，现在南京六合已经培植生产。每年的4月育种，到11月收获，最大的能长到1500~2000克。口感很好，黏液蛋白丰富，肉质柔滑，风味鲜美独特，色泽艳丽。另外，紫山药含有大量紫色花青素，是一种菜药兼用的滋补保健蔬菜。

山药的营养

每百克山药含水分84.9克，供热量56千卡，含蛋白质1.9克、脂肪0.2克、

糖类12.4克、膳食纤维0.8、维生素A3微克、胡萝卜素20微克、维生素C5毫克、维生素E0.24毫克、钙16毫克、磷34毫克、钾213毫克、钠18.6毫克、镁20毫克、铁0.3毫克、锌0.27毫克、硒0.55微克、铜0.24毫克。

山药还含有皂苷、黏液质、胆碱、尿囊素、精氨酸、淀粉酶等成分。

中医性味与功效

中医学认为，山药性味甘、平,有健脾、补肺、固肾、益精等功效。《药品化义》说："山药，温补而不骤，缴香而不燥，循循有调肺之动，治肺虚久嗽，何其稳当。因其味甘气香，用之助脾，治脾虚腹泻、怠惰嗜眠、四肢困倦。又取其甘则补阳，以能补中益气、温阳肌肉，为肺脾二脏要药。土旺生金，金盛生水，功用相仍，故六味丸中用之治肾虚腰痛，滑精梦遗、虚怯阳痿，但性缓力微，剂宜倍用。"

张锡纯《衷中参西录》说："山药，色白入肺，味甘归脾，液浓益肾，能滋润血脉，固摄气化，宁咳定嗽，强志育神。性平，可以常服、多服。宜用生者，煮汁饮之。不可炒用，以其含蛋白质甚多，炒之，则其蛋白质焦枯，服之无效。"

医家章次公说:近世治胸痹、胃脘痛、

呕吐清水、吞酸、烦杂等症，一例用辛香开泄，或辛开苦降为治。于是吞酸烦杂之胃病，竟无适当之治法。《临证指南医案》中的脾胃病门，曾以脾胃分治主论。其言曰：太阴湿土，得阳始运，阳明阳土，得阴自安。以脾嗜刚燥，胃嗜阴柔，叶氏此言，予尝叹为卓绝。故予每遇吞酸烦杂，恒和其胃而不运其脾，山药、扁豆、云苓、薏米、粳米、谷芽、甘草均和胃之妙品也。治吞酸烦杂虽不能立时见效，其痛亦必稍杀。

 ## 药理作用

（1）增强机体免疫功能，促进淋巴细胞转化等。

（2）抗氧化作用。怀山药多糖是有效成分。

（3）生山药、清炒、土炒、麸炒四种山药炮制品煎剂对家兔离体肠管节律性活动有明显作用，而4种山药制剂对肠作用差别不很大，但以清炒、生品、土炒略好。

（4）对小鼠脑内单胺递质的合成有一定作用。

（5）降血糖作用。

（6）促进创伤愈合。

（7）对家蚕寿命及生长发育有良好影响，可延长家蚕龄期，且家蚕的身长体重较对照组增加缓慢。食桑量亦减少。

 ## 临床应用

（1）糖尿病。生山药120克，煎服。每日1剂，连食7天以上。上海天厨味精创制人吴蕴初，患糖尿病，延医诊治，注射胰岛素无效。遂有人劝吴改服中药黄芪、山药。吴君曾留学日本，精解化学。乃日服黄芪，而亲验其小便，一星期病如故。吴再易山药服之，日验其尿，自服山药后，尿中糖分逐渐减少。未几，病即霍然而愈。

（2）乳腺炎、乳房肿痛。研生山药外敷。

（3）脚湿气。生山药切片，散布胫前，以布包扎。约1小时许，胫前热痒，湿气可愈。

（4）肺结核低热。或嗽或喘、自汗、心中怔忡及一切阴虚之症状。生山药120克，切片，煮汁频服。或以生山药、生薏米各60克，柿霜饼30克，煮烂，随意服用。

（5）治痰气喘急。山药捣烂半碗，入甘蔗汁半碗，和匀，顿热饮之（《简便单方》）。

（6）子宫脱垂、遗精、脾虚泄泻、消渴。每晨食怀山药120克。

（7）心腹虚胀、不思饮食。怀山药生熟各半，研末，米汤送服。每次6~10克，日服2次。

（8）脾虚泄泻。山药粉200克，加鸡蛋黄3个调匀，煮糊吃。

（9）冻疮、无名肿毒。山药捣烂外敷。

（10）滑精、带下。山药 500 克，蒸熟研泥；羊肉 500 克，去脂膜，煮烂研泥；加粳米 250 克，煮粥吃。

（11）小儿泄泻。山药 90 克、莲肉 90 克、麦芽 60 克、茯苓 30 克，加大米 500 克，研末，加白糖。每次服 30 克，煮成糊状服，可多次服完。

（12）慢性胃炎、功能性消化不良。每日用山药 50~100 克，加在大米中煮粥或煮饭吃，坚持 30 天以上，必有效果。南京艺术学院有位老教授（年近 90 岁）苦于胃痛，食山药胃和。

（13）预防动脉硬化。经常食用山药，供给人体大量的黏液蛋白，这种多糖蛋白质对人体有特殊的保健作用，能预防心血管系统的脂肪沉积，保持血管的弹性，防止动脉粥样硬化的发生。

零余子的药用知识

零余子，即山药藤上所结的籽。功效与山药相似，亦有补益肺肾之效。用治肾虚梦遗、小便频数诸症，用 30 克左右煎食，久服有效。

马铃薯

消炎、解诸药毒，外涂烫火伤

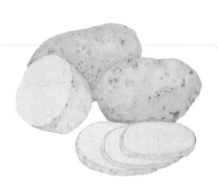

马铃薯为薯蓣类蔬菜烹饪原料，俗称马铃薯，又称山药蛋、洋芋、地蛋、荷兰薯、土芋、土卵等。马铃薯起源于秘鲁和玻利维亚的安第斯山区，为印第安人由野生种驯化而成。最初，马铃薯在南美洲的智利南部沿海栽培，哥伦布发现美洲大陆后才使其陆续传到世界各地。1570年左右，马铃薯传入西班牙，1590年传入英格兰，大约两个世纪后传遍欧洲，并成为欧洲大陆国家的主要经济作物。1621年，马铃薯传入北美洲，17世纪末传入印度和日本。中国在16~19世纪分别由西北和华南多种途径引入马铃薯，1700年台湾省《松溪县志》已有栽培使用马铃薯的记载。在我国东北、西北及西南高山地区马铃薯为粮菜兼用食物，而在华北及江淮流域则多作蔬菜应用。我国马铃薯的主产区为西南山区、西北、内蒙古和东北地区。

 马铃薯的种类

马铃薯大部分栽培种均系通过杂交育种选育而成。按皮色分为白、黄、紫等品种。按肉质的颜色还可分为黄肉种和白肉种。按形状分有圆形、椭圆、长筒和卵形等品种。

 马铃薯的营养

每百克马铃薯含水分79.8克，供热量76千卡，含蛋白质2.0克、脂肪0.2克、糖类17.2克、膳食纤维0.7、维生素A5微克、胡萝卜素30微克、维生素$B_3$1.1毫克、维生素C27毫克、维生素E0.34毫

克、钙 8 毫克、磷 40 毫克、钾 342 毫克、钠 2.7 毫克、镁 23 毫克、铁 0.8 毫克、锌 0.37 毫克、硒 0.78 微克、铜 0.12 毫克、锰 0.14 毫克。

中医性味与功效

中医学认为，马铃薯性味甘、辛、寒，归胃、大肠经，有消炎、解诸药毒功效。赵学敏《本草纲目拾遗》说："土芋功能稀痘，小儿熟食，大解痘毒。"

药理作用

（1）国外营养学家认为，马铃薯堪称完美食物。美国农业研究机构认为，每餐只吃全脂牛奶和马铃薯，可得到人体所需的全部食物元素。

（2）发青出芽的马铃薯、芽和皮肉均含可引起中毒的龙葵素。龙葵素能破坏红细胞，严重中毒时能引起脑充血、水肿，其次为胃肠黏膜发炎及眼结合膜炎。一般在中毒后先觉咽喉烧灼痛，可见恶心、呕吐、腹泻、头痛及发热，甚至抽搐和昏迷。应及时抢救，可用浓茶水或其他药物洗胃及做进一步治疗。

（3）马铃薯含有天然苯二氮䓬类物质，对肝功能障碍者可加重嗜睡和昏迷，故肝功能障碍者不宜服食。

（4）马铃薯是高钾食物，注意避免与保钾利尿药同用，以避免血钾过高。

（5）马铃薯连皮吃有助降血压，马铃薯皮有含丰富的钾和维生素，占整个马铃薯的 80%，连皮吃对高钠引起的高血压有保健治疗作用。

（6）糖尿病患者宜吃蒸熟的凉马铃薯。胰岛素抵抗是发生糖尿病的根本原因，马铃薯富含镁，有助于改善胰岛素抵抗，对控制餐后血糖有益。但由于马铃薯本身容易升高血糖，可用凉吃马铃薯来解决。淀粉分为快消化淀粉、慢消化淀粉和抗性淀粉（难消化淀粉）3 大类，其中抗性淀粉在体内的消化速度最慢，可抵抗酶的分解，在体内缓慢释放葡萄糖，具有较低的胰岛素反应，延缓餐后血糖上升。蒸熟的马铃薯会产生更多的抗性淀粉，故可吃蒸熟的凉马铃薯。

（7）有助于减肥。法国营养学家弗朗西·马尔罗说，马铃薯是一种廉价的减肥良药。低脂，含高质量蛋白质、丰富的碳水化合物、维生素、矿物质。1988 年，法国维勒班市开设了全球第一家马铃薯减肥健美餐厅，现在法国已有 70 多家。

临床应用

（1）药物中毒。生研马铃薯汁水服，有催吐解毒作用。

（2）烫火伤。马铃薯磨汁，涂伤处。

（3）腮腺炎。马铃薯加醋磨汁外涂，干了再搽。

（4）胃及十二指肠壶腹部溃疡，可多吃马铃薯，每天100克，坚持天天吃。

（5）习惯性便秘。马铃薯泥100克，天天吃，不少于10天。

 ## 注意事项

（1）孕妇宜少食马铃薯。首先不吃发芽、变绿和溃烂的马铃薯，因其含龙葵素。据测定，每千克马铃薯嫩芽中龙葵素的含量高达5200毫克，高出马铃薯块中含量的60~65倍。龙葵素的结构与人类的甾体激素，如雄激素、雌激素、孕激素等性激素相似。孕妇若长期多吃含生物碱较高的马铃薯，蓄积体内会产生致畸效应，故应少吃。有的孕妇喜欢吃市场上出售的薯片，尽管其龙葵素含量在高温处理后减少，但含有较高的油脂和盐分，多吃也会诱发高血压，增加风险。

（2）手术前不宜吃马铃薯。美国医学家在马铃薯、番茄和茄子3种蔬菜中找到一种名叫SGAS的物质，这种物质会阻碍患者体内的酵素对麻醉药的分解。如果患者在做手术前食用了马铃薯、番茄和茄子，体内就会留有SGAS物质，手术过程中所用的麻醉药就有可能不被正常分解。这样就会拖延患者苏醒的时间，进而影响到患者的康复速度。

芋艿

消疬散结、益脾胃、调中气、化痰和胃，治颈淋巴结核，防龋齿

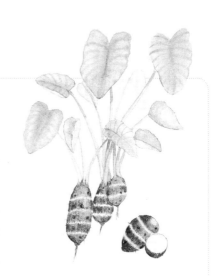

芋艿是薯芋类蔬菜烹饪原料，为天南星科芋属中能形成地下球茎的栽培种，多年生草本植物。芋艿古称蹲鸱，又称芋、芋头、毛芋、芋根等。其主要以地下球茎供食用，其叶柄和花梗也可入馔。

芋艿起源于印度、马来西亚和中国南部等亚热带沼泽地区，伴随原始马来民族的迁移从菲律宾、印度传到澳大利亚、新西兰等地；另一路从印度传入埃及、地中海沿岸地区的欧洲大陆。16世纪芋艿从太平洋岛屿传入美洲。中国为芋的主产区之一，栽培面积占世界首位，主要分布在珠江流域和台湾地区，其次为长江和淮河流域，华北地区也有栽培。

 芋艿的种类

芋艿的地下茎有圆形、椭圆形和圆筒形。茎上具有叶痕环，节上的棕色鳞片毛为叶鞘残迹。节上腋芽能发育出新的球茎，因此从母芋上长出子芋，再长出孙芋、曾孙芋等。芋经长期自然选择和人工驯化，形成了水芋、水果兼用芋和旱芋等不同类型品种，现已有60多种。

中国主要栽培种为叶柄用变种和球茎用变种。

（1）叶柄用变种。叶柄用变种是以涩味淡、质地细嫩的叶柄为产品，球茎不发达，主要品种有广东红柄水芋、四川武隆叶菜芋等。

（2）球茎用变种。球茎用变种以肥硕

球菌为产品，依母芋、子芋发达的程度及子芋着生的习性分为 3 个类型。

①魁芋：母芋大，重量可达 1.5~2 千克，粉质，香味浓，多产于广东、广西、台湾、福建。主要品种有广西的荔浦芋，福建的简芋、竹芋，台湾的面芋、糯米芋、槟榔芋，四川宜宾的串根芋等。

②多子芋：产量及品质均优于母芋，一般为黏质，多产于长江流域。又可分为水芋、旱芋、水旱芋 3 种。水芋如宜昌的白荷芋、红荷芋；旱芋如上海的白梗芋，广州白芽芋；水旱芋如长沙白荷芋、乌荷芋等。

③多头芋：球茎分蘖丛生，母芋、子芋、孙芋无明显差别，互相密接重叠成整块，质地介于粉质和黏质之间。主要品种有广东九面芋、江西新余狗头、四川莲花，一般多为旱芋。

 芋芳的营养

每百克芋芳含水分 78.6 克，供热量 79 千卡，含蛋白质 2.2 克、脂肪 0.2 克、糖类 18.1 克、膳食纤维 1.0 克、维生素 A27 微克、胡萝卜素 160 微克、维生素 $B_3$0.7 毫克、维生素 C6 毫克、维生素 E0.45 毫克、钙 36 毫克、磷 55 毫克、钾

37.8 毫克、钠 33.1 毫克、镁 23 毫克、铁 1.0 毫克、锌 0.49 毫克、硒 1.45 微克、铜 0.37 毫克、锰 0.30 毫克，以及铬、氟等。

芋芳所含氨基酸包括丝氨酸、天门冬氨酸、丙氨酸、精氨酸、谷氨酸、缬氨酸、赖氨酸、苏氨酸、甘氨酸、亮氨酸、脯氨酸、异亮氨酸、胱氨酸、酪氨酸、苯丙氨酸、蛋氨酸、组氨酸等。芋芳另含多糖（12%），豆甾醇、苔甾醇、β-谷甾醇，胡萝卜苷等。

 中医性味与功效

中医学认为，芋芳性味甘、辛，归肠胃经，有溃疡散结、益脾胃、调中气、化痰和胃功效。王士雄《随息居饮食谱》说："生嚼治绞肠痧，捣涂痈疡初起，丸服散瘰疬。"《岭南采药录》说："以此煮粥，研末和粥食之，能治小儿连珠病及虚病，大人亦合，并可免一切疥疮。"《中国药植图鉴》说："调以胡麻油，敷治火伤、开水烫伤；用芋片不断擦洗疣部，可除去。"

 药理作用

（1）芋芳含较多淀粉和黏液皂素，质地较马铃薯细软，无龙葵素，容易消化，适合胃弱、肠道病、结核病及患者恢复期

使用，还可解毒醒酒。

（2）含较多的氟，对预防龋齿有益。

（3）含铬对胰腺功能有良好作用，亦适宜糖尿病患者食用。

烂，敷患处。

（8）筋骨痛、无名肿毒、蛇头指、蛇虫伤。芋头磨麻油搽，未破者用醋磨涂患处。

 ## 临床应用

（1）治瘰疬不论已溃、未溃。可服芋艿丸。芋艿丸做法：将芋艿研成细粉，泛时将粉烘热，用生姜20%和水泛丸，做成绿豆大小。每服9克，以陈海蜇皮、荸荠煎汤送下。

（2）痢疾。芋艿25克，水煎服。白痢兑白汤，红痢兑红汤。每日1剂，服5日以上。

（3）胃痛。嫩芋艿切薄片，拌白糖。早晚佐饭，常服有效。

（4）慢性肾炎。芋艿1千克，红糖、玉米须各250克，烘干打粉。每次服50克，温水冲服，日服3次。

（5）鸡眼、疣子。生芋艿切片，摩擦患处。每次搽10分钟，每日搽3次。若搽及健康皮肤而引起皮炎时，以生姜汁轻搽洗。

（6）烫火伤、头上软疖。新鲜芋头捣烂外敷。

（7）牛皮癣。大芋头、生大蒜，共捣

 ## 注意事项

寇宗奭《本草衍义》说："多食滞气困脾。"王士雄《随息居饮食谱》说："消渴宜餐，胀满勿食。"消渴包含现代的糖尿病，胀满包含慢性胃炎、功能性消化不良等病症。

芋艿其他部分的药用知识

芋叶

芋叶亦名芋荷、芋苗。

中医学认为其性味辛凉，有止泻、敛汗、消肿毒功效。

①用治泄泻、自汗、盗汗、痈疽肿毒：黄宫绣《本草求真》载"治痘疮溃烂成疮"，《民间常用草药汇编》载"利水和脾，消肿"。

②治黄水疮：芋苗晒干，烧存性，研搽（《青囊杂纂》）。治蜂螫、蜘蛛咬伤，芋叶捣烂，敷患处（《湖南药物志》）。李时珍曾记述，处士刘阳，隐居王屋山，见一蜘蛛，为蜂所咬，坠地，腹膨胀欲裂。

徐行入草，咬芋梗，以伤处摩搓芋梗，腹消。由此始，用芋治蜂咬，常收效。

芋梗

芋梗即芋茎，性味同芋叶。《民间常用草药汇编》说："利水、和脾，消肿。"《湖南药物志》说："治腹泻、痢疾，芋茎（叶柄）、陈萝卜根、大蒜，水煎服。"《湖南药物志》记："治筋骨痛、无名肿毒、蛇头指、蛇虫伤，芋茎捣烂，敷患处。"

芋花

芋花性平，味麻，有毒。《生草药性备要》说："治隔食，妙用。"《民间常用草药汇编》说："治胃气痛，除湿。"《四川中药志》说："治内外痔疮，吐血及小儿脱肛。"《江西草药手册》说："吐血者，芋头花15~30克，炖腊肉或猪肉服。""治子宫脱垂、小儿脱肛、痔核脱出，鲜芋头花3小朵，炖腊肉服。"《四川中药志》说："治鹤膝风，芋头花、生姜、葱子、灰面，共捣烂，酒炒，包患处。"

豆薯

生津止渴，治慢性酒精中毒

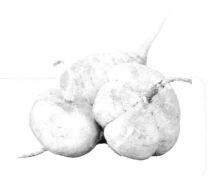

豆薯为豆科植物豆薯的块根，又名地瓜、土瓜、凉瓜、凉薯、葛瓜、葛薯、土萝卜、草瓜茹、沙葛、地萝卜等。

 豆薯的营养

豆薯含水分充足，每百克豆薯含蛋白质 0.56 克、脂肪 0.18 克、糖类 8.2 克。豆薯叶含豆薯苷。

 中医性味与功效

中医学认为，豆薯性味、甘，凉，有生津止渴功效。《陆川本草》说："生津止渴，治热病口渴。"《四川中草药》说："止口渴，解酒毒。"

 临床应用

（1）暑热、热病烦渴。生啖或食豆薯。

（2）慢性酒精中毒。豆薯拌白糖服（《四川中药志》）。

豆薯其他部分的药用知识

豆薯子

豆薯子是豆薯的种子，又称地萝卜子。

豆薯子的营养：含有毒鱼和杀虫成分。这类成分中有统称类鱼藤酮的异黄酮衍生物鱼藤酮、豆薯酮、12α－羟基豆薯酮、去甲氧基豆薯酮、12α－羟基去甲氧基豆薯酮、地瓜酮等。另含苯基吡喃香豆精类化合物豆薯内酯及地瓜内酯。新收种子每百克含水分8.11克、蛋白质39.5克、脂肪25.81克、糖类22.26克、矿物质4.32克。

药理作用：①《中国药植图鉴》记述："有毒。"忌内服。

②《贵州民间方药集》记："治疥癣，痈肿。"

③种子及叶中所含的豆薯苷有毒，豆薯苷作用于鱼藤酮（毒鱼及杀昆虫）相近；对中枢神经系统，特别是呼吸中枢有毒害作用，大剂量并能直接作用于心脏而使脉搏变慢。

豆薯子，民间多用于杀虫，但因误食而中毒亦见报道。3例小儿患者于食豆薯子后2~8小时发病，均出现呕吐、全身软弱无力及神志昏迷，有的并伴见小便失禁、呼吸困难、体温下降或呈明显休克状态；1例成人患者，除恶心呕吐外，又诉口干及四肢发麻。经对症治疗及输液抢救后，均恢复。但1例小儿神志清醒后，仍说话不流利，不能独立行走[《中华儿科》，1964，13（4）：312.《中华内科杂志》，1965，13（9）：838.]。

生姜

解表散寒、温中止呕、健胃止咳，抗菌，保肝利胆，解毒镇痛，抗凝

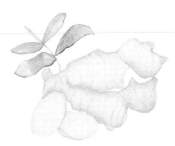

生姜属姜科姜属多年生宿根草本植物。姜能疆御百邪，故而得名。初嫩者其尖紫，名曰紫姜或作子姜；宿根谓之母姜。生姜古称薑，又称黄姜、嫩姜。以其肉质根茎供食。生姜原产于中国和东南亚等热带地区，后相继传入地中海地区和日本、英格兰及美洲，现广泛栽培于世界温带、亚热带各地区。中国南方自古就栽培生姜，《论语》《礼记》等古籍均有记载。明代传入北方，现除东北、西北寒冷地区外，中南部各省均有栽培。

 ## 生姜的种类

按植株形态和生长习性可分为两类。

（1）疏苗型。植株高大粗壮，分枝少，根茎节少而稀，姜块肥大，多单层排列。主要品种有山东莱芜大姜，广东疏轮大肉姜等。

（2）密苗型。根茎节多而密，姜块多数，双层或多层排列。主要品种有山东莱芜片姜、安徽铜陵白姜、广东密轮细肉姜等。

 ## 食用方法

生姜与葱、蒜、辣椒并称"四辣"。老姜质地老而有渣，味较辣，多用于矫味、调味；嫩姜又称为芽姜、子姜、紫姜，质地脆嫩无渣，辣味较轻，多用作菜肴配料，或作腌酱原料。嫩姜做配料，常切成片丝，如姜丝肉、烫干丝等。嫩姜可腌、酱、渍、糟、泡制，如扬州酱姜脆嫩香辣就别有风味。

小贴士

保存鲜姜的适宜温度

鲜姜前期保持 18℃，后期保持 12~13℃，相对空气湿度 95%，有利于储存。

鲜姜的营养

每百克鲜姜含水分 87.0 克，供热量 41 千卡，含蛋白质 1.3 克、脂肪 0.6 克、糖类 10.3 克、膳食纤维 2.7 克、维生素 A28 微克、胡萝卜素 170 微克、维生素 $_3$0.8 毫克、维生素 C4 毫克、钙 2.7 毫克、磷 25 毫克、钾 29.5 毫克、钠 14.9 毫克、镁 44 毫克、铁 1.4 毫克、锌 0.34 毫克、硒 0.56 微克、铜 0.14 毫克、锰 3.2 毫克。

生姜还含有挥发油、姜辣素及树脂、淀粉等成分。其挥发油中含姜醇、姜烯、樟烯、水芹烯、龙脑、枸橼醛及桉油醚等。姜辣素为黄色油状液体，具有辛辣味，是结晶性姜酮及油状液体姜烯酮的混合物。

中医性味与功效

中医学认为，姜性味辛、温，归脾、胃、肺经，有解表散寒、温中止呕、散寒止咳、健脾功效，解半夏、天南星毒。《药性本草》说："去水气满，疗咳嗽时疾。和半

夏，主心下急痛。和杏仁作煎，下急痛气实，心胸拥隔，冷热气，捣汁和蜜服，治中热呕逆，不能下食。"《本草从新》说："行阳分而祛寒发表，宣肺气而解郁调中，畅胃口而开痰下食。"《本草经疏注》说："生姜所禀，与干姜性气无殊，消痰、止呕、出汗、散风、祛寒、疏肝、导滞，则功优于干者。"李时珍《本草纲目》说："姜，辛而不荤，去邪辟恶，生啖，熟食、醋、酱、糟、盐、蜜煎调和，无不宜之，可蔬可茹，可果可药，其利薄矣。凡早行、山行宜含一块，不犯雾露清湿之气，及山岚不正之邪。"

生姜生用主发散，熟用则温中。俗话说"上床萝卜下床姜"，指姜能开胃，萝卜能消食。张仲景用姜，主治呕吐。"早吃三片姜，赛过喝参汤"说的也是此意。

药理作用

（1）姜所含的挥发油，能增强和加速血液循环，刺激胃液分泌，兴奋肠道，促进消化，有健胃作用。

（2）姜可降低心脏病和脑卒中的患病率。

（3）姜对心脏有兴奋作用，治疗心动过缓。美国用姜制作血液稀释药可以防止血液凝固，有抗血小板聚集作用。

（4）英国科学家报道，手术前给患者服用姜末，可以防止患者手术期间呕吐。

（5）姜酚有较强的利胆作用，而姜汁又能抑制癌细胞。

（6）德国科学家报道，姜辛辣成分抗氧化作用比维生素 E 更为有效。

（7）姜能抑制葡萄球菌，在试管内有杀灭阴道滴虫的作用。体外试验水浸剂对堇色毛癣菌有抑制作用。生姜提取物抑制金黄色葡萄球菌和伤寒、痢疾杆菌。

（8）用于治疗骨关节炎，有镇痛消肿作用。姜有缓解骨关节炎及风湿病的疼痛。丹麦奥丹科学家认为，姜有抑制造成关节痛楚的酵素的作用。美国医生采用姜食疗法治疗关节炎，认为姜食疗法比传统的镇痛药优胜之处是姜无副作用，也不致使病人肠胃产生不适。

（9）抗消化性溃疡、止吐，促进胃液分泌，抑制亚硝酸胺的合成。

（10）生姜使胃蛋白酶作用减弱，脂肪分解酶的作用增强，对胰酶有显著抑制作用。

（11）生姜酚和姜烯酮对肠道平滑肌有松弛作用。

（12）有抗 5-羟色胺（5-HT）作用。

（13）有解热、镇痛、消炎、镇静、催眠、抗惊厥作用。

（14）兴奋血管运动中枢和呼吸中枢。

小贴士

识别有毒生姜

用"神农丹"（主要成分为涕灭威）种植的生姜含有金属硫化物，长期食用会造成慢性中毒。有4个鉴别毒生姜的方法：①闻：涕灭威具有硫黄味，因而用过此农药的生姜有清淡的硫黄味或其他异味。②尝：掰下一小块生姜用口尝一尝，如果使用硫黄熏的，姜的辛辣味很淡或有异味。③看：正常生姜的颜色发暗，较干。"硫黄姜"较为水嫩，呈浅黄色，用手搓一下，姜很容易剥落。④放：一般的生姜保质期比较久，而"毒生姜"暴露在空气中后，过几天就会变质发霉。

 临床应用

（1）风寒感冒、恶寒、发热。在淋雨、冒雪、涉水之后，以姜汤加红糖，水煎后，热服常可得汗而解。也可用此来预防感冒。

（2）风寒痰嗽。《本草衍义》载方，以烧姜 1 块常含口内即可。若配加陈皮，可加强温肺散寒止咳作用。

（3）治中鱼蟹毒，半夏、天南星毒。中鱼蟹毒后，腹泻呕吐，可单用生姜煎服；煮食鱼蟹时，稍加几片生姜，便有解毒作用。误服多量半夏、天南星，觉喉舌麻痹者，也可饮服生姜汤。

（4）老年性慢性支气管炎遇冬即见咳

嗽气喘加重。可自制姜枣服用。方法：伏天取黑枣数斤，放入姜汁（或浓煎的生姜液也可）内，在烈日下晒拌。晒干至硬，存入玻璃瓶内密封。到冬至起，日日食之，可减轻冬天咳嗽发作。观察10多例，均有效，坚持3~4年后可以预防咳喘发作。

（5）治冷痰嗽。《本草汇言》记：生姜100克、饴糖50克、水3碗，煎至半碗温和徐徐饮。

（6）治劳嗽。《经验广集》记五汁膏：蜂蜜、姜汁各四两，白萝卜汁、梨汁、人乳各一碗，共熬成膏。早晚滚汤服数匙。无人乳可改用牛乳。

（7）胃、十二指肠壶腹部溃疡。鲜生姜50克洗净切碎，加水300毫升，煎30分钟。每剂服2天，每天服3次。据数十例观察，对改善症状有较好的效果。服药后疼痛减轻或消失，反酸、饥饿感好转，大便转通畅，黑便消失。本法坚持用一段时间，或每日用，1~2周，可避免复发。

（8）急性菌痢。用鲜生姜75克，红糖50克，共研成糊状。每日1剂，分3次服，7天为1疗程。

 注意事项

（1）由于生姜辛温，食久易积热患目

疾。有痔疮者亦易发作，患有痈疮肿毒者亦容易加剧，故宜忌用。孙思邈曾指出，八九月多食姜，至春多患眼（疾）。

（2）霉生姜中含有一种毒性很强的黄樟素，它能使肝细胞变性，可诱发肝癌和食道癌。若有肝病者更不宜食。

生姜相关制品的药用知识

生姜皮

生姜皮性味辛、凉，有"留姜皮则凉，去皮则热"之说。姜皮利尿消肿，可与冬瓜皮、玉米须、车前草配伍。

煨姜

煨姜以原只鲜姜洗净，用草纸包裹，在清水中浸湿后，放火中煨，待草纸焦黑，姜熟即可，也可直接放火中烤熟药用，有和中止呕功效，用治脾胃不和、胃寒呕吐。

姜酒

姜酒是以姜块切片放酒中炮制，或以姜汁和曲酿制成。姜酒性味辛、温，有活血祛风、温中止呕功效。心腹冷痛、卒中者均可饮服。但遏肺热燥咳、胃热呕吐、阴虚有热者则均不宜服用。

干姜

温中祛寒、回阳救逆、温肺化饮、温经止血、温暖脾胃

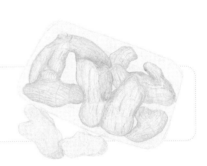

干姜是姜科植物姜的干燥根茎。又名白姜、均姜、干生姜。

中医性味与功效

中医学认为，干姜性味辛、热，有温中祛寒、回阳救逆、温肺化饮、温经止血、温暖脾胃功效。张元素《珍珠囊》说："干姜其用有四：通心助阳一也，去脏腑沉寒痼冷二也，发诸经之寒气三也，治感寒腹痛四也。"

生姜长于解表，干姜长于温中，泡姜长于止血。前人有"生姜走而不守，干姜能走能守，炮姜守而不走"之说，煨姜由生姜煨熟而成，比生姜则不散，比干姜则不燥，其性与炮姜略同，而力稍弱，专主温中，治胃腹冷痛。

药理作用

干姜含辛辣素和姜油（其中含有姜烯、

水芹烯、莰烯、姜烯酮、姜辣素、姜酮、龙脑、姜醇、柠檬醛等）、淀粉、树脂等。实验研究表明，能反射性兴奋血管运动中枢和交感神经可使血压升高。

临床应用

（1）治疗脾胃虚寒、吐泻、胸腹冷痛诸症。如《备急千金要方》中治中寒水泻。《外台秘要》治心气卒痛，均以干姜为末，米饮调服。一般用干姜10克研末，热粥汤调服，每日2次。

（2）阳虚欲脱、阴寒内盛、四肢厥冷、脉微欲绝。干姜10克，配制附片15克，水煎顿服，中医有"附子无姜不温"之说。

注意事项

由于干姜辛热，缪希雍《本草经疏》中说："久服损阴伤目。阴虚内热，阴虚咳嗽吐血，表虚有热汗出，自汗盗汗，脏毒下血，因热呕恶，火热腹痛，法并忌之。"

孕妇亦宜慎用。

炮姜的药用知识

炮姜是以干姜炒至外表已黑，内里老黄色，即成。

中医性味与功效：炮姜性味辛、苦，大热，有温中止泻、止血功效。炮姜辛散之力已减，温守之力增强。也有人认为，血虚则发热，热则血妄行。炮姜能引诸血药入阴分，血得补，则阴生而热退，血循脉流。

缪希雍《本草经疏》说："炮姜，辛可散邪理结，温可除寒通气，故主胸满咳逆上气，温中出汗，逐风湿痹，下痢因于寒冷，止腹痛。"《医学入门》说："炮姜，温脾胃，治里寒水泄、下痢肠澼、久疟、霍乱、心腹冷痛胀满、止鼻衄、唾血、血痢、崩漏。"

临床应用：临床常用治妇女虚寒性月经过多，多做配伍用药。

洋生姜
清热解毒、利尿消肿

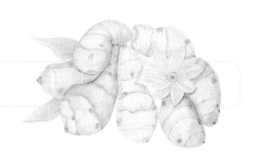

洋生姜是菊科向日葵属植物菊芋的根茎。

 洋生姜的营养

每百克洋生姜含水分 80.8 克，供热量 56 千卡，含蛋白质 2.4 克、糖类 15.8 克、膳食纤维 4.3 克、维生素 B_3 1.4 毫克、维生素 C 5 微克、维生素 E 0.88 毫克、钙 23 毫克、磷 27 毫克、钾 458 毫克、钠 11.5 毫克、镁 24.0 毫克、铁 7.2 毫克、锌 0.24 毫克、硒 1.31 微克、铜 0.19 毫克、锰 0.21 毫克。

 中医性味与功效

中医学认为，洋生姜性味甘、平功效清热解毒、利尿消肿。

 临床应用

（1）消渴、糖尿病。洋生姜 15~30 克，山药 50 克，水煎服。

（2）水肿。洋生姜（连姜皮）、冬瓜皮各 30 克，水煎。频饮代茶。

（3）流行性腮腺炎。以洋生姜的鲜嫩叶，加少量食盐，捣烂后外敷患部。或者用洋生姜直接捣烂外敷。

萝卜

降气、祛痰、消食、行滞、止血，治煤气中毒、功能性消化不良，预防胆石症

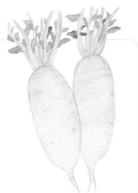

　　《诗经·国风·邶风·谷风》有"采葑采菲，无以下体"诗句。其中"葑"指蔓菁，"菲"则指萝卜。郭沫若在《奴隶制时代·蜥蜴的残梦》中的看法："我觉得解'庐'为芦菔，恐怕还是要妥当一些。"若郭先生说得正确的话，我国在周代已经用萝卜做腌菜了。

　　北魏贾思勰的《齐民要术》已经有"种菘萝卜法"和"菘根萝卜菹法"。唐代《食疗本草》中也有"萝卜"之称。《广韵》上说"秦人名萝卜"。后蜀成书的《蜀本草》也说："莱菔，俗名萝卜。"由此可见，萝卜为外来语的译音和"中国是萝卜的第二起源中心"的说法都未必正确。欧洲温暖的海岸地带可以生萝卜，亚洲温暖的海岸地带同样可生萝卜，所以把欧洲称为萝卜的"第一"起源中心，而中国是萝卜的"第二"起源中心，根据不足。我赞成多中心说，我国是萝卜的起源中心之一，是我们最早栽培的蔬菜之一。在我国，北至黑龙江畔，南至西沙群岛，西至喜马拉雅山（上限在 4760 米处）都有萝卜生长。中国人有点儿离不开萝卜。

　　我们对萝卜的异名之众、品种之多，和对它的营养、功效了解之深，世属罕见。萝卜常见的名称有土瓜（《尔雅注》），莱菔、紫菘（《新修本草》），菔（《唐韵》），紫花菘（《本草纲目》），萝菔、楚菘、秦菘（《图经本草》），荠根（《说文解字》），罗服（《潜夫论》），萝卜（《汉书》晋灼注），突子（《癸辛杂识》），萝白（《广州植物志》），还有莱菔、春莲花、满阳花、芦菔等称呼。《王祯农书》曰："北人芦葍，一种四名：春日破地锥，夏日更生，秋日芦葍，冬日土酥，谓其洁白如酥也。"还有人认为，本品在上古谓之芦菔，中古转称莱菔，后世遂讹为萝卜俗名。

萝卜的种类

萝卜品种之多冠于蔬菜,按季节分有春萝卜、冬萝卜、四季萝卜等。按用途可分为菜用、果用、腌制用等。还有按形状、按产地、按色泽分的。《北京主要蔬菜品种介绍》中,光萝卜就列举了 23 种,而地方名种则更多了,如北京心里美、天津沙窝青萝卜、安徽枞阳大萝卜、广州耙齿萝卜、广东新会甜水萝卜、江西南昌涂州萝卜、山东潍县高脚青萝卜、南京杨花萝卜、湖南益阳黄泥萝卜、浏阳砂罐萝卜、青岛大青皮、浙江萧山青头鸭蛋、镇江埋头白、广东台山潮境萝卜……天津有种紫水萝卜,皮肉全部深紫色,由于"紫水"二字声母与"子孙"一样,便有了"宜男"象征,带上了"多福多寿多男子"的吉祥意味。萝卜常被选作立春日"咬春"的食物。苏北里下河一带有种蓝萝卜,个头不大,都是扁形,仿佛用蓝靛染过一样,20 世纪 60 年代初,我在那里防病治病,吃过这种萝卜,食后连手指口齿都呈蓝色。当时,我就想用它来做染料肯定不错,但不知会不会褪色。

萝卜的营养

每百克萝卜含有水分 93.4 克,供热量 21 千卡,含蛋白质 0.9 克、脂肪 0.1 克、糖类 5.0 克、膳食纤维 1 克、维生素 A3 微克、胡萝卜 20 微克、维生素 C21 毫克、钙 36 毫克、磷 26 毫克、钾 173 毫克、钠 61.8 毫克、镁 16 毫克、硒 0.61 微克。

萝卜水分充分,又不含草酸。另外,萝卜还含有香豆酸、咖啡酸、阿魏酸、苯丙酮酸、龙胆酸、羟基苯甲酸和莱菔苷。

中医性味与功效

中医学认为,萝卜性味辛甘、凉,有降气、祛痰、消食、行滞、止血等功效。吴瑞《日用本草》记:"宽胸膈,利小便。熟食之,化痰消谷;生啖之,止渴宽中。"王士雄《随息居饮食谱》述:"治咳嗽失音,咽喉诸病;解煤毒、茄子毒。熟者下气和中,补脾运食,生津液,御风寒,巳带浊,泽胎养血。"萧炳《四声本草》曰:"凡人饮食过度,生嚼咽之便消,亦主肺咳吐血。"

民间有这样的说法:"常吃萝卜常喝茶,不用把大夫请来家","秋天萝卜收,大夫袖了手","萝卜上场,大夫还乡;萝卜进城,药铺关门","萝卜上了街,药铺取招牌"等。这些谚语都说明了萝卜还有防治疾病的作用。

临床应用

（1）慢性支气管炎、咳嗽、咳痰、气喘。用生萝卜捣汁，加白糖少量，每次饮10毫升，日饮3次；或以经霜萝卜，水煎代茶饮，连用5~7天，可减轻症状。若热咳、咳黄稠痰，可用萝卜汁、荸荠汁各50毫升，炖后温服。凡风寒咳嗽者，将萝卜挖洞，加入蜂蜜，置火上烧热，温食；也可以用萝卜汁1杯，饴糖10克，炖温服。萝卜提取物有抗革兰阳性细菌、真菌、病毒等作用。

（2）矽肺。新鲜萝卜汁、茅根汁各50毫升，混合代茶饮服；或用鲜萝卜、鲜荸荠，每天吃，吃量自行调整，以胃舒服为度。宜坚持半年以上，改善症状，肺部病灶好转。

（3）肺结核咯血。白萝卜500克，加水300毫升，煎至100毫升，除去萝卜渣（另用，可加麻油调食），加蜂蜜10毫升，调服。每日服3次，每次30毫升，服5天以上，血止可继续服。

（4）慢性胃炎、功能性消化不良、腹胀、嗳气。萝卜250克，水煎，每次服100毫升，矢气增多，腹胀消失，食积消除，一般服1~2次即可。对结核性、粘连性、不全性肠梗阻，也可用本法治疗，促进肠道蠕动，排出肠道积气和积滞，减轻腹胀、腹痛。

（5）胆石症。萝卜汁可防止胆石的形成，可用于防治胆石症。每次饮萝卜汁25毫升，日服2~3次。坚持服一段时也可配合药物治疗，不少于30天。

（6）煤气中毒。以生萝卜汁频频饮服，并及时送医院治疗。

（7）月经过多、血崩。用生萝卜1500~2000克，洗净、切细，榨汁250~300毫升，加白糖30克，为1次量，早、晚各服1次。对任何原因所致的血崩，在一次服萝卜汁后30分钟，出血即可见减少。

（8）高尿酸血症、痛风。萝卜含有丰富的活性酶，生食可有效促进嘌呤的代谢。而萝卜所含的钾、磷、钙、铁、维生素K等营养素有助碱化血液、利尿、溶石，亦适用于痛风引起的尿路及肾结石。

（9）抗病毒感染。萝卜的提取物有抗病毒（包括流感病毒）感染作用。研究表明，"心里美"萝卜抑制病毒能力最强，白萝卜次之。正常人体细胞中有一种干扰素基因，在诱生剂的刺激下，能产生干扰素来抵抗病毒的细胞，而生萝卜就是一种良好的干扰素诱生剂。但是，萝卜经过高温蒸煮后，会失去其诱生干扰素的作用，所以洗净后生吃最好，凉拌亦佳。

（10）抗癌。实验表明，萝卜的提取

物能激活自然杀伤细胞的活性，从而抑制恶性肿瘤的生长，尤其对人体的食管癌、胃癌、宫颈癌的抑制作用效果明显。

（11）糖尿病。将新鲜萝卜（红皮者为佳）洗净，捣烂取汁，不加热，不加佐料。每天早、晚各服 100 毫升，15 天为 1 个疗程，一般 10 天即有疗效，可连续服用 6 个疗程。对缓解各期糖尿病症状、降低血糖均有作用。若使用萝卜汁配合中药治疗，中药的有效疗程可缩短 1/3 左右。

（12）偏头痛。可用萝卜汁应急，以生萝卜汁滴鼻，左侧痛滴右鼻孔，右侧痛滴左鼻孔。同时及时去医院查清偏头痛原因，做相应治疗。

（13）滴虫性阴道炎。据《中华妇科杂志》报道，治滴虫性阴道炎，先以醋酸冲洗阴道，后用萝卜汁搽洗及堵塞阴道。10 次治疗的治愈率达 95%。

注意事项

（1）萝卜被人体摄入后，会产生一种叫硫氰酸盐的物质，并很快代谢成另一种物质——硫氰酸。如果在吃萝卜同时，人体又摄入含大量植物色素的橘子、梨子、苹果、葡萄等水果，那么水果中的类黄酮物质在肠道中被细菌分解后，即可转化为

羟苯甲酸及阿魏酸。它们可以加强摄入萝卜后产生的硫氰酸对甲状腺的抑制作用，从而诱发或导致甲状腺肿大，引起甲状腺功能紊乱。因此，在吃萝卜之后不宜马上吃含植物色素及黄酮物质多的水果。

（2）张璐《本经逢原》认为："脾胃虚寒，食不化者不食。"因其性凉。

萝卜其他部分的药用知识

萝卜籽

萝卜籽含脂肪油、挥发油。脂肪油中含多量芥酸、亚油酸、亚麻酸及芥子酸甘油酯等；挥发油内有甲硫醇等。

①抗菌作用：萝卜籽含有抗菌物质莱菔素。莱菔素在 1 毫克 / 毫升浓度，对葡萄球菌和大肠埃希菌即有显著抑制作用；另对链球菌、化脓球菌、肺炎球菌等亦有抑菌作用。萝卜籽水浸液（1∶3）在试管内对同心性毛癣菌等 6 种皮肤真菌有不同程度抑制作用。另外，萝卜籽通过兴奋垂体 - 肾上腺皮质系统功能而实现抗炎作用。

②增强肠胃功能：生、炒、炙萝卜籽 3 种制剂均能使离体兔肠收缩幅度增高，能对抗肾上腺素对肠管的抑制作用；浓度增加时能使胃幽门部环行肌紧张性和收缩

性增高。3种制剂对小鼠胃排空有抑制作用，炒品制剂对小鼠小肠有明显推进作用。

③降低血压，减少心脏搏动指数的作用。

④解毒作用。莱菔子素于体外与细菌外毒素结合，有明显解毒作用。

中医性味与功效：萝卜籽的中药名为莱菔子。莱菔子性味辛、甘、平，归肺、脾、胃经。莱菔子主要功能在于利气，利气能消化食物，利气能祛痰止喘，利气能祛瘀止痛。凡胸脘胀闷、不思饮食、嗳气吞酸、恶心呕吐用之有效。治痰方面，朱丹溪认为莱菔子有推墙倒壁之功。李时珍说，莱菔子生能升，熟能降。升则吐风痰、散风寒；降则定痰喘咳嗽。行气祛瘀，则来自气为血帅，气行则血行，气利则瘀祛痛止。莱

菔子还能下气定喘、消食化痰，可用治咳嗽痰喘，食积气滞，胸闷腹胀、下痢后重。

我的经验方《通脐汤》中莱菔子就是六味药中的重要一味。由于其利气力强，故凡气虚者不用，或减量使用。《本草从新》曾说，虚弱都服之，气喘难布息。故只能在存在气滞，或气虚（佐以补气药）气滞的情况下应用。

萝卜叶

萝卜叶性味辛、苦，平，有消食、理气功效。用治胸膈痞满作呃、食滞不消、泻痢、喉痛、妇女乳肿乳汁不能等病症。可取新鲜萝卜叶，捣取鲜汁服。每次200~250毫升，日服2~3次。也可鲜叶捣烂后外敷乳肿。

蔓菁

开胃下气、利湿解毒，外治乳腺炎、疔疮肿毒

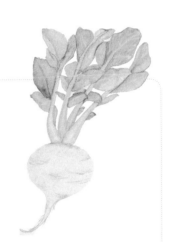

　　蔓菁为十字花科芸薹属芸苔种芜菁亚种中能形成肉质根的三年生草本植物。《名医别录》称之芜菁，《诗经》谓之葑，又名蘴芜、薞、大芥、葑苁、九英蔓菁、大头菜、狗头芥、圆根、盘菜、诸葛菜等。

　　蔓菁原产地中海、欧洲北部和我国。我国居民食用蔓菁历史悠久。据文字记载，周代便已经广泛采集、利用了。《诗经·邶风·谷风》中说："采葑采菲，无以下体；德音莫违，及尔同死。"意思是说：采蔓菁，采萝卜，不要因为它们的块根不好，连叶子也不要了；夫妇因礼义而结合，即使妻子不漂亮了也要白头到老。

　　在我国古代植物分类上，蔓菁和芦菔常常被混为一谈，人们认为南方者为芦菔，北方者则为蔓菁。其实，这是不正确的。李时珍《本草纲目》说："按二物根、叶、花、子都别非一类也。蔓菁是芥属，根长而白，其味辛苦而涩，茎粗叶大而厚阔；夏初起苔，开黄花，四出如芥，结角亦如芥；其子均圆，似芥子而紫赤色。芦菔是菘属，根圆，亦有长者有红白二色，其味辛甘，叶不甚大而糙，亦有花叶者；夏初起苔，开淡紫花；结角如虫状，腹大尾尖；子似胡卢巴，不均不圆，黄赤色，如此分之，自明白矣。"

小贴士

蔓菁为何又称诸葛菜

据唐代韦绚的《刘宾客嘉话录》说："诸葛亮所止，令兵士独种蔓菁，取其才出甲可生啖，一也；叶舒可煮食，二也；久居则随以滋长，三也；弃不令惜，四也；回则易寻而采，五也；冬有根，可劚而食，六也。比诸蔬其利不亦博矣。三蜀之人，今呼蔓菁为诸葛菜，江陵亦然。"

食用方法

民间食用蔓菁，多把它腌制成咸菜（即腌成咸大头菜）。王士雄《随息居饮食谱》介绍：蔓菁"腌食咸甘，下气开胃，析醒（即'解酒'）消食。荤素皆宜，肥嫩者胜，诸病无忌。"至今，东北仍有"咸蔓菁"，襄樊的腌大头菜也颇负盛誉。

蔓菁生食，一般是于春夏和初秋采摘其嫩茎叶，开水烫后，漂去苦水，即可素炒食。也可和肉等配菜，民谚有"蔓菁烧肉骨里肥"之说。从陆游的"地炉相对煮芜菁"，"自吹小灶煮芜菁"可见，说明还有煮法。《西厢记》中红娘有段唱词："淘下陈仓米数升，煠下七八碗软蔓菁。""煠"就是"炸"，故烹调蔓菁又有"炸"法。由杜甫诗"冬菁饭之半"可见蔓菁又可代粮，故蔓菁也是一味"四时菜"、粮菜。

蔓菁的营养

每百克蔓菁含水分 90.05 克、蛋白质 1.4 克、脂肪 0.1 克、糖类 6.3 克、供热量 32 千卡、膳食纤维 0.9 克、钙 41.0 毫克、磷 31.0 毫克、铁 0.5 毫克、维生素 C35 毫克。

蔓菁还含少量维生素 B_1、维生素 B_2、维生素 B_3。

中医性味与功效

中医学认为，蔓菁性味苦、辛、甘，平，归胃、肝、肾经，有开胃下气、利湿解毒功效。《备急千金要方·食治》说："主消风热毒肿。"《食疗本草》说："下气，治黄疸，利小便。"《饮膳正要》说："温中益气，去心腹冷痛。"《医林纂要》说："利水解热，下气宽中，功用略同萝卜。"《伤寒类要》说："立春后遇庚子日，温蔓菁汁，合家大小并服之，不限多少，一年可免时疾。"

临床应用

（1）乳腺炎。蔓菁根叶洗净，加盐适量，捣烂如泥。敷患处，热即换，3~5次即可见效。冬天无叶可用根，切须避风。

（2）疔疮热毒。蔓菁根捣汁，鸡蛋清调涂患处。

（3）鼻衄。蔓菁适量，洗净，捣汁饮；其渣塞鼻。

（4）黄疸、小便赤少。蔓菁50~100克，捣汁饮。日饮2~3次。

（5）咳嗽、气喘。蔓菁100克，捣汁饮。或煮熟后加以调味食用。

（6）狂犬咬人。用蔓菁捣汁服。应及时去医院打狂犬疫苗（《补缺肘后方》)。

（7）无名肿毒。蔓菁鲜根及茎叶加食盐少许，捣烂涂敷。

（8）宿食胀气。蔓菁100克煮羹食。

荟菜

解肠风热毒、行瘀止血、补中益气，治肛门肿痛

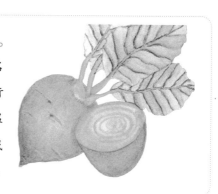

荟菜为藜科荟菜属植物，又名莙荙菜、猪婆菜。因其味甜而俗称甜菜，又因其茎叶根色红紫者又名火焰菜。荟菜是公元前从欧洲和亚洲的野生甜菜衍生出来的一种蔬菜，主产于美国和欧洲，生长于温带气候中。荟菜根可做菜，腌渍，烹饪甜菜汤（俄国菜汤）；顶部绿叶可生吃，用以制作色拉和汤菜。

 ## 荟菜的营养

每百克荟菜含水分 91 克，供热量 32 千卡，含糖类多。荟菜也是重要的制糖原料，我国新疆荟菜含糖率高达 17~23 克，高于东北和内蒙古所产荟菜。在大量食用荟菜后可导致排出红色尿（甜菜尿），一般认为无害。

 ## 中医性味与功效

中医学认为，荟菜性味甘凉，解肠风热毒，行瘀止血，补中下气，治肛门肿痛。陈藏器《本草拾遗》记："捣汁服，主寒热痢。止血生肌，及诸禽兽伤,傅之立愈。"《新修本草》记："夏月以其菜研做粥。解热，又止热毒痢。"《四川中草药》记："治

麻疹初起，见点未透和颜色不红，并治妇女经闭停瘀、血肿和肛门肿痛。"

 临床应用

（1）痢疾。莙菜 100 克、大米 50 克，煮粥吃。早晚各 1 次。

（2）胃脘气滞不适、功能性消化不良。可煮莙菜粥或莙菜煮汤频饮，具有通腑理气作用。

（3）外伤出血。可用莙菜茎叶捣烂外敷。

 注意事项

黄宫绣《本草求真》说："脾虚人服之，则有腹痛之患；气虚人服之，则有动气之忧；与滑肠人服之，则有泄泻之虞。"因其性凉而滑肠，便秘者宜，而脾虚泄泻者忌食。

莙菜含较丰富的维生素 A，但含草酸量较高，可能会影响钙、铁和其他必需矿物质的吸收。

胡萝卜

健脾、化滞，降糖，防癌，治角膜干燥症、夜盲症

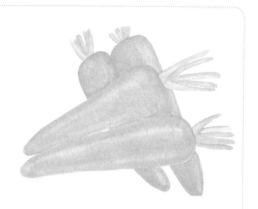

清代乾隆时期修编的《肃州新志》上写道，胡萝卜"有黄红二种，甘甜堪食，可生可熟。昔人题云'不是张骞通异域，安能佳种自西来'。盖出西域，故云"。肃州为今酒泉、高台一带。已故农学家石声汉先生曾这样分析：凡植物学名称前冠以"胡"字的（如胡荽、胡桃等），为两汉两晋时由西北引入；冠以"海"字的（如海棠、海枣等），为南北朝后由海外引入；冠以"番"字的（如番茄、番椒、番薯等），为南宋至元明时由"番舶"引来；冠以"洋"字的（如洋葱、洋芋、洋姜等）为清代引入。所以，我认为，胡萝卜是汉代由"丝绸之路"传入的，再在唐代由我国引种到日本。

在我脑海里，有几件关于胡萝卜的事，总是令人难以忘怀。

20世纪50年代末到60年代初，我在南京铁道医学院（即现在的东南大学医学院）读书，当时自然灾害严重，人们生活艰苦。家在启东的袁允邦同学寒假返校后，带来了家乡的土产——胡萝卜干，给同室的学友分享。这些胡萝卜干又甜又充饥，比山珍海味还好吃。怪不得农谚说："家有胡萝卜，小孩饿不着。"

20世纪50年代，我母亲养了两头猪，长得又壮又快，村里人让她去介绍饲养经验，以便推广。其实没有什么秘密，就是用胡萝卜喂给猪吃。胡萝卜有"饲料人参"的美名。当时，人们还将胡萝卜煮熟了喂"北京鸭"，或用于肉用鸡催肥，提高牛乳质量，促进幼畜生长发育，可增加公畜精子生长，促进母畜的正常发情、排卵、受精、怀胎。

1991—1992 年，我在俄罗斯工作。当地的华侨把胡萝卜切成"丝"，加点调味品，成瓶出售，很受当地居民欢迎。有的人家仅靠卖胡萝卜丝便发家致富，买了汽车、别墅。俄罗斯人的菜汤里少不了牛（羊）肉、马铃薯、桂叶、胡萝卜，西红柿是当水果吃的。

 ## 胡萝卜的营养

每百克胡萝卜含蛋白质 1.0 克、脂肪 0.2 克、糖类 8.8 克、膳食纤维 1.1 克、维生素 A688 微克、胡萝卜素 4130 微克、维生素 C13 毫克、钙 32 毫克、磷 27 毫克、钾 190 毫克、钠 71.4 毫克、镁 14 毫克、铁 1.0 毫克、锌 0.23 毫克、硒 0.63 微克、锰 0.24 毫克。

胡萝卜还含花色素、挥发油（包括 α－蒎烯、莰烯、月桂烯、α－水芹烯、甜没药烯等）。

 ## 中医性味与功效

中医学认为，胡萝卜性味甘、平，归肺、脾经，有健脾化滞功效。黄宫绣《本草求真》记："胡萝卜，因味辛则散，味甘则和，质重则降。故能宽中下气，而使肠胃之邪与之俱去也。但书又言补中健食，非是中虚得此则补，中虚不食得此则健，实因邪去而中受其补益之谓耳。"《现代实用中药》认为胡萝卜"治久痢"。

 ## 药理作用

（1）胡萝卜富含维生素 A，用治因维生素 A 缺乏所引起的角膜干燥症、夜盲等。胡萝卜中还含有一种能降低血糖的成分，可用治糖尿病。胡萝卜能提高小鼠红细胞内超氧化物歧化酶（SOD）和谷胱甘肽过氧化物的活性；抑制脑中 B 型单胺氧化酶；提高胶原蛋白中羟脯氨酸的含量；降低小鼠心肌细胞内脂褐素的含量，具有抗衰老作用。

（2）β－胡萝卜素能降低人类肿瘤的发生率。实验表明，β－胡萝卜素能预防射线和化学物质的致癌作用，增强化疗和放疗对肿瘤的疗效，并降低它们对机体的毒性作用，提高宿主的免疫功能。β－胡萝卜素对人体肝癌细胞株 N-ras 基因有抑制作用。对肺癌亦有一定防治作用。

（3）胡萝卜含有果胶物质可与汞结合，从而使人体内有害的汞成分得以排除。长期吸烟的人，每日饮半杯胡萝卜汁，对肺部有保健作用。胡萝卜所含胡萝卜素、双歧因子等，可以有效保护肠黏膜，增殖肠道内的双歧杆菌，防止肠功能混乱，对防治腹泻与便秘有益。据分析，胡萝卜含有一种叫毛地黄黄酮的物质，它可以直接作用于神经胶质细胞，抑制神经毒素炎症因子的产生，保护神经元，预防老年性痴呆。

临床应用

（1）治疗夜盲症、角膜干燥症。以胡萝卜与猪肝同炒吃。

（2）老年人视物昏花。以胡萝卜与鸡蛋烧汤吃。

（3）功能性消化不良。胡萝卜100克切小片（或小丁），粳米200~250克，按常法煮胡萝卜饭或胡萝卜粥。坚持吃7天以上。

（4）饮食积滞、便秘。胡萝卜100克、红糖25克煮水，代茶饮，连饮3~5天。

（5）高血压病、高脂血症。胡萝卜100克、芹菜50克、海带50克，加佐料，烹调为素三丝。天天吃，不少于30天。可复查血脂、血压，若尚未达到要求可继续吃。

（6）虚寒性胃肠炎、寒性关节炎，入冬后手脚特别怕冷。胡萝卜、羊肉各500克，陈皮25克，生姜15克，常法烹制胡萝卜烧羊肉。立冬后天天吃，症状改善后经常吃，有温阳、补肾、暖胃作用。

（7）老年人夜尿频多、肾虚气亏明显。在胡萝卜烧羊肉基础上，再加宁夏枸杞子25克，一起烹制，每天晚餐时适量进食。

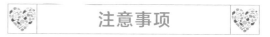

注意事项

（1）胡萝卜不宜切碎后再水洗，或浸泡过久，以防其水溶性营养素损失。

（2）食用胡萝卜时不宜加太多醋。醋可能会破坏胡萝卜素，降低其营养价值。

（3）煮食或生食胡萝卜均不易促进人体对胡萝卜素的吸收。油炒胡萝卜可使胡萝卜素的吸收提高2~3倍。

（4）吃胡萝卜不宜狼吞虎咽，要慢慢咀嚼。胡萝卜所含营养均包含在无法消化的赛璐珞体构成的细胞壁内，只有多多咀嚼才能弄破细胞壁。

（5）患病的人因水肿而在服用排钾利尿药氢氯噻嗪时，不宜再吃胡萝卜，因胡萝卜中所含有的琥珀酸钾盐亦有排钾的作用，一起吃会因排钾过多而引起患低血钾的可能。

（6）胡萝卜中含有维生素C分解酶，

因而胡萝卜尽量不与含维生素 C 丰富的水果同时食用。

我在农村见过有人因长期过量食用胡萝卜（在灾荒年代）而引起皮肤发黄，这就是黄皮病。但一般若停食 3 个月后皮肤发黄可以逐渐消退，对健康并不造成危害，这种现象只是过多的胡萝卜素在皮肤沉积而已。长期过量地吃南瓜充饥，也会出现这种情况，亦称为"柑皮病"，亦是因胡萝卜素未经变化而由汗排泄，使皮肤角质素的脂肪黄染所致。

竹笋

清热消痰、利膈爽胃、润肠通便，肾及尿路结石者少吃

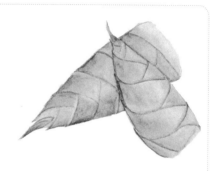

江苏兴化郑板桥作《笋竹》诗一首："江南鲜笋趁鲥鱼，烂煮春风三月初。分付厨人休斫尽，清光留此照摊书。笋菜沿江二月新，家家厨爨剥春筠。此身愿劈千丝篾，织就湘帘护美人。"江南的鲜笋与鲥鱼一起上市，初春三月即可大量地烹制煮食。告诫厨房里的人不要全部砍尽，留着这一片竹光以映照读书。沿江地区二月就有新鲜的笋菜，家家户户都在剥春笋烧煮。青竹愿把自己劈成千万条篾丝，编织成湘妃帘以保护美人。苏东坡不以贬谪为难，初到黄州即吟出"长江绕郭知鱼美，好竹连山觉笋香"。近代艺术大师吴昌硕曾写道："客中常有八珍尝，那及山家野笋香。"

笋竹，即竹笋，竹类的嫩茎、芽。竹鞭节上生的笋，冬季在土中已肥大而可采掘者称"冬笋"；春季芽向上生长，突出地面者称"春笋"；夏秋间芽横向生长成新鞭，其先端的幼嫩部分称"鞭笋"。组织细嫩而无恶味者可做鲜菜、笋干、咸笋和罐头等食品。我国竹笋主要产于南方，可食用者主要有毛竹笋、淡竹笋、慈竹笋、麻竹笋等。

李时珍记述，晋武昌戴凯之、宋僧赞宁皆著《竹谱》，凡六十余种，其所产之地，发笋之时，各有不同。赞宁云：凡食笋者，譬如治药，得法则益人，反是则有损，采之宜避风日，见风则本坚，入水则肉硬脱壳。煮之宜久，生必损人。干笋宜取汁为羹茹，蒸之最美，煨之亦佳。诗云：其蔌惟何，惟笋及蒲。笋在夜间生长，清晨采的最鲜，雨后当然更好，美之名曰"雨后春笋"。每当想起童年时在竹园采笋的情景，真想"再去一回"。

食用方法

小时，我家曾有一个小竹园，随祖父去采笋是件乐事，我还写过一首小诗，大意是这样的：东方泛白，晨光微熹。踩着湿草，钻进竹园。鸟儿在跳跃、歌唱，青蛇在探头伸腰。昨夜细雨，春笋节节高。挖出鲜笋嫩，想吃雪笋汤、腌笃鲜。

（1）雪笋汤。鲜笋切成片，加水煮汤。汤里不见一点油星儿，上面漂着一些细碎的被热水焯过的雪里蕻，与雪白的笋片，白绿相间。尝一口，清香异常，其鲜无比。

（2）腌笃鲜。由鲜肉、腊肉、竹笋、百叶结烧成汤菜，香气袭人，鲜咸入味。在我的家乡嘉定，这是春笋时节的一道美食。

竹笋的营养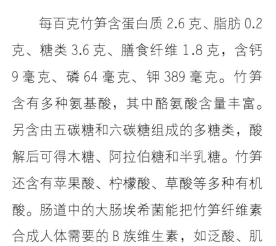

每百克竹笋含蛋白质 2.6 克、脂肪 0.2 克、糖类 3.6 克、膳食纤维 1.8 克，含钙 9 毫克、磷 64 毫克、钾 389 毫克。竹笋含有多种氨基酸，其中酪氨酸含量丰富。另含由五碳糖和六碳糖组成的多糖类，酸解后可得木糖、阿拉伯糖和半乳糖。竹笋还含有苹果酸、柠檬酸、草酸等多种有机酸。肠道中的大肠埃希菌能把竹笋纤维素合成人体需要的 B 族维生素，如泛酸、肌

醇、维生素 K，还能与在肠道中的胆固醇代谢产物胆酸合成不被人体吸收的复合废弃物，排出体外而降低胆固醇的含量，对高脂血症、冠心病患者均有利。

中医性味与功效

中医学认为，竹笋性味甘，微寒，有清热消痰、利膈爽胃的功效。竹笋是低糖、低脂、低钠、高钾食物，所含纤维吸水性强，能促进肠蠕动，帮助消化吸收，预防便秘，故有"清肠菜"之称。有谚云："吃一餐笋要刮三日油。"竹笋是天然的减肥食物。

临床应用

（1）肺热咳嗽。胃热嘈杂、习惯性便秘、高血压肝阳上亢、肝火上炎、痰热瘀滞、舌苔黄腻的患者，均建议吃点竹笋。

（2）肾炎水肿。曾用虫蛀竹笋（虫笋）100 克、陈葫芦 50 克、冬瓜皮 25 克，加水煮后代茶饮，治疗肾炎水肿。

（3）头目昏花者吃鲜笋片，顿觉清醒。

注意事项

由于竹笋含有难溶性草酸钙，故有尿

路结石者不宜多食。儿童亦不宜多食，竹笋所含的草酸会妨碍人体对钙、锌的吸收，导致缺钙、缺锌，影响骨骼、智力等的生长发育。

竹其他部分的药用知识

竹叶

竹叶性味甘、淡，寒，有清热除烦、生津利尿的功效。主治热病烦渴、小儿惊痫、咳逆吐衄、小便短赤、口糜舌疮。

竹叶卷心

清晨采集的竹叶卷心，善清心经之火，主治心经实热所引起的烦热、尿赤、口舌生疮、舌质红、大便秘结。我曾用竹叶卷心，每次30支，每日冲水泡饮，治疗慢性前列腺炎及复发性口腔炎。抗菌试验表明，其煎液对金黄色葡萄球菌及绿脓杆菌均有抑制作用。

竹茹

用刀刮去竹子的第一层青绿色表皮后，刮下的中间一层即竹茹。竹茹性味甘，微寒，有清热、化痰、止呕功效。可用治肺热咳嗽、咳痰稠厚、胃热呕吐、呃逆等病症。抗菌试验表明，竹茹粉对白色葡萄球菌、枯草杆菌、大肠埃希菌及伤寒杆菌等均有较强的抗菌作用。张璐《本经逢原》曰："竹茹专清胃府之热，为虚烦烦渴、胃虚呕逆之要药；咳逆唾血，产后虚烦，无不宜之。"

竹沥

童年，我曾随父取竹沥，将新鲜淡竹截断后，架起火烤，两端有淡黄色液体滴出，此即为竹沥。寇宗奭《本草衍义》记："竹沥引痰，通达上下百骸毛窍诸处，如痰在巅顶可降，痰在胸膈可开，痰在四肢可散，痰在脏腑经络可利，痰在皮里膜外可引。又如癫痫狂乱、风热痉者可定；痰厥失音、人事昏迷者可省，为痰家之圣剂也。"李时珍《本草纲目》则认为："竹沥性寒而滑，大抵因风火燥热而有痰者宜之，若寒湿胃虚肠滑之人服之，则反伤肠胃。"

竹米

竹米即竹实，为竹类植物的颖果。陶弘景曰：竹实出蓝田，江东乃有花而无实，而顷来斑斑有实，状如小麦，堪可为饭。《本草别说》曰：今近道路竹间时见开花，小白如枣花，亦结实，如小麦子，无气味而涩，江浙人号为竹米。能益气、下积滞、清利肠胃。

洋葱

降脂、降糖、降压、抗菌、杀虫、健胃

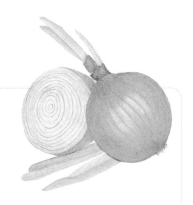

　　洋葱为百合科葱属 2~3 年生或多年生草本植物洋葱的鳞茎，具强烈的葱香。洋葱又称葱头、王葱、球葱、圆葱、团葱、皮牙子、和事草等。其叶圆柱形中空，浓绿色，叶鞘肥厚呈鳞片状，密集于短缩茎的周围，形成鳞茎。鳞茎大球形，扁平形或椭圆形，皮为白色、黄色或紫红色。

　　洋葱起源于亚洲西部的阿富汗、伊朗及中亚一带，于 20 世纪传入中国。洋葱有普通洋葱、分蘖洋葱、顶生洋葱三个类型。普通洋葱一般用种子繁殖，其他类型均用鳞茎繁殖。优良的洋葱品种有湖南零陵红衣葱、广东的冲坡洋葱、北京紫皮洋葱等。

 ## 洋葱的营养

　　每百克洋葱含水分 89.2 克，供热量 39 千卡，含蛋白质 1.1 克、脂肪 0.2 克、糖类 9.0 克、膳食纤维 0.9 克、维生素 A3 微克、胡萝卜素 9.0 微克、维生素 C8 毫克、维生素 E0.14 毫克、钙 24 毫克、磷 39 毫克、钾 14 毫克、钠 4.4 毫克、镁 15 毫克、铁 0.6 毫克、锌 0.23 毫克、硒 0.92 微克、锰 0.14 毫克。

　　洋葱还含硫醇、二甲二硫化物、三硫化物等成分，含枸橼酸、芥子酸、多糖、黄酮类等物质。

 ## 中医性味与功效

　　洋葱味辛温，归肺胃经。

药理作用

（1）抗菌。能杀灭金黄色葡萄球菌、白喉杆菌。

（2）杀灭滴虫。《药材学》说："新鲜的（洋葱）捣成泥剂，治疗创伤溃疡及妇女滴虫性阴道炎。"

（3）降脂。健康男性口服 60 克油煎洋葱，能抑制高脂肪饮食引起的血浆胆固醇升高，并使纤维蛋白溶解酶活性下降。洋葱中的挥发油，含有降脂有效成分。

（4）降压。洋葱中的前列腺素样物质和能激活血溶纤维蛋白活性的成分可扩张血管，减低外周血管和心脏冠状动脉的阻力，对抗人体的儿茶酚胺等升压物质的作用，又能促进钠盐的排泄，从而起到降压作用。

（5）健胃。洋葱能提高胃肠道的张力，增加其分泌。

（6）收缩子宫。洋葱提取物对离体子宫有收缩作用。

 临床应用

（1）失眠。取洋葱 1~2 个，用刀横竖十字切开，睡前放在枕边闻其辣味。

（2）高脂血症。洋葱 100 克，素油炒。每天吃，服 1 个月后复查血脂，视情况继续服食。

（3）咳嗽、痰多浓稠、胸腔痞闷。洋葱 100 克，切片炒食。连吃 7 天。

（4）痢疾。洋葱 100 克、白糖 25 克、粳米 200 克，常法煮粥吃。连吃 3~5 天。

（5）百日咳、痰稀而白。洋葱 50 克、猪小肠 1 段（约 100 克），炒香，用洗米水煮熟。每日 1 剂，分 3 次吃完。可佐餐。

（6）风湿性关节炎疼痛。老洋葱头 100 克、鸡腿 5 对、生姜 100 克，加水煮汤。早晚服食，连服 7~10 天。

 注意事项

（1）洋葱炒食时不宜加热时间过久，以免损失维生素。

（2）切碎不宜放置太久后食用，其挥发性大，维生素亦易氧化。

（3）洋葱性味辛、温，因而胃火炽盛者不宜吃。

茄子

清热、活血、止痛、消肿、祛风通络，降脂

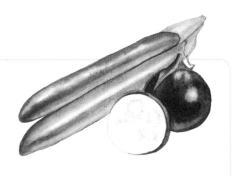

茄子是茄果类蔬菜烹饪原料、属茄科茄属，为一年生草本植物。因其味如酥酪，故古名为酪酥，茄子是其俗名。茄子的别名有伽、落苏、昆仑瓜、小蒜、紫膨亨、矮瓜、吊菜子、紫瓜。古代用干茄治疟症，故又称其为"草鳖甲"。茄子以幼嫩的浆果供食用。宋代张舜民有首《茄子颂》："身累百鹜，颈附千疣。采之不勤，茹之颇柔。"描写得很是形象逼真。

茄子原产于东南亚热带地区，古印度为其最早驯化地。中世纪传到非洲，13世纪传到欧洲，后陆续传入美洲并遍及世界各地。茄子什么时候传入我国，众说纷纭，我赞同扬州聂凤乔先生的说法，我国西汉时已有茄子，从以昆仑为其名来看，很可能是汉代从丝绸之路引进的。明代董其昌《咏紫茄》诗中也说"何物昆仑种，曾经御苑题"。另一种说法是茄子从泰国、越南引入，这也有可能。一种植物的引进不一定只有一条途径，李家文先生《中国蔬菜作物的来历》一文中如是说。

中国栽培茄子的历史悠久，被认为是茄子的第二起源地。美国《食物与营养百科全书》中说："据信来源于印度，然后可能在中国独立地家种。"茄子的世界年产量约430万吨，主产地为中国、日本、土耳其、意大利和埃及。茄子适宜生长在暖温带气候，需5个月无霜天气。在果实生长接近大小饱满体积的1/3~2/3时，食用质量和蛋白质比未压榨的蔬菜高2倍。

茄子的种类

中国的茄子品种多，按果实形状可分为长茄、矮茄及圆茄 3 类；以色区别则分有紫茄、白茄、黄茄等种类。

（1）长茄。植株长势中等，果实呈细长棒状，长达 30 厘米以上。皮色紫、绿或淡绿，为南方普遍栽种，品种多数为中、早熟种。主要品种有南京紫线茄、北京线茄、广东紫茄及成都墨茄等。

（2）矮茄。植株较矮，果实呈卵形或长卵形，种子较多，品质差，多为早熟种。主要品种有灯泡茄、济南一窝猴及北京小圆茄等。

（3）圆茄。植株高大，果实多呈圆球或椭球形，皮色紫、黑紫、红紫或绿白，为北方各地普遍栽培，品种多数为中、晚熟种。主要品种有北京大红袍、六叶茄、九叶茄，山东大红袍及天津二芪茄等。

中国人利用杂交优势还培育出许多新的茄子品种。在南京，我曾用白茄子的根来治疗肩关节周围炎，但白茄子少见，不易买到。

 食用方法

茄子以鲜用为主，圆茄也可生食。《植物名实图考》载："水茄甘者可以为果。"水茄是什么？《搜采异闻录》说："浙西常茄皆皮紫，其皮白者为水茄；吾乡（注：江西）常茄皮白，而水茄则紫。"

茄子的烹调烧、蒸、拌、炝、炒等皆可，也可用酿、扒、煎等法。茄子既可用作主料又可当作配料。常见的菜肴有肉片烧茄子、鱼香茄子、蒜泥拌茄子、辣椒炒茄丝、煎茄荚、酱汁茄子、油焖茄子、辣汁茄皮、凉拌茄皮、配肉的茄盒、茄饼、蟹肉烧茄子、鲍鱼煮茄、烧鱼茄、红烩茄子（西餐）、醉茄子、酱汁茄子、怪味茄子、蜜饯茄子等。

 茄子的营养

每百克茄子含水分 91.2 克，供热量 28 千卡，含蛋白质 1.6 克、脂肪 0.2 克、糖类 6.7 克、膳食纤维 1.7 克、维生素 C1.0 毫克、维生素 E0.88 毫克、钙 5 毫克、磷 19.0 毫克、钾 112.0 毫克、钠 3.2 毫克、镁 17 毫克、铁 1.8 毫克、锌 0.29 毫克、硒 0.48 微克、铜 0.11 毫克、锰 0.10 毫克。

茄子还含有生物碱，包括葫芦巴碱、水苏碱、胆碱、龙葵碱等。其种子中的龙葵碱含量最高，为 1.2%~1.5%。果皮含有色素茄色素苷、紫苏苷等。

肠,烧灰米汤饮,治肠风下血不止及血痔。"王士雄《随息居饮食谱》述:"活血、止痛、消痈、杀虫、已疟,故一名草鳖甲。消肿、宽肠,治传尸劳、瘕疝诸病。便滑者忌之。种类不一,以细长深紫、嫩而子少者胜。荤素皆宜,亦可腌晒为脯。秋后者微毒,病人勿食。"又介绍:"磕伤青肿,老黄茄极大者,切如指厚,新瓦焙研,温酒服二钱七,卧一寝,了无痕迹。热毒疮肿,生茄一枚,割去二分,去瓤二分,似罐子形,合患处,即消。如已出脓,再用取。疗喉痹,糟茄或酱茄,细嚼咽汁。"

小贴士

说说龙葵碱

龙葵碱是一种有毒成分。摄入龙葵碱的人,一般会在食后数十分钟到数小时会出现咽喉痛痒烧灼感、胃肠炎,有恶心呕吐、腹痛腹泻等中毒症状,严重时会引起溶血性贫血。可用浓茶水催吐,同时急送医院诊治。龙葵碱也有好的一面,它能抑制消化系统肿瘤的增殖。

茄子含丰富的维生素 P,在每百克茄子中含量高达 720 毫克以上。维生素 P 是一种混合物,除大部分是橘皮苷外,还有圣草苷和芸香苷,其功能是保持细胞和毛细血管壁正常的渗透性,加强血管抵抗蛋白质渗透作用。在 1936 年,有学者发现,坏血病的某些血管方面的症状单用纯净的维生素 C 治疗没有效果,而用维生素 P 有效。另外,维生素 P 也用于防治高血压及其并发症。

临床治疗

(1)老烂腿。取新鲜紫色茄子的皮,局部外敷。每日 1~2 次,初用时局部症状可能会加重,1 周后反应消失,症状逐步改善。老烂腿很难治,本法可作为辅助治疗。

(2)乳腺炎、疔疮痈疽。将茄子细末撒于凡士林纱布上,外敷患处。每日 1~2 次,坚持 3~5 天。

中医性味与功效

中医学认为,茄子性味甘、凉,有清热、活血、止痛、消肿、祛风通络功效。《滇南本草》记:"散血、止乳痛,消肿宽

(3)水肿、小便不利。白茄子(切丁)100 克、粳米 250 克,常法煮茄子粥,蜂蜜调服。

(4)燥热咳嗽、肺虚久咳、痰少或无痰。白茄子 100 克,水煎去渣取汁,蜂蜜

2匙调服。每日2次，连服5~7天。

（5）高胆固醇血症。巴西科研人员将高脂肪、高胆固醇食物和茄子汁分别喂食给两个不同实验组的兔子，结果是食用茄子汁的一组兔子不仅养肥的速度缓慢，而且体内胆固醇含量的指标也下降19%。奥地利医学家实验发现，茄子在小肠内分解的产物可与过多的胆固醇结合在一起，随大便排出体外。

（6）老年斑。观察到多吃茄子可以减少老年斑，因茄子含有丰富的维生素P，具有明显的抗氧化作用，可减少脂褐素的形成和沉积，还能消散瘀血，减少血栓形成。

注意事项

（1）脾虚泄泻、中焦虚寒者不宜多食。黄宫绣《本草求真》说：茄子"味甘气寒，质滑而利，服则多有动气，生疮损目，腹痛泄泻之虞。孕妇食之，尤见其害。"

（2）茄子不宜用水浸泡过久，破损腐烂的茄子不宜再吃。茄子表面有一层蜡质，可保护其细嫩致密的肉质，茄子浸泡时间过长，蜡质易被破坏，容易污染微生物。吃烂茄子容易引起胃肠炎。

（3）茄子不宜与性凉食物同食。与性味太凉的食物(如蟹)同食，亦易引起腹泻。

茄子其他部分的药用知识

茄叶

中医学认为，茄叶性味甘、寒，含有龙葵碱，不作食用，但有清热解毒、活血止痛、凉血止血功效，主治血淋、血痢、肠风下血；外治痈肿、冻疮。治血淋疼痛，可将茄叶熏干为末，每服6克，温酒或盐汤下，隔年者尤佳。《本草纲目》治肠风下血，茄叶熏干为末，每服6克，米汤饮下。《岭南采药录》治背痈未溃：白茄叶捣烂，和黑醋煮敷。内蒙古《中草药新医疗法资料选编》介绍：治冻疮，茄秧1千克，辣椒秧0.5千克。放铁锅内水熬，5小时，取3次滤液合并浓缩成膏，涂患处；或将膏溶于水中熏洗，每日1次。

茄花

中医学认为，茄花性味甘、辛，寒。《本草纲目》："治金疮、牙痛。"治牙痛，以秋茄花干之，烧研涂痛处。《海上名方》治妇女白带多：用白茄花30克，煎服。

茄根

茄根又名茄母。中医学认为，茄根性味甘、辛，寒，主治久痢、便血、脚气、齿痛、冻疮。治牙齿龋痛，茄根捣汁频涂之；或陈茄根烧灰敷之，先以蜂房煎汤漱过。《海上名方》治慢性气管炎：将茄根制成每毫升含生药 2 克之糖浆。每次 50 毫升，日服 2~3 次，10 天为 1 疗程，连服 3 疗程。祛痰作用较好。《本草纲目拾遗》称，白茄根"透骨，追风，治瘫痪"。我用白茄根治肩周炎。方法：白茄根四两、白酒 1 斤，封口半月，可以饮用。每次饮 10 毫升，日 3 次。若不效可再制，再服。但不宜喝酒、不会喝酒者，可改为白茄根 50 克水煎代茶饮。每日 1 次，连服 10 天以上。治疗冻疮(未溃破者)：以茄根 10 棵、花椒 3 克，水煎洗患处，每日 1 剂。治疗慢性支气管炎：茄子根茎洗净晒干研细末，用 15 克，加绿茶 2 克，水冲服，代茶饮，有祛痰顺气清热作用。如支气管炎发作期间，可天天冲饮。如果肾阳虚寒、咳嗽痰多白稀者则不宜用本方。

茄蒂

茄蒂即茄之宿萼，可治肠风下血、痈疽肿毒、口疮、牙痛。治肠风下血不止：茄蒂烧存性为末，每次服 10 克，米汤冲服。李时珍曾应用茄蒂治疗白癜风。治白癜风用白茄蒂，治紫癜用紫茄蒂，方法是以茄蒂蘸硫附（即硫黄和附子）末掺之。也有用茄蒂蘸硫黄末，治疗汗斑的。

酱茄

陈年酱茄为佳，可治疗牙痛。方法：以酱茄烧灰存性为末，外敷痛处。夏季食酱茄，有清热除烦作用。

小贴士

茄树

没有吃过茄子的人可能不多，但知道有"茄子树"的人一定更少。晋代嵇含在《南方草木状》一书中说："茄树，交广草木经冬不衰，故蔬圃中种茄，宿根有三五年者，渐长枝干，乃成大树。每夏秋盛熟，则梯树采之。五年后树老子稀，即伐去之，别栽嫩者。"唐代《真腊风土记》等都有茄树记载。

辣椒

温中散寒、开胃、消食，抗菌，降糖，镇静，抗惊厥，外治冻疮

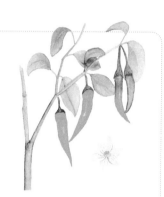

俗话说，四川人"辣不怕"，贵州人"不怕辣"，湖南人"怕不辣"。辣椒是很多人都喜欢的食物。辣椒是茄果类蔬菜，属茄科辣椒属一年生或多年生草本植物，果实供食用。辣椒在我国又称番椒、海椒、秦椒、辣茄、大椒、青椒、辣子、辣虎、腊茄，等等。

辣椒原产于南美洲热带地区，是印第安人首先培植的，大约在明代前半期被引入我国。马欢是郑和下南洋时的随行通译，他撰写的《瀛涯胜览》里面写道："苏门答剌者，即古须文达那国。其地依山则种椒园，蔓生如中国甜菜状，花黄子白，其实初青，老则红。半老则采之曝干，每百斤直白金一两。"此书成于明代永乐十四年（1416年）。郑和是永乐三年（1405年）开始出洋的，辣椒可能由郑和带回国内。如今，辣椒在我国西北、西南、中南、华南、东南等地均有栽培。

 ## 辣椒的种类

辣椒遍布世界各地，约有7000多个品种，中国栽培的主要有5个变种。

（1）灯笼椒（又称甜椒）类。肉质好，味甜，辣柔和。

（2）长椒类。果实为长角形，顶端尖，微弯，似牛角、羊角，线形，肉质好，色艳。味辣，多用于干制、腌渍或制酱。主要品种有陕西大角椒、长沙牛角椒等。

（3）簇生椒类。果实簇生，色红味辣，多做干椒。主要品种有四川七星椒。

（4）圆锥椒类。果实为圆锥形或圆筒形，味辣。主要品种有广东仓平鸡心椒。

（5）樱桃椒。果小如樱桃，圆形或扁圆形，色红、黄或微紫，辣味甚强，主要供干制或观赏。主要品种有成都扣子椒、五色椒等。

后3种辣椒形小，辣味强烈。现在市场上多见色彩鲜艳的彩椒，个大，水分多，

不辣，爽口，颇受欢迎。

柿子椒原生长在中美洲和南美洲，主产地为中国、欧洲国家、北美洲和南美洲。每年产量约 690 万吨以上。大部分在绿色时就摘下，有些果实要等到充分成熟变红色、橘黄色或黄色时采摘。国外用作生菜（填馅焙烤）、色拉、三明治、汤和炖菜的食材。未成熟的（绿色）和成熟的（红色）柿子椒含水 91%~94%，每百克供给热量 20~30 千卡（84~126 千焦耳）。红色的柿子椒比绿色的柿子椒含维生素 A 高 4 倍量，维生素 C 量高 2 倍。

 ## 食用方法

辣椒是辣味类的代表，做主料、辅类、调料均可。做主料者多选辣味轻的灯笼椒，可以单炒、爆、溜，不爱辣的人最喜欢，尤以老少为佳。做辅料，可以配主料炒、爆、拌，也可以酿上馅心，如湖南的红椒酿肉、江苏的酿青椒，且有配色的效果。做调味者多为辣味较重的干辣椒，在川、湘素菜中运用甚广，川菜的红油味、麻辣味均离不开辣椒。

辣椒还广泛制成辣椒粉、辣椒油、辣酱、泡辣椒、辣椒汁等供烹调时应用。据说，从泰国引入的辣椒特别辣，采摘时要戴上手套，辣椒汁不小心弄到手上，火烧火燎，

几天都消不了。泰国人喜食辣椒，美其名为"红色牛扒"，吃辣椒的那种火热的辣劲十分过瘾，他们认为，热 + 热 = 凉快。日本人把萝卜削去皮，挖上四个洞，然后塞进辣椒再把萝卜碾碎，称为"碎秋叶"，用其烹调的鱼清鲜可口，食之回味无穷。匈牙利的"玫瑰辣椒"以香馥浓郁、颜色新艳而著称，加了红辣椒的油汤是匈牙利的特色菜肴。匈牙利各地大餐馆出售的"海鲜饭"是用不粘米煮熟后再洗净，拌上辣椒粉与咖喱粉调和的汁，使米粒呈金黄色，上面铺满鸡、虾子和呈三角形的青椒及红椒，香气袭人，即使害怕吃辣的人也会垂涎欲滴。

每年的 9 月 5 日是美国哈奇城的辣椒节，人们在这一天要举行鉴定辣椒品种、比赛辣椒烹调技术、品尝辣椒菜肴等活动。在墨西哥，大小宴会都有辣椒菜。

 ## 辣椒的营养

每百克辣椒含水分 91.9 克，供热量 23 千卡，含蛋白质 1.4 克、脂肪 0.3 克、糖类 5.8 克、膳食纤维 2.1 克、维生素 A57 微克、胡萝卜素 340 微克、维生素 C62 毫克、维生素 E0.88 毫克、钙 15 毫克、磷 33 毫克、钾 209 毫克、钠 2.2 毫克、镁 15 毫克、铁 0.7 毫克、锌 0.22 毫克、硒 0.62 微克、铜 0.11 毫克、锰 0.14 毫克。

辣椒还含有辣椒碱、二氢辣椒碱、降二氢辣椒碱、高辣椒碱、高二氢辣椒碱、壬酰香荚兰胺、辛酰香荚兰胺等。其色素包括隐黄素、辣椒红素，还含柠檬酸、酒石酸、苹果酸等有机酸。

中医性味与功效

中医学认为，辣椒辛、热，有温中、散寒、开胃、消食功效。赵学敏《本草纲目拾遗》记："辣茄性热而散，亦能祛水湿。有小童暑月食冷水，卧阴地，至秋疟发，百药罔效。延至初冬，偶食辣椒酱，颇适口。每食需此，又用以煎粥食。未几，疟自愈。良由胸膈积水，变为冷痰，得辛以散之，故如汤沃雪耳。"《食物本草》记："消宿食，解结气，开胃口，辟邪恶，杀腥气诸毒。"《百草镜》记："洗冻豚，浴冷疥，泻大肠经寒辟。"《食物宜忌》记："温中下气，散寒除湿，开郁去痰，消食，杀虫解毒。治呕逆，疗噎膈，止泻痢，祛脚气。"《随息居饮食谱》记："辛苦热。温中燥湿，御风寒，杀腥消食，开血闭，快大肠。种类不一，先青后赤，人多嗜之，往往致疾。阴虚内热，尤宜禁食。"傅连暲《养身之道·谈谈"吃辣椒"》："长征过雪山草地时，天寒地冻，奇冷异常，战士们更采用了吃一点辣椒来御寒的办法。"

药理作用

（1）健胃作用。辣椒酊或辣椒碱内服，可刺激胃液分泌，促进食欲，改善消化功能。

（2）抑菌杀虫。辣椒碱对蜡样芽孢杆菌及枯草杆菌有显著抑制作用，10%~20%辣椒煎剂有杀灭臭虫的功效。

（3）治疗外伤。外用作为涂搽剂时，能使皮肤局部血管起反射性扩张，促进局部血液循环的旺盛。酊剂可用治冻疮。

（4）升压。辣椒碱可刺激人舌的味觉感受器，反射性地引起血压上升（特别是舒张压）。

（5）诱发神经原性炎症。辣椒素可诱发呼吸道和心脏的神经原性炎症。

（6）静脉注射辣椒碱可引起麻醉猫、犬血压短暂下降、心跳变慢及呼吸困难，此乃因刺激肺及冠脉区的化学感受器或伸展感受器所引起。

（7）镇痛。对化学物质引起的疼痛有镇痛作用，对机械性疼痛无效。

（8）镇静、抗惊厥。对小鼠自发性活动有显著抑制作用，能明显延长戊巴比妥钠所引起的动物睡眠时间，使最大电休克所致强直性惊厥发生的潜伏期明显延长。

（9）降低血糖。辣椒对大鼠呈现明显的抗高血糖作用，主要活性物质是辣椒素。

（10）抗炎作用。采用甲苯-2，4-

二异氰酸酯致敏新西兰兔制作变应性动物模型，用辣椒素处理后，症状和体征明显改善。

临床应用

（1）冻疮。辣椒煎水温洗，或辣椒放麻油中煎成辣油外搽，也可用辣椒皮外贴冻疮处。

（2）风寒、风湿引起之关节痛、跌打损伤。可内服或外搽辣椒酒。方法：辣椒12克，泡酒500克，半个月后可用。内服每次15克或初服5克，渐增至15克，不得超过15克，日服2次。辣椒酒也可外治秃发，患部每天搽数次，可刺激局部头发生长。

（3）蜂窝织炎、下肢溃疡、多发性炎症、疖肿等病症。方法：老红辣椒放于铁锅内焙焦研末，或单味辣椒粉剂撒于疮面。每日1次。或以油糊剂局部外敷，每日1~2次。山东无棣县人民医院用辣椒粉治疗腮腺炎及上述炎症共557例，全部在2~10天内痊愈。

（4）毒蛇伤。《百草镜》介绍，辣茄生嚼十一二枚，即消肿定痛，伤处起小泡，出黄水而愈。食此味反甘不辣。可嚼烂敷伤口，亦可消肿定痛。这种治疗方法，我没有直接治疗经验，建议在紧急处理伤患的同时，应尽快送往医院治疗。

（5）在国外还有一些地区应用辣椒保健和治疗疾病。例如：日本刘米达夫的《药用植物》一书中提到，日本自古以来，在雪地中行走时，要在袜中放些辣椒，以预防冻伤。墨西哥人用辣椒治疗水湿引起的脚肿和食欲不振。匈牙利用辣椒治疗疟疾。美国新墨西哥州高原大学曾报道，这个州死于癌症的人少，而饮食中消耗辣椒多。这就与我国贵州花溪地区考察的情况相似，这里胃癌的发病率低与当地人爱吃辣椒有关。

注意事项

（1）凡是遇到阴虚有热者、眼部有炎症者，均忌吃辣椒。久食多食辣椒可引起痔疮，令人齿痛咽肿。气管炎、咳嗽较剧、痰黄量多者，亦不宜多吃辣椒。

（2）新鲜辣椒可以蒸取辣椒露，饮少量能开胃、健脾、运化食物，对脾胃虚寒者相宜。但遇到患者阴虚内热、咳嗽、出血症状、痔疾、目疾等情况，均不能用。已经有消化性溃疡、肺结核、急性胃炎等者亦不宜吃。

（3）美国《东南非药用与有毒植物》一书中说，食用大量辣椒可导致胃炎、肠炎、腹泻、呕吐等症状。

（4）食用辣椒应适量，要根据个人的健康情况，做到趋利避害，恰到好处。

番茄

生津止渴、健胃消食、凉血、平肝、清热解毒，番茄红素抗癌

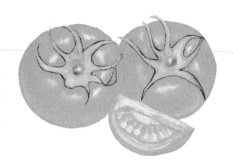

番茄属茄科番茄属一年生或多年生草本植物，以幼嫩多汁的肉质浆果供食用。番茄又称西红柿、洋柿子。番茄原生在秘鲁和墨西哥的森林里，被认为是有毒的果子，因而被称为"狼桃"。16世纪中叶，英国俄罗达拉里公爵到南美采到番茄后送给情人伊丽莎白女王，故又称"爱情的苹果"，此后才开始被食用。

番茄起源于南美洲的安第斯山地带，现广泛栽培的番茄是由野生的樱桃番茄在墨西哥驯化培育的。16世纪上半叶番茄由墨西哥向西传到西班牙、葡萄牙后相继传到意大利、英国及欧洲各国。17世纪经菲律宾传入亚洲各国。中国明代从欧洲及东南亚引入栽培种番茄，当时仅作为观赏植物，至20世纪初才开始食用。

 ## 番茄的种类

番茄按其生物特性分为栽培番茄、樱桃番茄、大叶番茄、梨形番茄和直立番茄5个变种。中国栽培番茄的品种来自北美和欧洲。现早熟品种有北京早红、青岛早红、早粉二号及无限生长型的中晚熟品种及长箕大红、武昌大红、强丰等优良品种。

番茄的营养

每百克番茄含水分94.4克，供热量19千卡，含蛋白质0.9克、脂肪0.2克、糖类4.0克、膳食纤维0.5克、维生素A92微克、胡萝卜素550微克、维生素$B_3$0.6毫克、维生素C9毫克、维生素E0.57毫克、钙10毫克、磷23毫克、钾163毫克、钠5.0

毫克、镁9毫克、铁0.4毫克、锌0.23毫克、硒0.15微克。

番茄还含有苹果酸、枸橼酸、番茄碱、葫芦巴碱、胆碱、精氨酸、谷胱甘肽等成分，具有多方面的功效，番茄皮内含番茄红素尤为丰富。

 ## 中医性味与功效

中医学认为，番茄性味甘、酸，微寒，归肝、脾、胃经，有生津止渴、健胃消食、凉血平肝、清热解毒等功效。

 ## 药理作用

（1）番茄中含有大部分易被人体直接吸收的葡萄糖和果糖，还含有机酸和苹果酸脱氢酶、抗坏血酸氧化酶等。番茄含水分多，有清热解毒、生津利尿作用。

（2）番茄富含的维生素B_3，对血管及皮肤有保护作用，其含维生素B_3的量是蔬菜、水果中最多的。作者在治疗肾炎、血尿、多囊肾过程中，常用番茄作辅助治疗，收到了较好的疗效。

（3）预防癌症。

（4）抗真菌。作用机制是甾类化合物与生物膜形成复合物。

（5）抗炎。番茄碱口服或肌内注射，能明显抑制角叉菜胶所致足跖肿胀。

（6）平喘作用。豚鼠腹腔给番茄制剂后，具有明显对抗组胺气雾剂致喘作用。

（7）番茄素有助消化作用和利尿作用。

（8）番茄红素可防心肌梗死。德国柏林自由大学教授报道，番茄红素除了具有防癌作用外，还能预防心肌梗死的发生。不光番茄含有番茄红素，西瓜、野蔷薇果、红葡萄、柚等瓜果也都含有番茄红素。番茄最好是用少量油微炒之后再食用，这样细胞壁经加热破碎，使番茄红素更容易吸收。如果能同其他新鲜蔬菜、瓜果一起食用，则可以起到更好的效果。

（9）预防前列腺癌：美国哈佛公共保健学校的研究者做了一项6年的研究观察，多吃番茄和配有番茄的食物，有助预防癌症，特别是前列腺癌。每周4餐番茄的人，患前列腺癌者可能减少20%；每周10餐有番茄，则可降低50%的患癌危险。番茄酱（沙司）的防癌作用最好。番茄之所以可以预防前列腺癌，研究人员认为主要是因为番茄中含有十分丰富的番茄红素。番茄红素是一种与β-胡萝卜素密切相关的抗氧化剂，有阻碍癌细胞的作用。

（10）预防口腔癌：以色列希伯来大学研究，将番茄天然色素加入口腔癌细胞培养液中，癌细胞很快失去活性，逐渐死亡。口腔溃疡、白斑等患者如常吃番茄或番茄制品，有助于防止口腔癌的发生。

（11）番茄汁能保护胃黏膜。番茄汁含柠檬酸、苹果酸等有机酸，可对胃黏膜起到很好的保护作用。如果空腹时感到胃痛或吃完油腻后感到烧心，喝200毫升番茄汁可以缓解。

临床应用

（1）肿瘤。西红柿250克、红枣100克、大米100克，冰糖适量。红枣与大米加水常法煮粥。稠见米油，再加入西红柿、冰糖，再煮5分钟。早晚餐分食，宜常吃。

（2）齿龈出血。每天吃2~3个西红柿，当水果吃，连吃半个月。或取梨3个、西红柿2个、苹果2个，打汁。分2~3次服完，连服7天以上。适用于胃火旺或阴虚火旺情况。

（3）高血压。每日早上吃西红柿2个，15天为1个疗程。观察血压变化。

注意事项

（1）番茄含有维生素K，故在应用肝素、双香豆素等抗凝药时，不宜同时食用，维生素K会抵消抗凝血药物的治疗作用。

（2）不宜食用未成熟的番茄。未成熟的番茄含有龙葵碱，多吃会发生中毒，出现恶心、呕吐，甚至危及生命。番茄变红成熟后，龙葵素才基本消失。

（3）服用新斯的明或加兰他敏时禁忌吃番茄。新斯的明和加兰他敏为抗胆碱酯酶药，能抑制胆碱酯酶的活性，使乙酰胆碱不遭受水解，从而堆积起来起到治疗作用。熟番茄中含有部分番茄碱，带青者含量较多。番茄碱能拮抗乙酰胆碱，使乙酰胆碱作用减弱。

（4）番茄熟吃好。德国研究人员在实验中发现，加热处理过的番茄其番茄红素在血液中浓度上升的速度比生番茄快。这说明番茄中的番茄红素经过蒸煮后更容易释放出来。因此，从抗癌角度看，将番茄做成各种菜肴羹汤吃，要比生吃更好。

（5）夏季的番茄维生素C含量多，每年7月购买的番茄，每百克可食用部分的维生素C含量是1月的2倍。番茄中所含的β-胡萝卜素也在夏季明显增加。

（6）凡遇脾胃虚寒者则不宜生吃。

番茄酱的营养

用番茄制成的番茄酱也是一种酱状调味料。番茄酱依浓度不同可分为3种：低浓度的 12%，供食品工业做配料再制其他食品用；中浓度的为 22%~24%，稀稠适宜，供一般家庭烹饪时用；高浓度 28%~30%，因浓度高在烹饪调味时，便于控制卤汁，厨师乐用。

每百克番茄酱含水分 75.8 克，供热量 81 千卡，含蛋白质 4.9 克、脂肪 0.2 克、糖类 16.9 克、膳食纤维 2.1 克、维生素 B_3 5.6 毫克、维生素 E 4.45 毫克、钙 28 毫克、磷 117 毫克、钾 989 毫克、钠 37.1 毫克、镁 3.7 毫克、铁 1.1 毫克、锌 0.70 毫克、硒 0.40 微克、铜 0.33 毫克、锰 0.28 毫克。

西瓜

清热解暑、除烦、止渴、利尿，降压，治疗胆囊炎、胆石症、肝炎

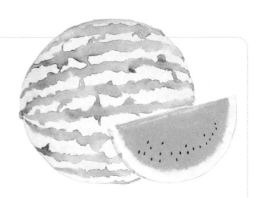

1959 年 2 月 24 日，《光明日报》报道，浙江杭州水田畈新石器时代遗址中，发现有西瓜子，这是在 4000 多年前的"西瓜子"。1980 年 4 月，江苏扬州市刊江县的一座汉墓中，出土的漆筒里有西瓜子，这说明汉代在江苏一带已经有了西瓜。这至少说明两点：一是中国原来是有西瓜的，分布于东南沿海一带，历史相当悠久，和埃及大致相近，只是后来被北方引来的西瓜逐步取代了。二是《农政全书》上说："西瓜种出西域，故名之。"古书欧阳修独撰的《新五代史·四夷附录》认为是胡峤从回纥得此种归，故名西瓜。

中国的西瓜文化历史悠久，丰富多彩。三国时，魏人刘桢的《瓜赋》说："蓝皮密理，素肌丹瓤。乃命圃师，贡其最良。投诸清源，一浮一藏。析以金刀，四剖三离。幂之以纤绤，甘逾蜜房，冷亚冰圭。"范大成诗："碧蔓凌霜卧软沙，年来处处食西瓜。"文天祥《西瓜吟》云："拔出金佩刀，斫破苍玉瓶。"方回《秋热》："西瓜足解渴，割裂青瑶肤。"晋人傅玄《瓜赋》亦说："愈得冷而益甘分，怡神爽而解烦。细肌密理，多瓤少瓣。丰旨绝异，食之不馈。"汉代有敦煌出美瓜之述，如《汉书·地理志》记："敦煌，杜林以为古瓜州地，生美瓜。师古曰：'即《春秋左氏传》所云允姓之戎，居于瓜州也。'其地今犹出大瓜，长者狐入瓜中食之，首尾不出。"这是今日无可再见的奇述。

西瓜的营养

每百克西瓜含水分 93.3 克，供给热量 25 千卡，含蛋白质 0.6 克、脂肪 0.1 克、糖类 5.8 克、膳食纤维 0.3 克、维生素 A75 微克、胡萝卜素 450 微克、维生素 $B_3$0.2 毫克、维生素 C6 毫克、维生素 E0.10 毫克、钙 8 毫克、磷 9 毫克、钾 87 毫克、钠 3.2 毫克、镁 8 毫克、铁 0.3 毫克、锌 0.10 毫克、硒 0.17 微克、铜 0.05 毫克、锰 0.05 毫克。

西瓜汁含苹果酸、磷酸、果糖、葡萄糖、蛋白质、氨基酸、枸杞碱、西瓜氨基酸、番茄红素、胡萝卜素、蔗糖酶、维生素 C 等元素。西瓜花含有谷氨酸、天门冬氨酸、精氨酸、天门冬素、赖氨酸、丙氨酸等。雌花含前 4 种氨基酸，远比雄花为多，而含赖氨酸及丙氨酸较少。

中医性味与功效

中医学认为，西瓜甘、寒，有清热解暑、除烦止渴、利小便功效。明代《食物本草》记："疗喉痹。"张璐《本经逢原》说："西瓜能引心包之热，从小肠、膀胱下泻。能解太阳、阳明中暍及热病大渴，故有天生白虎汤之称。而春夏伏气，发瘟热病，

觅得隔年收藏者啖之，如汤沃雪。缘是世医常以治冬时伤寒坏病烦渴，从未见其得愈者，良由不达天时，不明郁发之故尔。"但是西瓜多寒，黄宫绣《本草求真》指出："若以脾胃素虚之时，恣服转渴，朝夕恣食，必待膈滞上涌，或泻或肿或胀。元阳已削，方为觉悟，悔莫及矣。"李时珍的《本草纲目》记："西瓜、甜瓜皆属生冷，世俗以为醍醐灌顶，甘露洒心，取其一时之快，不知其伤脾助湿之害也。"

药理作用

（1）利尿，治肾炎。西瓜中之糖分具有利尿作用；西瓜中所含的少量盐类，对肾炎有特殊功效。

（2）清利湿热、利胆退黄。西瓜可用于肝炎黄疸、肝石症、胆囊炎的辅助治疗。

临床应用

（1）热性哮喘。西瓜汁加白糖频服。一般以连用 1 周为 1 个疗程，无效更方。

（2）治阳明热甚、舌燥烦渴者，或神情昏冒、不寐，语言懒出者。好红囊西瓜破开，取汁 1 碗，徐徐饮之《本草汇言》。

（3）夏秋腹泻、烦躁不安。将西瓜

切开十分之三，放入大蒜 7 瓣，用草纸包 7~9 层，再用黄泥全包封。将空竹筒放入瓜内出气，以木炭火烧干，研末，开水吞服。这是古方，现可简化，将西瓜、大蒜放入烤箱，烤干研末。每次服 5 克，日服 3 次，服 5~7 日。

（4）烫伤。将 7~11 月间熟透的大西瓜去瓜子，取瓤连汁密闭在干净玻璃瓶内，放置 3~4 月，待产生似酸梅汤气味，过滤应用。先将烫伤部位用冷的等渗盐水或冷开水洗净，再将脱脂棉花在澄清的西瓜液中浸湿，敷于患处。每天换数次，一般一度、二度烧烫伤，1 周可愈，三度烧伤 2 周可愈（《河北中医药集锦》）。

（5）肾炎水肿。多饮西瓜汁，每次饮 250 克，日饮 3 次。

（6）口疮。西瓜汁 150 克，每日饮 5 次，慢慢饮，似品茶。

（7）牙痛。经霜西瓜，烧灰敷患处。或西瓜皮日晒夜露，研末，加冰片，涂患处。

（8）高血压。西瓜汁 100 克，日饮服 3 次。或用西瓜皮（风干）30 克、草决明 15 克，水煎代茶饮。

（9）唇裂咽痛。饮西瓜汁代茶。或用西瓜皮（干）30 克，加水煎，代茶饮。

（10）小儿夏季热病。多饮西瓜汁。或以西瓜皮、金银花、太子参各 10 克，扁豆花、薄荷各 5 克，鲜荷叶半张，加水煎服。

（11）口舌糜烂、眼睛红。西瓜肉（连皮也可）晒干，加盐腌制，或用酱油渍，吃瓜肉，有清热解毒作用。

（12）心脏病性水肿。鲜西瓜皮 60 克（干品 30 克），水煎服。或多饮西瓜汁，每次 50 毫升，日饮 3 次。

（13）酒醉、酒毒。西瓜生食。或取西瓜汁频饮。

（14）眼部炎症、肝热目赤。西瓜连皮切片，晒干，天天吃。西瓜性凉有清热消炎作用，作为药物之辅助治疗。

（15）肝胆湿热、肝胆病黄疸。多饮西瓜汁。或用西瓜皮、赤小豆、白茅根各 50 克，水煎服，日饮 3 次。

（16）喉风、喉痹、口疮、牙疳、急性咽喉炎、急性扁桃体炎。西瓜霜吹敷患处。

小贴士

西瓜霜制法

3 千克左右西瓜 1 个，顶上切开，挖去部分瓜瓤，下入皮硝 500 克，盖上圆瓜皮盖，签封，用一个网袋将其吊起，挂在阴凉透风的地方。10 天以后，瓜皮外面便会冒出白霜，用洁净的毛笔或纸片，将白霜扫下，装小瓶子备用。

西瓜切碎，和皮硝拌匀，放在无

釉陶土罐内，封严，吊在风口处，待罐外生霜扫下备用。一般认为在农历八月十五以后制备的较好。

（17）慢性肾炎、水肿、肝硬化腹水。西瓜黑霜。制法：5千克重西瓜1个，顶上切开，挖去一半瓜瓤，装满去皮的紫皮大蒜，盖上瓜皮盖，用纸条封口，外糊黄泥，埋入米糠火中煨透，不干可烘干或晒干，干后研粉服用。每次3~5克，每天早晚各1次，用白糖水冲服，1~2个西瓜黑霜为1个疗程。病情如见好转，可以继续服用，也可作为药物治疗的辅助治疗。

（18）辅助戒烟。黎巴嫩贝鲁特出版的《阿拉伯医学的秘密》一书中提到，每天1汤匙西瓜拌蜜，连服1周便能消除烟瘾。具体方法：取1个西瓜和400克纯蜂蜜，把西瓜切成两半，挖开其中半个西瓜的瓜瓤，直到瓜皮，然后将蜂蜜倒入挖松的瓜瓤内。放入烤箱内，用150℃温度烤20分钟，冷却后便可服用。

注意事项

（1）糖尿病患者和容易腹部胀气的人应少吃西瓜。西瓜和许多含糖量高的水果是在肠内，而不是在胃里消化的。当西瓜与那些需要用唾液和胃进行消化的食物一起食用时，西瓜就会在胃中很快被分解，然后开始发酵并形成气体，使人感到胃胀不舒服，故西瓜应当与其他食物分开吃，空腹吃或食用其他食品两小时后再吃。

（2）小心过甜西瓜含激素。如果西瓜特甜，瓜瓤十分红艳，带腻口味，要注意可能含植物激素，应慎食。植物激素是一种对植物生长发育产生明显促进或抑制作用的人工合成化合物，如在西瓜开花授粉时，使用一种名为"助果素"的植物激素，能大幅度提高西瓜挂果率。另外，瓜农也使用增甜剂，即在采摘前10天左右，在西瓜的叶片上喷洒该激素，西瓜就会"甜而发腻，甘而不爽"，甜度可达13度，而西瓜的最佳甜度应为11度。

（3）长期应用糖皮质激素患者不宜多食用西瓜。因糖皮质激素能促进蛋白质分解，使氨基酸转移至肝，加强糖异生，又能抑制外周组织消耗葡萄糖，使血糖升高，故长期应用糖皮质激素者宜注意用低糖饮食。

（4）西瓜多寒，凡脾胃虚寒、大便滑泄者，少食。多食能积寒助湿，每致秋病。有《卫生歌》云："瓜桃生冷宜少食，免致秋来成痢疾。"更不宜多吃冰镇西瓜，可损伤脾胃运化功能。

西瓜其他部分的药用知识

西瓜皮

西瓜皮又名西瓜翠、西瓜翠衣、西瓜青。

食用方法：西瓜皮加荷叶、银花、扁豆、丝瓜皮、竹叶心等鲜品煎汤，制成清络饮，有清热解毒作用。也可取西瓜皮榨汁做冰激凌。另外，西瓜皮切丝盐渍后，可拌鸡丝、肉丝凉拌吃，或切丝加肉丝、红绿辣椒（或甜椒）和其他佐料炒食。

中医性味与功效：西瓜皮性味甘、凉，无毒，含蜡质、糖分及矿物质。有清暑解热、止渴、利小便功效。治暑热烦渴，小便短少，水肿，口舌生疮，夏季中暑，烦躁，秋冬因气候干寒引起的咽喉干痛、燥咳不止，均可以西瓜皮煎饮，代茶可治。

临床应用：治疗水肿。单味西瓜皮50~100克煎，煎饮代茶，也可配冬瓜皮同煎。

西瓜子壳

西瓜子壳有止血作用。吐血、咯血时，以西瓜子壳煎汤饮服。凡肠风下血，也可以同法治疗，但疗效稍差，仅作辅助治疗。

西瓜子仁

西瓜子仁性味甘、寒。生食可化痰涤垢、下气清营，也有凉血、止血作用。一味浓煎，用治吐血久嗽。月经过多时，也可以此法为辅助治疗，一般每次用量50克左右。西瓜仁捣烂，内服可治肠道寄生虫病，用量15克，可连服3次，饭前半小时服。

生瓜

利小便、解热毒，治疗便秘口疮

生瓜是葫芦科植物菜瓜的果实，又名菜瓜，越瓜、酥瓜、稍瓜、白瓜、老腌瓜、团瓜、羊角瓜等。

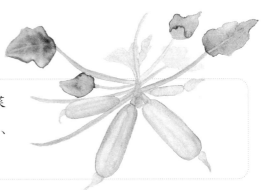

 生瓜的营养

含有蛋白质、糖类、B族维生素和钙、磷、铁等矿物质。

 中医性味与功效

中医学认为，生瓜性味甘、寒，归胃、肠经，有利小便、解热毒功效。《食物本草》云："主涤胃、消渴、清暑、益气。"

 临床应用

（1）热结胃肠和膀胱湿热、大便闭结、心烦。生瓜250克，切碎捣烂绞汁，调入1匙蜂蜜饮服，连用5天以上。

（2）醉酒。以醋调入鲜嫩生瓜内服。

（3）口疮或阴茎热疮。取生瓜去瓤，子阴干，焙为粉末，调入适量香油，涂口疮和阴茎热疮患处。若口疮伴有阴茎热疮或炎症，应去医院做详细检查；若疑为白塞病，则本验方只能作为辅助治疗。

注意事项

（1）《本草求真》说："瓜性甘寒，加以酱入，则寒反得下达。是以渴热之症，得此则消；肠胃之燥，得此则润。且其长于利口，而致口服不厌，则湿又得内积而成，而寒又得因是而生。故又戒其宜节，而不可以多食，以致病生于不测之中也。"

（2）生瓜性寒凉，脾胃虚寒者少食。

生瓜几种制品的药用知识

酱瓜制备

菜瓜剖成片，风晾半干，浸在酱缸里，多晒太阳，吃时取出洗净切条片。《齐民要术》说："凡瓜，于香酱中藏之亦佳。"指的也是酱瓜。

咸菜瓜

菜瓜去子洗净后，加盐腌在缸里，压上石头。出卤后起缸曝晒，全部晒干后装进蒲包，在三伏也能贮藏不坏。食用时用开水（凉水、温水也行）泡发，切丁油拌。制作时注意不可盖缸，否则易坏；其次曝晒时常遇阴天，要回卤，即锅中加水及少许盐，烧开后将腌瓜一片片烫浸一下再晒，便不容易坏。

糖醋瓜

简单的做法："稍瓜分二片，又横切作薄片，淡晒，姜丝、糖、醋拌匀，纳净坛内，十数日即可用。"

糟瓜

每2.5千克瓜用盐350克，和糟匀腌。10多天可取出，换好糟再腌，入瓮收藏。10天后即可取食。

冬瓜

利尿消肿、清热解毒、消痰，促进免疫功能

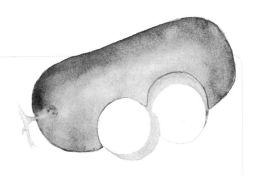

冬瓜为葫芦科植物冬瓜的果实。冬瓜经霜，遂生白衣，又名白瓜。冬瓜亦称水芝、枕瓜、蔬蓏等。冬瓜源于中国和东印度，并广泛分布于亚洲热带、亚热带及温带地区。

中国早在秦汉时期的《神农本草经》及三国时期的《广雅》中便已有关于冬瓜的记载。冬瓜于9世纪传入日本，16世纪传入欧洲后又传入美国、非洲。

 ## 冬瓜的种类

冬瓜按果实大小可分为小果型和大果型两类：小果型单个重2~5千克，果实扁圆或长圆，主要品种有北京一串铃、南京一窝蜂、台湾圆冬瓜等。大果型单个重10~20千克，果形短圆柱状，主要品种有广东青皮冬瓜、湖南粉皮冬瓜、上海白皮冬瓜等。

此外，按成熟的早晚还可分为早熟种和晚熟种，按果皮白蜡粉的有无可分为粉皮种和青皮种等。

 ## 冬瓜的营养

每百克冬瓜含水分96.6克，供热

量 11 千卡，含蛋白质 0.4 克、脂肪 0.2克、糖类 2.6 克、膳食纤维 0.7 克、维生素 A13 微克、胡萝卜素 80 微克、维生素 B_3 0.3 毫克、维生素 C18 毫克、钙 19 毫克、磷 12 毫克、钾 78 毫克、钠 1.8 毫克、镁 8 毫克、铁 0.2 毫克、锌 0.07 毫克、硒 0.22微克、铜 0.07 毫克、锰 0.03 毫克。

冬瓜还含蜡质、树脂等。

 ## 中医性味与功效

中医学认为，冬瓜性味甘、淡，凉，有利尿消肿、清热解毒、消痰功效。《滇南本草》说："治痰吼、气喘，姜汤下。又解远方瘴气，又治小儿惊风。""润肺、消热痰、止咳嗽、利小便。"《随息居饮食谱》说："清热、养胃生津、涤秽治烦、消痈行水，治胀满、泻痢霍乱，解鱼酒等毒。"孟诜《食疗本草》说："热者食之佳，冷者食之瘦人。"廖希雍《本草经疏》说："若虚寒肾冷、久病滑泄者，不得食。"

药理作用

（1）促进免疫作用。冬瓜热水提取物中的中性糖、糖醛酸等分子量较大的组份，对小鼠淋巴细胞及脾细胞致有丝分裂活性，并证明有无性系 B 细胞激活剂(PBA)

活性及佐剂活性。

（2）胰蛋白酶抑制作用[《生物化学与生物物理学报》1986，19（6）：485]。

（3）降血脂。冬瓜瓤中含葫芦巴碱、丙醇二酸等成分，能促进人体新陈代谢，抑制糖类转化为脂肪，防止体内脂肪堆积，有降血脂作用。而瓤内的冬瓜子中还含有皂苷、瓜氨酸等成分，也能有效降低血中脂肪和胆固醇含量。

 ## 临床应用

（1）利尿消肿

①冬瓜 1000 克、鲤鱼 1 条（约重250 克），不加盐煮食。

②冬瓜 1000~1500 克，加腊肉 250 克，炖烂服。

③冬瓜 1000~1500 克，加赤豆 50 克，同煮食。

（2）血尿、血淋。《名医类案》记："程沙随苦血淋，百药不效，偶阅《本草》，见冬瓜能治五淋，于是每日皆煮食，至七日而血淋止。"

（3）暑湿高热昏迷。冬瓜 500 克，连皮煎汤 1000 毫升，分数次服。同时急送医院诊治。

（4）肾炎、浮肿、小便不利。冬瓜皮、

西瓜皮、白茅根各 30 克，玉米须 20 克，赤小豆 150 克，加水煎服。或冬瓜汁 1 杯，调蜂蜜服。

（5）咳嗽。经霜冬瓜（连皮）200 克，水煎服，加蜂蜜调服。

（6）痢疾。冬瓜瓤，冰糖搅匀，炖后取汁服。

（7）妊娠水肿。冬瓜 1 个、赤小豆 120 克，加水炖烂，饮汁分服。或冬瓜 1 个，鲤鱼 1 条，不加盐，清炖后，食鱼饮汤。

（8）鱼蟹或河豚中毒。鲜冬瓜绞汁或捣汁，频饮。

（9）治小儿 1~5 个月大乍寒乍热、渴者。绞冬瓜汁，服之（《备急千金要方》）。

（10）治发背欲死者。冬瓜截去头合疮上；瓜当烂，截去更（再一次）合之（《补缺肘后方》）。

（11）治痔疮痛。以冬瓜汤洗（《经验方》）。

注意事项

（1）《食疗本草》说："欲得体瘦轻健者，则可食之，若要肥，则勿食也。"

（2）肾功能严重不良、患尿毒症者不宜多吃。因本品能降低肾小球滤过率，反而使尿素氮升高。

（3）过多食用于利尿，故过多地排出钾、钠、氯，从而容易引起酸碱平衡失调和电解质紊乱。

（4）阳气虚弱者少食，因有伤阳耗气作用。

冬瓜其他部分的药用知识

冬瓜子

冬瓜子又名白瓜子、冬瓜仁。每百克冬瓜子皂苷 0.68 克，并含有脂肪、尿酸、瓜氨酸等。

中医性味与功效： 中医学认为，冬瓜子性味甘、凉，有润肺化痰、清热消痈、利尿消肿功效。主治痰热咳嗽、肺痈、肠痈、淋病、水肿、脚气、痔疮、鼻面酒渣等症。《山东中医》介绍："治肾脏炎、尿道炎、小便不利、脚气、水肿。"《中国药植图鉴》说："罨痔疾肿痛，或洗涤。"

临床应用：

①肺脓疡：冬瓜子 15 克煎服，也可配伍桃仁、薏米、鱼腥草等中药同煎。

②男子白浊、女子白带：冬瓜子炒研末，每服 15 克，米汤调服。

③乳汁不下或乳汁少：冬瓜子 1 把，鲢鱼 1 条同煮，食鱼喝汤。

④慢性肾炎：冬瓜仁 25~50 克，水煎服，常用。

⑤ 咳嗽多痰：冬瓜子15克，红糖适量，捣烂，开水冲服。

冬瓜叶

中医性味与功效：中医学认为，冬瓜叶性寒。主治消渴、疟疾、泻痢、蜂蜇、肿毒。

临床应用：

①《本草纲目》记："焙研敷多年恶疮。"

②《随息居饮食谱》记："清暑。治疟疾、泄泻、止渴。"

③《海上名方》记："治积热泻痢，冬瓜叶嫩心，拖面煎饼食之。"

冬瓜皮

中医性味与功效：中医学认为，冬瓜皮性味甘，微寒，有利尿消肿功效。主治水肿、腹泻、痈肿。

临床应用：

①水肿：冬瓜皮30克煎饮，日1剂，肿消即止。因营养不良而致的虚肿慎用。

②咳嗽：冬瓜皮15克（要经霜的），蜂蜜少许，水煎服。

③巨大荨麻疹：冬瓜皮煎水，当茶喝。（江西赣州《草医草药简便验方汇编》）

冬瓜藤

中医性味与功效：中医学认为，冬瓜藤味苦，性寒。治肺热痰火、脱肛。

临床应用：

①肺热痰火：秋后齐根截断，插瓶中取汁服。一昼夜约500毫升，30毫升1次，日服3次《随息居饮食谱》。

②脱肛、疥疮：所搜集的丝瓜藤汁，外洗患处。

冬瓜瓤及冬瓜丝

中医性味与功效：中医学认为，冬瓜瓤及冬瓜丝性味甘、平，有清热、止渴、利水消肿功效。

临床应用：

①火药伤：冬瓜瓤，外敷（《广西中药志》）。

②水肿、烦渴、尿少：冬瓜白瓤水煎汁，淡饮之（《圣济总录》）。

丝瓜

止咳平喘、清热解毒、凉血止血，治急、慢性支气管炎

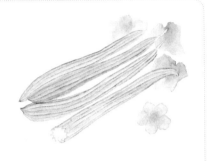

宋朝杜汝能（号北山）有《咏丝瓜》诗："寂寥篱户入泉声，不见山容亦自清。数日雨晴秋草长，丝瓜沿上瓦墙生。"

我故乡在嘉定钱门塘，这是一个小镇，沿河而建。记得我祖母经营的茶馆后面，沿河有个小院子，围着竹篱笆。盛夏夜晚，我喜欢在院里纳凉，坐在竹椅上，欣赏着篱笆上长着的丝瓜。那肥厚的丝叶自由自在地满篱笆铺展着，游龙般的藤头昂着尖细的吻，尽情地舒展、延伸，铺漫成一堵绿叶的墙。晚风吹过，绿墙泛起粼粼绿波，鹅黄色的小花悄悄地露出娇柔的笑脸。而长长的丝瓜总是躲在"绿衣裙"的后面，羞涩敢见人，像"犹抱琵琶半遮脸"女孩子。这是我童年的记忆，至今还十分清晰，令人神往。

1958 年后，我一直生活在南京，住在楼上，再也未见丝瓜生长的"倩影"。到了 20 世纪 90 年代，单位分给我一间"补差房"，在晓庄的职工居住区，是二楼。楼下人家沿墙种了丝瓜，丝瓜藤一直攀上了二楼。俗话说"东家墙根种丝瓜，西家院里开黄花"，而现在是"楼下人家种丝瓜，楼上人家看黄花"，重见的喜悦洋溢心头。

后来我又搬了家，在阳台上的花盆里种起了丝瓜，两枝瓜藤沿着绳子往上攀爬。一天早晨，我见一段瓜蔓从绳子上垂了下来，我顺手把它托起来，扶上去。我的手指触到了一根细细的触须，很快这触须就自动弯了起来，勾了我的手指，并绕了手指一周，似乎找到了"依赖"。我一下明白了，轻轻地把它移到绳上，它勾住了绳子，开始往上"爬"。这真是神奇的物性，向上的生命力，具有聪明的"慧心"。

为何命名丝瓜？是因为它老了后筋丝罗织，像人体的经络满布，故名。据说，丝瓜原产于印度，在元末朱震亨著的《本草衍义补遗》上初次介绍了丝瓜的治疗和应用。丝瓜的别名有天罗、绵瓜、布瓜、天络丝、洗锅罗瓜、天罗絮、纺线、缣瓜、

絮瓜、蛮瓜、天吊瓜、纯阳瓜、倒阳菜、鱼鲎、虞刺、菜瓜、水瓜、石切瓜、坭瓜、胜瓜、罗嗦等。这也从侧面说明，说明很多地方都有丝瓜，也受到很多人喜欢。

 ## 食用方法

丝瓜宜熟食，但亦有拌食。《救荒本草》记："采嫩瓜切碎煤熟，水浸淘净，油盐调食。"《群芳谱》说："嫩者煮熟加姜醋食。"丝瓜可配豆腐、肉片、虾皮、海米做汤。淮扬菜菱肉丝瓜、湘菜干贝丝瓜、川菜滚龙丝瓜都是地方名菜。

 ## 丝瓜的营养

每百克丝瓜含水分 94.3 克，供热量 20 千卡，含蛋白质 1.0 克、脂肪класс、糖类 4.2 克、膳食纤维 0.6 克、维生素 A15 微克、胡萝卜素 90 微克、维生素 C5 毫克、维生素 E0.22 毫克、钙 14 毫克、磷 29 毫克、钾 115 毫克、钠 2.6 毫克、镁 11.0 毫克、铁 0.4 毫克、锌 0.21 毫克、硒 0.86 微克等。

丝瓜另含皂苷、丝瓜苦味质、多量黏液、瓜氨酸等物质。

 ## 中医性味与功效

中医学认为，丝瓜性味甘、凉，无毒，有止咳平喘、清热解毒、凉血止血功效。

有肺热咳嗽、气喘、风热感冒、腮腺炎、痔疮出血、乳房非癌性肿块等症者均宜食。

干枯的丝瓜叫天骷髅，烧存性可治风虫牙痛，以末擦牙。

 ## 注意事项

黄宫绣《本草求真》指出"过服亦能滑肠作泄"。脾胃虚、慢性泄泻者不宜多食。

丝瓜其他部分的药用知识

丝瓜藤

中医性味与功效：丝瓜藤性味甘，微寒。

药理作用：丝瓜藤含有皂苷、植物黏液、木糖胶、脂肪、蛋白质、维生素 B 及维生素 C 等。经药理实验证实，丝瓜藤有明显的止咳祛痰作用。并对肺炎球菌、甲型链球菌、乙型溶血性链球菌、卡他球菌等均有抑菌作用。用治慢性气管炎、萎缩性鼻炎、慢性副鼻窦炎、腰膝四肢麻木等。

临床应用：

曾用治慢性支气管炎，干丝瓜藤

150~250克，切碎浸泡后加水煮半小时，滤过，药渣加水再煮20分钟，两次煎液合拌，加糖再煮15分钟。每次服50毫升，日服2~3次，每日1剂，连服10~15剂。又如治疗萎缩性鼻炎、慢性副鼻窦炎：丝瓜藤100克、猪瘦肉50克，加水煮汤，适当调味。每日1剂，连服7~10日为1疗程，也可经常服食。

将丝瓜藤离根3~4尺处剪断，近根的下端插入瓶中，即可见鲜汁滴入瓶内，一天约500毫升量。用治急慢性支气管炎，每次30毫升，每日饮服3次，坚持服15天以上。对于偏热性痰稠带黄、舌苔薄黄者更适合。

丝瓜叶

丝瓜叶宜于嫩发时采用。

中医性味与功效：丝瓜叶性味苦、酸，微寒，有清热解毒、止咳祛痰、清暑、止血功效。可用治痈疽、疔肿、疥癣、蛇咬、烫火伤等。《广州植物志》记："捣烂，治痈疽和小儿夏月皮肤病，有消肿退炎之效。"《摄生众妙方》记：治虫癣，清晨采露水丝瓜叶擦患处。《闽南民间草药》介绍：治妇人血崩，丝瓜叶炒黑研末，每次用5~10克，酒冲服之。

药理作用：丝瓜叶含皂苷。药理实验表明，丝瓜叶或全草的水提取物（煎剂时宜加酒精除去沉淀物），可明显降低乙酰

胆碱对离体豚鼠回肠的收缩作用，对组织胺的作用也有相似影响，但较弱。煎剂对回肠则有轻度兴奋作用，但对离体子宫有非常显著的兴奋作用。可见，孕妇不宜使用丝瓜叶煎剂。丝瓜叶中所含的皂苷，有止咳祛痰作用。

 临床应用

临床应用：我曾用新鲜丝瓜叶，洗净搓碎后在局部摩擦，治疗神经性皮炎，直至局部发红、见隐血为止。每7天1次，2次为1个疗程。一般用2个疗程后逐步见效。

丝瓜花

在夏季开花时采取。

丝瓜花的营养：丝瓜花中含谷氨酰胺、天冬氨酸、精氨酸、天门冬素，而雌花的含量要比雄花多。相反，赖氨酸、丙氨酸含量以雄花为多。

中医性味与功效：丝瓜花性味甘、微苦而寒，有清热解毒功效。用治肺热咳嗽、咽痛、鼻窦炎、疔疮、痔疮。《滇南本草》记：治肺热咳嗽、喘息气促。以丝瓜花、蜂蜜煎服。

临床应用：我一般用量花15~20克、蜂蜜1汤匙，可随症加减。凡对花粉过敏者忌。治疗副鼻窦炎，也可用丝瓜花15克水煎服，坚持5~7天。

丝瓜络

陆游的《老学庵笔记》写道："丝瓜涤砚磨洗，余渍皆尽，而不损砚。"我想，这里的丝瓜指的是丝瓜络。丝瓜络又名丝瓜网、丝瓜壳、瓜络、天罗线、丝瓜筋、丝瓜瓤、千层楼等。其成分含有多缩木糖及纤维素，可能还含有甘露聚糖、半乳聚糖及木质素等。

中医性味与功效：中医学认为，丝瓜络性味甘、平，有通经活络、清热化痰功效。治疗胸胁疼痛、腹痛、腰痛、睾丸肿痛、肺热痰咳、妇女经闭、乳汁不通、痈肿、痔漏。丝瓜络炭能止血，治便血、血崩。《本草便读》曰："丝瓜络，入经络，解邪热。热除则风去，络中津液不致结合而为痰，变成肿毒诸症，故云解毒。"

药理作用：

①抗菌作用：本品煎剂和乙醇浸液对甲型链球菌、乙型链球菌和肺炎双球菌有抑制作用，对后者抑制作用较强。

②镇咳等作用：丝瓜络水煎剂、鲜汁的甲醇提取物均有一定镇咳、祛痰、平喘作用。

临床应用：我曾用丝瓜络治疗急性乳腺炎，丝瓜络焙干研末，取15克，调入白酒25毫升中，调匀顿服，也可分2~3次服，一般用5次左右可见效。也可将药

汁用纱布浸湿，敷于患乳处，每24小时更换1次，有退热解毒消肿作用。此方法在农村比较实用，若较为严重有脓肿现象，宜及时去医院乳腺科诊治。还见有外敷丝瓜络灰（用50%乙醇少许调成糊状）外治带状疱疹，尚无实践体会。

丝瓜子

丝瓜子为成熟丝瓜的种子，亦名乌牛子。

丝瓜子的营养：丝瓜子含有脂肪酸23.5%~38.9%，主要含有亚油酸、棕榈酸、硬脂酸、油酸等的甘油酯，以及磷脂、角鲨烯、α－菠菜甾醇等。丝瓜子另含有蛋白质、糖类等。

药理作用：药理试验证实，丝瓜子具有轻泻作用。这与《南宁市药物志》所说"通大便"符合。但要注意，粤丝瓜种子具峻泻作用，剂量为7~10颗种子粉，若服15~20颗就可致呕吐、腹泻；30~40颗可致严重腹泻，用时一定要注意。其通便之有效成分为喷瓜素。由此，亦用来驱蛔虫，用黑色丝瓜子（白色无效）的仁，于空腹时嚼食，或捣烂后装入胶囊服，每日1次。成人取丝瓜子仁40~50粒，儿童约30粒，连服2日。注意不包括丝瓜子的外壳。

瓠瓜

利尿、清热、止渴、除烦

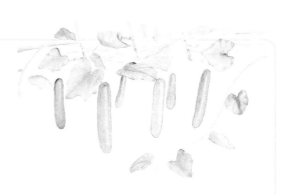

　　瓠瓜为葫芦科葫芦属一年生蔓性草本植物。本种为葫芦，细腰大腹。葫芦有几个变种，瓠瓜是其中一个，又称扁蒲、葫子、瓠条、夜开花。瓠瓜呈长圆筒形，绿白色，幼嫩时密生白软毛，其后渐消失，为夏季重要蔬菜之一。中国自古栽培瓠瓜，相关文字记载始于《诗经》，我国南北皆有生产。良种有浙江草蒲、济南长蒲、江西南丰甜葫芦、台湾牛腿蒲等。药用的是葫芦的瓢壳，中医处方中称为蒲壳。

 食用方法

　　瓠瓜肉色洁白，质地柔嫩，宜于做汤，味道清爽淡泊。做汤时如冬瓜，可与豆腐、蚕豆瓣、香菇、粉丝等配用，也可配以猪肉片、银鱼干、或淡菜、海米，还可与肉类一同红烧，或与鱼片白烧。民间也有将瓠瓜刨成丝后和入面粉，制成煎饼的做法。

　　古代有将瓠瓜做脯、做酱、做蜜饯等记载，宋代以前就有名馔瓠瓜羹。

 瓠瓜的营养

　　每百克瓠瓜含水分 94.9 克左右，供热量约 18 千卡，含蛋白质约 0.8 克、脂肪约 0.2 克、糖类约 3.8 克（含葡萄糖及

多缩戊糖）、膳食纤维约 0.6 克、维生素 A5 微克、胡萝卜素 30 微克、维生素 C 约 6 毫克、维生素 E0.34 毫克、钙 15 毫克、磷 17 毫克、钾 92 毫克、钠 5.0 毫克、镁约 9 毫克、铁约 0.3 毫克、锌约 0.12 毫克、硒 0.28 微克。

如果在吃瓠瓜时发现其味苦，可能是含有糖苷结构化合物，容易引起中毒，不宜再吃。

中医性味与功效

中医学认为，瓠瓜味甘，性寒而滑，具有利水、清热、止渴、除烦等功效。种子有润肠消炎作用。

临床应用

（1）腹胀水肿（包括肝病、黄疸、腹水，肾炎或心脏病水肿晚期，血吸虫病腹水等）。瓠瓜 50~100 克，冬瓜皮、西瓜皮各 50 克，水煎代茶饮。每日 1 剂，连服 15 天以上，配合药物治疗。也可加茵陈 15 克，利胆消黄。

（2）高血压、烦热口渴、肝炎黄疸、尿路结石。以瓠瓜捣烂，取汁 1 杯（约 200~250 毫升），加蜂蜜 1 匙，调和饮服。每日服 2 次，连饮服 7~14 天。

（3）阑尾炎。瓠瓜子、大血藤、繁缕各 30 克，加水煎服。每日 2 剂，连服 3 日，若无效及时去医院诊治。

（4）便秘。瓠瓜子 30 克、火麻仁 15 克、海藻 30 克，水煎服。每日 1 剂，连服 3~5 天。适用肠燥便秘，老年人便秘，一般习惯性便秘。

南瓜

补中益气、消炎止痛、解毒杀虫，降脂，降糖

南瓜为葫芦科南瓜属一年生草本植物。南瓜又称番瓜、倭瓜、饭瓜、麦瓜、番南瓜、北瓜、金冬瓜、伏瓜、金瓜、饭瓜、老缅瓜、窝瓜、番蒲等。南瓜起源于中南美洲，16 世纪传入欧洲，后传入亚洲。南瓜主要分布在中国、印度、马来西亚、日本等地。明代李时珍《本草纲目》已有栽培南瓜的记载。

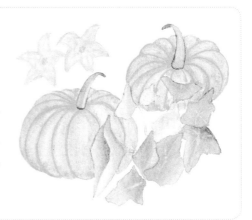

 ## 南瓜的种类

南瓜按果实的形状分为圆南瓜和长南瓜两个变种。圆南瓜，果实扁圆或圆形，果面多有纵沟或瘤状突起，果实深绿色，有黄色斑纹。名品有湖北柿饼南瓜、甘肃磨盘南瓜、广东盒瓜、台湾木瓜形南瓜等。长南瓜，果实长形，头部膨大，果皮绿色，有黄色花纹。名品有山东长南瓜、浙江十姐妹、江苏牛腿番瓜等。

 ## 南瓜的营养

每百克南瓜含水分 93.5 克，供热量 22 千卡，含蛋白质 0.7 克、脂肪 0.1 克、糖类 5.3 克、膳食纤维 0.8 克、维生

素 A148 微克、胡萝卜素 890 微克、维生素 $B_3$0.4 毫克、维生素 C8 毫克、维生素 E0.36 毫克、钙 16 毫克、磷 24 毫克、钾 145 毫克、钠 0.8 毫克、锌 0.14 毫克、硒 0.46 微克、铜 0.03 毫克、锰 0.08 毫克。南瓜另含瓜氨酸 20.9 毫克，还含精氨酸、天门冬素、葫芦巴碱、腺嘌呤、戊聚糖、甘露醇等。

 ## 中医性味与功效

中医学认为，南瓜性味甘、温，归脾、胃经，有补中益气、消炎止痛、解毒杀虫功效。《随息居饮食谱》记："早收者嫩，可充馔，甘温，耐饥，同羊肉食则壅气。晚收者甘凉，补中益气，蒸食味同番薯，既可代粮救荒，亦可和粉做饼饵，蜜渍充果实。""解鸦片毒，生南瓜，捣汁频灌。戒鸦片瘾，宜用南瓜蒸熟多食，永无后患。枪子入肉，南瓜瓤敷之即出。晚收南瓜，浸盐卤中备用，亦良。胎气不固，南瓜蒂火煅存性，研，糯米汤下。虚劳内热，秋后将南瓜藤齐根剪断，插瓶内取汁服。"《中国药植图鉴》认为，煮熟用纸敷贴干性肋膜炎、肋间神经痛患处，有消炎止痛作用。

 ## 药理作用

（1）柑皮症。连续吃南瓜两个月以上，则皮肤可出现黄染现象，医学上称为柑皮症。原因是南瓜含有丰富的胡萝卜素，进食过多后，胡萝卜素未经变化而随汗排泄，使皮肤角质素的脂肪黄染所致，对健康没有危害。一般在停食南瓜 2~3 个月后，黄染现象即可逐渐消退。

（2）降糖、降胆固醇。日本北海道有一个以南瓜为主食的农村，村中几乎无患糖尿病者。南瓜低糖、低热量，而且富含果胶。果胶与淀粉类食物混合后，会提高胃内容物黏度，从而推迟在胃内的排空，果胶会延缓肠道对营养物质的消化吸收，从而控制饭后血糖的升高。重症糖尿病患者食用南瓜，还可以解决挨饿问题。南瓜多糖控糖有效。南瓜的果胶还能和体内过剩的胆固醇粘结在一起，降低其血液中的含量，防止动脉粥样硬化。

（3）促进溃疡愈合。果胶能保护胃肠黏膜，促进溃疡愈合。

（4）解毒作用。南瓜能减少亚硝酸盐的致癌性，增强肝的抗毒性和再生能力，也起到抵御环境中毒物的作用。其所含甘露醇能通便排毒。

临床应用

（1）烫火伤。生南瓜，捣汁外敷。

（2）鸦片中毒。生南瓜捣汁，频频灌肠。

（3）肺痈。南瓜500克、牛肉260克，煮熟食之（勿加盐、油）。连续服数次后，则服六味地黄汤5~6剂，忌服肥腻（《岭南草药志》）。

（4）糖尿病。常吃蒸南瓜，或用南瓜干粉冲服，宜在医生指导下进行，因过多食用也有增加血糖的可能。

（5）蛔虫症。南瓜生食，成人每次500克，儿童250克，2小时后可再服泻剂，连服2天。

（6）误吞农药（如乐果）中毒。用生南瓜瓤、生萝卜片等量，捣烂绞汁灌服，可立即催吐，且能解毒。此方曾治愈2例面色改变、手足厥冷的中毒患者，但经此法急救后，即应按一般有机磷农药中毒常规治疗（资料来源：福建省崇安县）。

 注意事项

（1）《本草纲目》："多食发脚气、黄疸。"

（2）《本草求真》："凡人素患脚气，与此最属不宜，食则湿生气壅，黄疸湿痹，

用此与羊肉同食，则病尤为剧迫。"

 南瓜其他部分的药用知识

南瓜子

南瓜子又名南瓜仁、白瓜子、金瓜子等。

南瓜子的营养： 每百克南瓜子（炒）含水分4.1克，供热量574千卡，含蛋白质36.0克、脂肪46.1克、糖类7.9克、膳食纤维4.1克、维生素$B_1$0.08毫克、维生素$B_2$3.3毫克、维生素E27.28毫克、钙37毫克、钾672毫克、钠15.8毫克、镁376毫克、铁6.5毫克、锌7.12毫克、硒27.03微克、铜1.44毫克、锰3.85毫克。

南瓜子所含脂肪油的主要成分为亚麻仁油酸、油酸、硬脂酸等的甘油酯。南瓜子另含南瓜子碱、南瓜氨基酸、葫芦巴碱、腺嘌呤、精氨酸、天门冬素等。

中医的性味与功效： 南瓜子性味甘、平。

药理作用：

①抗血吸虫病：药理实验证实，南瓜子有遏制血吸虫在动物体内向肝脏移行的作用。防治血吸虫病的有效成分为一种水溶性物质，即南瓜子氨酸。南瓜子对幼虫的抑制作用，主要在性发育期前；在宿主肝内能杀灭部分幼虫，表现为炎性反应及

虫体的退化性变化。南瓜子氨酸不能杀灭成虫，但能使虫体萎缩、生殖器官退化、子宫内虫卵减少。

②驱绦虫、蛔虫：蚯蚓实验法证明，南瓜子乙醇提取物有驱绦虫作用。40%南瓜子粉煮液和30%瓜子提取物在体外对牛肉绦虫和猪肉绦虫的中段及后段均有麻痹作用。

③有毒副作用：小鼠以南瓜子浓缩剂2~10克/千克灌胃并无毒性，但口服4克，对肝、肺、肾等可产生暂时性病理损害，使肝内糖原减少和脂肪增加。南瓜子氨酸使肝细胞呈轻度萎缩，肝内有少量脂肪浸润，停药后则迅速恢复正常，以大量南瓜子氨酸给小鼠口服或腹腔注射，可使动物兴奋狂躁，而猪和猫则表现安静，但可见呼吸加快，血压升高。对离体兔肠有抑制作用。

临床应用：

①驱蛔：南瓜子煎服或炒熟吃，儿童一般每周用30~60克，于早晨空腹时服5~7天。另法：南瓜子（去壳留仁）30~60克，研碎，加开水、蜜或糖调成糊状，空腹服（《闽东本草》）。成人每次吃生南瓜子250克以上，连服2次。

②驱绦虫：生南瓜子仁60克研烂，加冷开水调成乳剂，空腹时服，可以加白糖及蜂蜜调服。儿童剂量减半。另法以种子压油，取服15~30滴（《中药的药理与应用》）。

③急慢性血吸虫病：急性感染时服南瓜子粉剂。每日240克，体重在20千克以下者服半量，20~25千克者服全量的三分之二，疗程为30天。慢性血吸虫病治疗时，可服去油粉剂。每日240~300克，10岁以下服半量，10~16岁服三分之二量，30天为1个疗程。另法：南瓜子炒黄，研细末，每日60克，分2次加白糖开水冲服，以15日为1个疗程（《验方选集》）。但用南瓜子治疗晚期血吸虫病病例时应慎重，并密切注意观察，个别病例在治疗过程中出现黄疸及肝性昏迷，故宜在医生指导观察下进行，最好是住院治疗。

④催乳：产后乳汁分泌较少，每次用生南瓜子15~20克，去壳取仁，用纱布包裹捣成泥状，加开水适量和服（亦可加入少许豆油或食糖搅拌）。早晚空腹各服1次，一般连服3~5天即可见效。如将南瓜子仁炒熟吃或者煮粥吃则无效。另有一产妇35岁，产后几十日，乳汁渐渐减少，不敷喂养，补充营养及服药都不见效。后用南瓜子25克，去壳取仁，捣碎如泥，加糖或熟肉搅拌，早晚空腹各服1次。以此法服用，3日后，乳汁即见增多。此后一直到断乳，乳汁未见缺乏。

⑤百日咳：南瓜子瓦上炙焦，研细粉，

赤砂糖汤调服少许，1日数回（《江西中医药》1953年3月）。

⑥小儿咽喉痛：南瓜子（不用水洗，晒干）用冰糖煎汤，每日服5~10克（《国医导报》1941年3月）。

⑦营养不良、面色萎黄：经常以南瓜子和花生仁、核桃仁同服，不限量（《四川中药志》）。

⑧内痔：南瓜子1千克，煎水熏之。每日2次，连熏数日（《岭南草药志》）。

⑨前列腺肥大、尿频：安徽省铜陵市体委韩光在《退休生活》第4期撰文说，他患前列腺大10多年，尿流变细，排尿前要站立10分钟左右才能出尿，并滴沥不尽。近年寒冷，常夜尿7~8次，曾服用大量中西药，效果不佳，医生建议动手术。他得一单方：每天吃一两炒南瓜子，当零食经常吃点，未定时，也未定量，效果已胜过药效。后来，夜尿只有2~3次了。白瓜子也同样有效。在临床诊疗中，我们介绍10多例患者试用本法观察疗效，都有一定效果。

⑩产后手脚水肿、糖尿病：南瓜子30克，炒熟，水煎服。

注意事项：

①南瓜子过多服食，可引起脘腹气滞、腹胀。

②南瓜子是高钾低钠食物，在服用保钾利尿药时，或服用过多而尿量不多的情况下，注意血钾变化，谨防出现高血钾症。

南瓜叶

南瓜叶宜于夏秋采收，其所含叶绿素为天然食用色素。

临床应用：

①治风火痢：南瓜叶（去叶柄）7~8片，水煎，加食盐少许服之，5~6次即可（《闽东本草》）。

②小儿疳疾：南瓜叶500克，研末（晒干），每次用20克，蒸猪肝服。

③治刀伤：南瓜叶，晒干研末，敷伤口。

④牛皮癣：鲜南瓜叶捣烂或外搓。

南瓜花

于6~7月开花时采集。

中医性味与功效：中医学认为，南瓜花性凉，有清湿热、消肿毒功效。治黄疸、痢疾、咳嗽、痈疽、肿毒。

临床应用：我们以南瓜花疏肝解郁调理月经有效；或以南瓜子壳与花同泡饮，也有效果。

南瓜须

南瓜须又名南瓜蔓，为南瓜茎上的卷须。

临床应用：南瓜须可治妇人乳缩（即

乳头缩入乳内），剧烈疼痛。南瓜须一握，加食盐少许杵烂，用开水泡服。治前应经医生检查，排除乳腺癌等疾病，在医生观察下应用本法，无效则停。

南瓜根

中医性味与功效：南瓜根性味平、淡，无毒，有利湿热功效。可通乳汁，治一切热淋、黄疸、痢疾。

临床应用：

①湿热黄疸：南瓜根炖黄牛肉服（《重庆草药》）。一般南瓜根250克、黄牛肉300克。

②便秘：南瓜根45克，浓煎灌肠（《闽东本草》）。

南瓜蒂

秋季采老熟的南瓜切取瓜蒂，晒干备用。凡瓜熟皆蒂落，唯南瓜，其蒂坚牢不可脱，取其意，而用于安胎、保胎。

临床应用：

①保胎：黄牛鼻1条（煅灰存性）、南瓜蒂30克，煎汤服（《本草纲目拾遗》"神妙汤"）。我曾见老中医戚景如先生用过本方，有效。现在应该注意，若选用本方前应做妇产科检查诊治，本法只能在医生指导下进行。

②疔疮、烫伤：南瓜蒂晒干烧灰存性，研末，以麻油或茶油调搽。

③对口疮：南瓜蒂烧灰，调茶油涂患处，连涂至痊愈为止（《岭南草药志》）。

④一般溃疡：南瓜蒂烧炭研末，香油调匀，涂敷患处（《徐州单方验方新医疗法选编》）。

⑤浮肿、腹水、小便不利：南瓜蒂烧灰存性，研末，温水送服。每次1~2克，1日3次。

⑥胎动不安：南瓜蒂3~5个，水煎。一日2次分服。或南瓜蒂1个、莲蓬蒂2个，烧灰存性研末，开水送服。

南瓜藤

南瓜藤又名番瓜藤、盘肠草，一般在夏秋季采收。

中医性味与功效：中医学认为，南瓜藤性味甘、苦，微寒，无毒，有清肺、和胃、通络功效。用治肺结核低热、胃痛等。

临床应用：

①虚劳内热：将秋后南瓜藤齐根剪断插瓶内，取汁饮（《随息居饮食谱》）。临床试治，每昼夜可取汁约500毫升，可代茶饮。连饮5~7天。

②胃痛：南瓜藤汁，冲红酒服（《闽东本草》）。临床应用时，每次饮汁25毫升，葡萄酒15毫升，调匀温服。日服2次。空腹饮效果比餐后服好。

③烫伤：南瓜藤汁涂伤处，1日数次（《福建中医药杂志》1957年2月）。

南瓜瓤

南瓜腔内之果瓤去子。

中医功效：主要外用，治烫伤、创伤等。

临床应用：

①烫火伤：伏天收老南瓜瓤连子装入瓶内，愈久愈佳，凡遇烫火伤者，以此敷之（《慈航活人书》）。20世纪50年代，我曾见广春堂中药店用本方治疗烫火伤有效。现思之，在治疗后，还应去医院进一步诊治，避免烫火伤引起之并发症。本方只用于局部轻度的烫火伤。

②枪子入肉：南瓜瓤敷之，晚收南瓜，浸盐卤中备用（《随息居饮食谱》）。另法：南瓜瓤（去籽）、蓖麻子各30克，蛬虫10个，加桐油捣烂外敷，10个小时后可拔弹片。

③治打伤眼球：南瓜瓤，捣敷伤眼，连敷12小时左右（《岭南草药志》）。若眼伤较重，一定先去医院诊治。

④鼠咬伤：南瓜瓤，捣烂外敷。

北瓜（桃南瓜）

北瓜形似小南瓜，皮色红黄而润滑，花木商店有售。

临床应用：

①哮喘：北瓜切碎，加麦芽糖（饴糖）适量，煮烂后取汁，然后加生姜汁（以北瓜500克加姜汁50克）搅匀。每次服1匙，开水温服。寒性哮喘疗效好。

②妇人乳头破裂疼痛：北瓜蒂，烧存性，研末，香油调搽。

黄瓜

清热解毒、利水、解烦渴，抗肿瘤

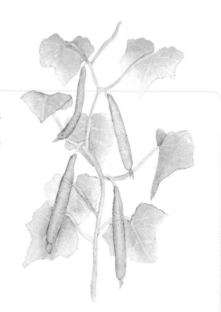

　　宋代诗人陆游写过一首《瓜》："白苣黄瓜上市稀，盘中顿觉有光辉。时清闾里俱安业，殊胜周人咏采薇。"由此诗可见，当时黄瓜很稀罕，很宝贵。

　　黄瓜是西汉时从西域引进的，故又称胡瓜，后因避讳而称黄瓜。黄瓜是烹调我国居民家常菜的主要食材，如"炝黄瓜皮、黄瓜拌海蜇、溜瓜条、药鼓黄瓜"。黄瓜还可配肚丝、鸡丝、鸡鸭胗丝、蛋皮丝等做出很多凉菜来。《扬州志》说，这种乳黄瓜是张骞通西域时带回的种子，在扬州落户已经1800多年了。由于黄瓜水分多，印度人、俄罗斯人都拿它当水果吃，俄罗斯人常吃腌黄瓜，甚至用它来当下酒菜喝伏特加。

 黄瓜的营养

　　每百克黄瓜含水分95.8克，供热量15千卡，含蛋白质0.8克、脂肪0.2克、糖类2.9克、膳食纤维0.5克、维生素A15微克、胡萝卜素90微克、维生素C9毫克、维生素E0.49毫克、钙24毫克、磷24毫克、钾102毫克、钠4.9毫克、镁15毫克等。

　　黄瓜含葡萄糖、鼠李糖、半乳糖、甘露糖、木糖、果糖等。黄瓜还含芸香苷、异槲皮苷、精氨酸的葡萄糖苷等苷类，以及咖啡酸、绿原酸等酸性物质。黄瓜头部多含苦味成分，如葫芦素 A、葫芦素 B、葫芦素 C、葫芦素 D。黄瓜子含脂肪油，其中油酸占 58.49%、亚油酸占 22.29%、棕榈酸占 6.79%、硬脂酸占 3.72%。

中医性味与功效

中医学认为，黄瓜性味甘、凉，归脾、胃、大肠经。《滇南本草》记："解疮癣热毒，消烦渴。"黄宫绣《本草求真》述："咽喉肿痛，用此入药，以为吹消。杖疮火眼，用此纳硝刮粉，以为点茶。烫火灼伤，用此捣碎入瓶，取水以为刷敷。水病肚胀，用此连子醋煮，空心以为投服。小儿热痢，用此投蜜，以为投治，皆取其甘寒解毒之意。"北方坐卧炕床，多吃黄瓜以解火毒。

临床应用

（1）减肥作用。鲜黄瓜中的丙酮酸可抑制糖类物质转变为脂肪。

（2）抗肿瘤作用。黄瓜所含的葫芦素 C 有抗肿瘤作用，且无副作用。

（3）去皱、护肤。黄瓜汁能舒展皱纹，

若以牛奶同煮后再涂，皮肤会光洁白皙。也可以鲜嫩黄瓜切片后涂搽面部。

（4）治疗癫痫。黄瓜藤 50 克，水煎代茶饮，有助于控制癫痫发作。对此，临床有过报道，亦见于《上海常用中草药》。

（5）治疗高血压。黄瓜藤 100 克，水煎服。每日 1 剂，坚持服 15 天以上。有降压作用。

（6）治疗咽喉肿痛、扁桃体炎、咽喉炎。制备黄瓜霜：黄瓜 1 只（也可增加），明矾适量。将黄瓜顶上切开一口，留原皮作盖，挖去内瓤及种子，将明矾塞在黄瓜内，塞满为止。再将切开的皮盖上，用竹签钉牢，取一网袋，将黄瓜挂阴凉处透风。经过 10 天至半月，黄瓜外皮即不断冒出白霜，以洁净之毛笔或棉花刷下，放瓶中备用。应用时将霜吹送至患部，每日 2~3 次。

（7）止咳平喘，治疗急、慢性支气管炎。取黄瓜藤汁：将黄瓜藤在离地 1 寸许处折断，以其下端放入瓶内，流满 1 瓶（500 毫升）约需一昼夜时间，保存备用。每次 30 毫升，日服 3 次。

（8）治心动过速。动物实验表明，黄瓜藤具有直接扩张血管和减慢心率的作用，亦适合心动过速者饮用。

苦瓜

清暑涤热、明目、解毒，降糖，调节免疫功能，抗菌，抗生育，抗肿瘤，堕胎

每到烈日炎炎，广州的街巷中就会响起"饮凉茶，苦瓜干，菊花雪梨银花露呀"的叫卖声。这是一些老年人的记忆。

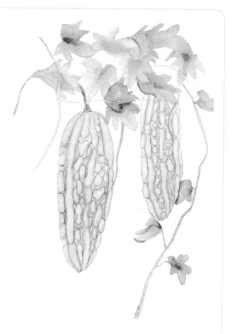

苦瓜不是我国原产，其祖籍在中南半岛或东印度群岛，也有专家认为它来自印度。根据文献记述，苦瓜大约在南宋就已传入我国，先由陆路经缅甸进入云南，逐渐北移，约15世纪时分布到河南一带。明代朱橚的《救荒本草》已经描述了河南开封地区有苦瓜这种野生植物，时间应该在1406年（明代永乐年间）以前。稍后的《滇南本草》中就有对苦瓜功效的描述："味苦，性寒。入心脾肺三经。除邪热，解劳乏，清、心、明目。泻六经实火，清暑益气，止烦渴。"这没有一个较长时间的应用、分析，是总结不出来的。

苦瓜属于葫芦科苦瓜属。为何叫苦瓜？《本草纲目》解释，苦以味名；瓜及荔枝、葡萄，皆以实及茎叶粗似得名。因其果实外壳具钝形不整齐之瘤状突起，故又名癞瓜。各地关于苦瓜的别名很多，如《群芳谱》叫"红姑娘"（苦瓜的子是红的），《广州植物志》叫凉瓜，《泉州本草》叫"红羊"，《闽产录异》称"金荔枝"，还有"锦荔枝""癞葡萄"等名称。《广东新语》称"菩达"，香港叫"菩提瓜"，还有称"天荔枝"，日本称为"蔓荔枝"。

食用方法

苦瓜入菜始见于明代《救荒本草》，"内有红瓤，味甜。采荔枝黄熟者吃瓤"。《农政全书》记："南中人甚食此物，不止于瓤。实青时采者，或生食与瓜同用名苦瓜也。"《岭南杂记》述："闽广皆以为常馔……俱食其青者，或腌作菹，或灌肉其内，或以炒肉。"《学圃杂疏》说："不知闽广人以（苦瓜）为至宝。去实用其皮肉煮。肉味殊苦，广人亦为凉。多子，京师种摘而自供食。往在泉州遍地植之，名曰苦瓜，形稍长于此种。"这说明北京也有苦瓜。《本草纲目》亦记："与人以煮肉，及盐酱充蔬，苦涩有青气。"说苦瓜还可以作酱菜。王士雄《随息居饮食谱》说："苦瓜青则苦寒涤热，明目清心，可酱可腌。鲜时烧肉失瀹去苦味，虽盛夏而肉汁能凝。"由此可知，苦瓜做菜，先是在我国南方流行，以后逐渐北徙，明代洪武、永乐间已分布中原，约在嘉靖年间传到北京。苦瓜在烹饪上常用炒、煎、烧、焖之法成菜，也可蒸、酿或做汤等，既可做主料，也可做配料，或单独成菜。如广东的煎酿苦瓜、苦瓜牛肉、虾胶酿苦瓜、苦瓜焖黄鱼，四川的干煸苦瓜、扳指苦瓜，湖南的苦瓜酿肉、干菜苦瓜炒肉丝、煎苦瓜，台湾的苦瓜封，香港的苦瓜三鲜煲，还有苦瓜烧田鸡、苦瓜烧肉、苦瓜排骨汤等。

苦瓜的营养

每百克苦瓜含水分 93.4 克，供热量 19 千卡，含蛋白质 1.0 克、脂肪 0.1 克、糖类 4.9 克、膳食纤维 1.4 克、维生素 A17 微克、胡萝卜素 100 微克、维生素 C56 毫克、维生素 E0.85 毫克、钙 14 毫克、磷 35 毫克、钾 256 毫克、钠 2.5 毫克、镁 18 毫克、铁 0.7 毫克、锌 0.36 毫克、硒 0.36 微克等。

苦瓜还含有以下成分：

（1）苦瓜苷、5-羟基色胺、苦瓜凝集素、α-苦瓜素、β-苦瓜素、苦瓜抑制剂（MCI），以及核糖体失活蛋白（RIP）、苦瓜免疫缺陷病毒 I 型抑制剂（VIH-1）等多种苦瓜种仁蛋白。

（2）苦瓜素苷类。从鲜苦瓜干燥并脱脂后的乙醇提取物中得到为四环三萜型葫芦苦瓜素类化合物，已分离得到 3 个单体，即苦瓜素苷 F1、苦瓜素 I、苦瓜素 II 和苦瓜素苷 G。

（3）胡萝卜甾醇。首次从苦瓜中得到，其结构为 β-谷甾醇 -3-0-β-D-吡喃葡萄糖苷。

（4）抗生育活性成分。在鲜苦瓜压榨汁中，运用 EAE-纤维素柱层析和超速离心技术分离得到一个分子量为 34000 的均一植物蛋白，收率约为 0.005%。经鉴定为单一多肽链键碱性蛋白，具有抗精子正常发育作用。

（5）植物胰岛素。用醇、醚、纯碱等从新鲜苦瓜中粗提，再经 siphdexG-50 分离纯化，冷冻干燥得到 2.5% 白色植物胰岛素精品。

 ## 中医性味与功效

中医学认为，苦瓜性味苦、寒，归心、脾、胃经，有清暑涤热、明目、解毒功效。

 ## 药理作用

（1）降低血糖的作用。作用方式与甲苯磺丁脲相似而较强。分析苦瓜中的降糖成分有多种，主要为萜类、植物甾醇、甾体类和肽类。从苦瓜中提取的植物胰岛素对动物的血糖有显著降低作用。该物与胰岛素放免结合率平均为 100 微克/毫克。特别有意义的是弥补了动物和人工合成胰岛素在治疗胰岛素 IDDM 时口服给药问题的不足［《预防医学情报杂志》1996，12（1）：18］。

（2）对免疫功能有影响。苦瓜原汁和苦瓜提取液对正常小鼠的血清血凝抗体滴度、血清溶菌酶含量和白细胞吞噬活性，分别从体液免疫和细胞免疫两个方面反映了非特异性免疫功能。苦瓜原汁和苦瓜提取液对小鼠的非特异性免疫功能有明显增强作用。同时，因提高小鼠血清血凝抗体滴度效价，而能促进体液免疫功能。但是，另一些实验研究，又说明苦瓜素的免疫抑制活性作用，苦瓜素对小鼠腺细胞由于伴刀豆球蛋白植物凝集素和脂多糖的存在而产生的促有丝分裂和由此而引起的溶解淋巴细胞的反应被显著地抑制。另外，苦瓜素可以显著推迟抑制迟发性过敏反应。

（3）抗菌作用。苦瓜提取液对革兰阳性球菌（金黄色葡萄球菌、表皮葡萄球菌）、革兰阴性杆菌（大肠埃希菌、铜绿假单胞菌、痢疾杆菌、肺炎杆菌、产气杆菌、阴沟杆菌、伤寒杆菌等）、革兰阳性杆菌（枯草杆菌）等具有抗菌作用。

（4）抗生育作用。鲜苦瓜汁具有较强抗生育活性，能使雄鼠睾丸缩小，曲细精管生精上皮细胞受损，细胞内 RNA 含量减少。

（5）苦瓜素有堕胎作用。苦瓜素能引起怀孕小鼠的早期和中期流产。实验观察，妊娠大鼠灌服苦瓜浆汁（约 10 毫升/千克），对大多数动物均表现毒性。故在吃苦瓜过程中，应注意副作用。苦瓜核糖体失活蛋白（RIP）和苦瓜素在本质上是同一的，因此同样具有抗肿瘤及堕胎作用。

（6）抗肿瘤作用。苦瓜种仁提取物具有抗肿瘤作用，有效成分为 α-苦瓜素和 β-苦瓜素，核糖体失活蛋白。有报道，苦瓜子富含的核糖体失活蛋白、α-苦瓜子蛋白通过作用于核糖体核糖核酸，干扰肝癌细胞蛋白质合成，抑制肿瘤生长。可选择成熟变黄的苦瓜，将苦瓜子去壳炒熟，磨成粉用水送服，每次 30 克左右（或 2 茶匙），1 周 2 次。1977 年第 2 期《肿瘤防治研究》报道：用苦瓜全植株浸出液治淋巴细胞性白血病。

美国研究发现，苦瓜汁除能调节胰腺 β 细胞分泌胰岛素，还能预防胰腺癌，苦瓜会干扰癌细胞代谢葡萄糖，让癌细胞没有"食物"可吃，癌细胞失去能量就会凋亡。

更令人感兴趣的是，科学家在苦瓜中发现的一种具有生理活性的蛋白质。将这种蛋白质注射到患淋巴癌的生物体内，淋巴癌竟能消失。可能是这种活性蛋白质提高了机体免疫功能，促使免疫细胞去消灭癌细胞。

（7）避孕作用。印度尼西亚的科学家发现苦瓜中有避孕功效的物质，已经通过试验，取得满意的效果。

 临床应用

（1）治疗糖尿病。苦瓜在印度民间用以治疗糖尿病，有效成分是一种名为多肽-P 的物质，对糖尿病治疗效果可与胰岛素相比。治疗效果与患者个体情况很有关系，即患病时间长短、并发症出现的多少、病情轻重、年龄、饮食习惯、有无家族史等。当然，这一效果还应进一步观察分析，但也不宜去否定其作用，应使其不断完善，真正作为糖尿病治疗的食疗措施。我曾以山药合苦瓜为主制订糖尿病患者的保健食谱，也让患者吃胰脏（猪或其他动物）炒苦瓜，均见到降糖作用，血糖水平较稳定。《新中医》《大众医学》《解放军日报》均有报道。

（2）预防暑热可常吃苦瓜。《福建中草药》介绍，治痢疾：用鲜苦瓜捣烂绞汁 1 杯，开水冲服。治夏季烦热口渴，用鲜苦瓜 1 个，剖开去瓤，切碎，水煎服。

 注意事项

（1）《滇南本草》："脾胃虚寒者，食之令人吐泻腹痛。"

（2）育龄男性不宜吃。

苦瓜其他部分的药用知识

苦瓜子

苦瓜里面的瓜子，外包红瓤味甜。每百克苦瓜子含水分8.6克、无机盐21.8克、纤维素19.5克、糖类16.4克、脂肪酸31.0克（内含丁酸1.8%、棕榈酸2.8%、硬脂酸21.7%，油酸30.0%，α－桐酸43.7%）。另含苦瓜素。

苦瓜叶

夏、秋采收。新鲜叶含苦瓜素、喷瓜素。喷瓜素有两种异构体，β－喷瓜素为峻烈的水性致泻剂，不溶于水，微溶于醇，味甚苦。曾用治肾炎水肿患者，但剂量不宜过大（一般在20~30克），应用次数不能太多（连续服用不超过5天，可以间隔1周后再用）。将叶捣烂外治疗疮肿毒。李承祜《药用植物学》介绍："治胃痛、下痢、驱虫。"《福州台江验方汇集》记，"治鹅掌风，先用苦瓜叶煎汤洗，后以米糠油涂之"。蜈蚣叮咬，用鲜苦瓜叶捣烂外敷。

苦瓜花

苦瓜花苦寒，无毒，有清热解毒、舒肝理气功效。用治肝胃气痛，可泡饮代茶。《闽南民间草药》介绍："治急性痢疾，取鲜苦瓜花12个，捣烂取汁，和蜜适量。赤痢加入红曲3克，白痢加入六一散10克，开水冲服。"

苦瓜根

秋后可收。苦瓜根性味苦、寒，有清热解毒功效。《众集验方》介绍：痢疾腹痛，滞下黏液，苦瓜根、冰糖各60克，加水炖服。江西《草药手册》介绍：大便带血，鲜苦瓜根120克，水煎服。治风火牙痛，苦瓜根捣烂敷于下关穴。治疗疮，苦瓜根研末调蜂蜜敷。

苦瓜藤

性味苦、寒，无毒，功同苦瓜根。治红白痢疾，用苦瓜藤50克，红痢煎水服，白痢煎酒服。

荠菜

和脾、利水、止血、明目，降压，治疗乳糜血尿，有类似麦角作用，增强宫缩

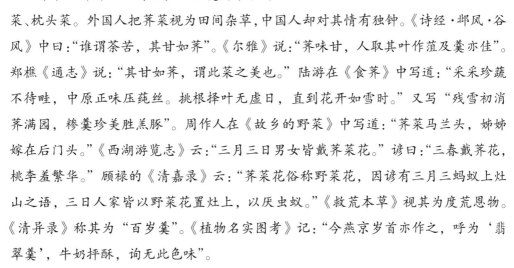

南宋词人辛弃疾《鹧鸪天》写道："城中桃李愁风雨，春在溪头荠菜花。"芬芳的桃李经不起风吹雨打，而白色的荠菜花则在春雨后开满了溪头。

我生于农村小镇。童年，每当春光明媚、暖风和畅的时节，我常随母亲去村头、田野里挖荠菜，然后包荠菜肉馅的馄饨吃，味道鲜美。亦常吃荠菜豆腐汤。

荠菜以济济而生得名，又名菱角菜、野菜、枕头菜。外国人把荠菜视为田间杂草，中国人却对其情有独钟。《诗经·邶风·谷风》中曰："谁谓茶苦，其甘如荠"。《尔雅》说："荠味甘，人取其叶作菹及羹亦佳"。郑樵《通志》说："其甘如荠，谓此菜之美也。"陆游在《食荠》中写道："采采珍蔬不待畦，中原正味压莼丝。挑根择叶无虚日，直到花开如雪时。"又写"残雪初消荠满园，糁羹珍美胜羔豚"。周作人在《故乡的野菜》中写道："荠菜马兰头，姊姊嫁在后门头。"《西湖游览志》云："三月三日男女皆戴荠菜花。"谚曰："三春戴荠花，桃李羞繁华。"顾禄的《清嘉录》云："荠菜花俗称野菜花，因谚有三月三蚂蚁上灶山之语，三日人家皆以野菜花置灶上，以厌虫蚁。"《救荒本草》视其为度荒恩物。《清异录》称其为"百岁羹"。《植物名实图考》记："今燕京岁首亦作之，呼为'翡翠羹'，牛奶抖酥，询无此色味"。

荠菜的种类

江南水乡的荠菜多见3种：最常见的是摊叶荠菜，锯齿形的细小叶片紧紧贴在地面上，一棵棵呈圆形；米栖荠菜则叶片蓬勃向上，每片叶子异化成羽毛状，拳拳弯曲，像小小的绿色绒球；第三种荠菜叶边上的锯齿形状已消失，像光溜溜的小菠菜叶一样。大片荠菜开放着小白花，看去宛若遍地碎银。

荠菜作肴，有名的有荠菜冬笋山鸡片、荠菜鸡丝、荠菜炒冬笋、荠菜鱼卷、荠菜丸子、荠菜炒肉丝、荠菜豆腐羹等。

荠菜豆腐汤，传说是名医扁鹊常吃的食方，有补虚益胃、利肝明目、降压止血、清热散血等功效。适宜于高血压、动脉粥样硬化、眼底出血、支气管扩张、咯血、尿血患者服食。荠菜煎鸡蛋能清肝明目、补益脾胃，适用于肝虚有热、眩晕头痛或目昏眼干等情况。

 ## 荠菜的营养

荠菜含蛋白质、脂肪、糖、膳食纤维、无机盐、维生素类。每500克荠菜含钙1680~2100毫克，含磷292~365毫克，维生素C220~275毫克。荠菜还含有草酸、酒石酸、苹果酸、丙酮酸、对氨基苯磺酸及延胡索酸等有机酸；含精氨酸、天冬氨酸、脯氨酸等氨基酸；含蔗糖、山梨糖、乳糖、氨基葡萄糖、山梨糖醇、甘露糖醇等糖分。还有胆碱、乙酰胆碱、黄酮类、芸香苷、橙皮苷等。

 ## 中医性味与功效

中医学认为，荠菜甘、淡，凉，入肝经，有明目、和脾、止血、利水的功效。《本草纲目》记："明目,益胃"。《南宁市药物志》述："治乳糜尿。"《广西中药志》认为："健胃消食，化积滞。"还能利尿、止血。

药理作用

（1）降压作用。荠菜的醇提取物及全草均能使犬、猫、兔、鼠的血压产生一过性下降，并且不被阿托品拮抗。

（2）扩张血管。荠菜全草对在位犬心及离体豚鼠心脏的冠状血管有扩张作用，醇提取物对犬的下肢血管也有扩张作用。

（3）增强宫缩。荠菜具有类似麦角的作用，其浸膏试用于动物的离体子宫或肠道，使之均呈显著收缩。荠菜能缩短出血及凝血时间，荠菜酸为有效的止血成分。

（4）凝血、止血。荠菜能使气管与小肠平滑肌收缩。对人工发热的兔略有退热作用。荠菜煎剂或流浸膏挥发液给犬静脉注射均能兴奋呼吸。还能加速应激性溃疡的愈合，并能利尿通淋消肿。

 临床应用

（1）痢疾。荠菜 100 克，水煎顿服。夹血者，拌红糖调服。

（2）乳糜血尿。荠菜 100 克，水煎，代茶频饮。或荠菜花 50 克，水煎，代茶饮。

（3）前列腺术后尿血。南京某老教授，前列腺增生，在我院手术切除前列腺，术后一直有血尿，西医无法解决。中医用姑息治疗法，每日用荠菜烧汤饮服，尿液方可转清。其居室中堆满荠菜花，曰"救命药"。

（4）月经过多、崩漏不止。鲜荠菜 150 克（荠菜花 50 克）、猪瘦肉 100~150 克，烧荠菜肉丝汤做菜。频食有止血作用。可以荠菜与墨鱼（乌贼鱼）同做菜肴，也有止崩漏及治月经过多作用。可连用二三周期。

（5）高血压，肝阳上亢、肝火上炎的眼底出血。可用荠菜 150 克，水煎后其汁代茶饮。或以荠菜花 25 克，水煎代茶饮，连饮 1 周以上。复查，不愈可重复用。

马兰头

清热解毒、凉血止血、利尿消肿，外治乳腺炎、疔疮肿毒

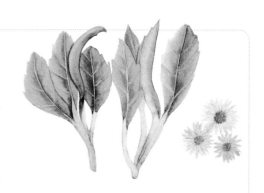

　　宋代诗人陆游在《戏咏园中春草》诗中写道："离离幽草自成丛，过眼儿童采撷空。不知马兰入晨俎，何以燕麦摇春风？"明人又有一首五言古风："马兰不择地，丛生遍原麓。碧叶绿紫茎，二月春雨足。呼儿竟采撷，盈筐更盈掬。微汤涌蟹眼，辛去甘自复。吴盐点轻膏，异器共韭熟。物俭人不争，因得骋所欲。不闻胶西守，饱餐赋杞菊。洵美草木滋，可以废粱肉。"诗歌生动地介绍了马兰头的形态、生态、采集、烹饪、滋味，并发出评价乃至感慨，一目了然。

　　马兰，早春即有，田埂、路边、堤畔都有生长。《本草纲目》载："其叶似兰而大，其花似菊而紫，故名紫菊。"我家乡嘉定又称马兰头为红梗菜，其根茎呈紫红色。清初，顾景星在《野菜赞》中写道："马兰丹，多泽生。叶如菊而尖长，左右齿各五；花亦如菊而单瓣，青色。盐汤沦过，干藏蒸食，又可做馒馅。生捣治蛇咬。"

食用方法

　　《救荒本草》记载："采嫩苗炒熟，新汲水浸去辛味，淘洗净，油盐调食。"袁枚《随园食单》云："摘取嫩者，醋合笋拌食。"我家的吃法：取嫩叶开水烫过捞出，再以清水漂洗去除苦味，然后炒食、凉拌或与肉丝等做汤吃。南京"马兰松"菜：用马兰头 500 克、熟火腿 40 克、熟鸡肉 75 克、熟开洋*25 克，白糖 5 克、味精 1 克、食盐 1 克。马兰头用开水烫熟，冷后切碎；

————————

* 开洋：是江浙一带的吴语方言，指的是腌制晒干后的虾仁干，有提鲜调味之用。其他地区也将其称为"海米""金钩"等。

再将火腿、鸡肉等切成小丁，与马兰头一起，加麻油、白糖、味精等拌匀可食。

马兰头的营养

马兰头富含营养，每百克含蛋白质 2.4 克、脂肪 0.4 克、糖类 4.6 克、膳食纤维 1.6 克、维生素 A340 微克、胡萝卜素 2040 微克、维生素 C26 毫克、维生素 E0.72 毫克、钙 67 毫克、磷 38 毫克、钾 285 毫克、钠 15.2 毫克、镁 14 毫克、铁 2.4 毫克、锌 0.87 毫克、硒 0.75 毫克等。

马兰头全草还含挥发油，油中含有乙酸龙脑酯、甲酸龙脑酯、酚类、倍半萜烯、二聚戊烯等。

中医性味与功效

中医学认为，马兰头性味辛、凉，有清热解毒、凉血止血（故又名散血草）、利尿消肿功效。张山雷《本草正义》说："马兰，最解热毒，能专入血分，止血凉血尤其专长。凡温热之邪，深入营分，及痈疡血热、腐溃等证，允为专药。内服外敷，其用甚广，亦清热解毒之要品也。"《中国医学大辞典》述："马兰根露，辛凉无毒，散结清热，破宿血，治痔疮。马兰膏，治小儿红赤游风丹毒，并治大人丹毒。或湿热伏于经络腿面，不红不肿，疼痛异常，

病者只觉热，他人按之极冷者，方用马兰，不拘多少，无叶取根，清水洗去泥，捣绞取汁，外搽，干则再抹。"《四川中草药志》介绍："消食积饱胀及胸结气胀，除湿热，利小便，退热，止咳嗽，解毒，治蛇伤。"

临床应用

（1）肺结核咯血。马兰头 200 克，与猪肺炖食（猪肺约 250 克）。每日 1 剂，一般服食 5 天后，咯血止。另有补益肺气作用，治村民多人均有效。

（2）胃、十二指肠壶腹部溃疡。马兰头 100 克水煎代茶饮，连用 30 天，有清胃消炎杀菌的作用。患者张某，原有幽门螺杆菌，连吃马兰头 3 个月，复查已在正常范围。

（3）急性咽喉炎、扁桃体炎、上呼吸道感染、急性眼结膜炎、口腔溃疡、牙周炎等炎性病症。马兰头 200 克水煎代茶饮，天天喝，坚持 7 天以上。若已用药，本法亦可作为辅助治疗，增强疗效。

（4）功能性子宫出血、月经过多、崩漏不止。除药物治疗外，用马兰头、荠菜花各 100 克，水煎代茶饮，有辅治作用。

（5）痢疾脓血便、痔疮出血。马兰头、荠菜花、槐花各 100 克，水煎代茶饮。连服 5~7 天。

（6）尿路感染、尿长期隐血或血尿。马兰头、荠菜花各 100 克，猪血或鸭血 100 克，加水煮汤吃。每日 1 剂，连用 7 天。

菊花脑

疏风散热、平肝明目、清热解毒、调中开胃、凉血抗菌

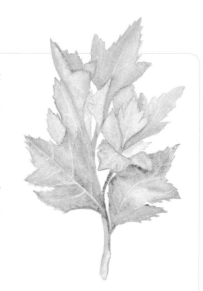

　　菊花脑为菊科植物某种菊花之嫩茎叶。菊本作鞠。鞠，穷也。月令九月，菊有黄华，华事至此而穷，故而得名。菊的别名有菊花郎、野菊、菊花头、女华菊花叶、凉蒿菜、菊脑等。

　　李时珍说："菊，花可蔬，叶可啜，花可饵，根食可药。囊之可枕，酿之可饮。自本至末，罔不有功。宜乎前贤比之君子，神农立为上品，隐士采入酒罍，骚人餐其落英。"晋朝傅玄《菊赋》曰："服之者长寿，食之者通神。"唐代元结《菊谱记》认为："在药品是良药，在蔬菜为佳蔬。"《神农本草经》述："甘菊花，气味苦平无毒。主诸风、头眩肿痛、目欲脱泪出、皮肤死肌、恶风湿痹。久服利血气，轻身，耐老，延年。"

　　我到南京（1958年）前，还不知有"菊花脑"可吃。南京人爱吃菊花脑，还有个传说，太平天国时期，曾国藩率清兵攻打当时的天京（即南京）。太平军被困城中，弹尽粮绝，寻找野草渡难，发现了菊花脑。

 食用方法

　　在南京，菊花脑烹调方法简单，无非是拌、炒、做汤，间有做馅者。查阅文献得知菊花脑食用方法还是多种多样的。

　　（1）菊花酒。《唐书·李适传》说："凡天子飨会游豫，唯宰相及学士得从。秋登慈恩浮屠，献菊花酒称寿。"李峤有诗"延年菊花酒"，李适的"菊蕊落香醪"，张说的"菊酒携山客"，杜甫的"杯迎露菊新"，许浑的"秋摘黄花露酒浓"，等等。可见很多人品过菊花酒。

（2）菊花茶。"二朵菊花一撮茶，清心明目有寿加。"《仙经》有烹菊花茶法："或用甘菊晒干，密封收藏，简取一撮，如烹茶法烹之，谓之菊汤，暑月大能消渴。""睡多须借菊花茶"，菊花茶有解乏提神的作用。饮菊花茶之风大概盛行于宋代，如孙志举诗："妍暖春风荡物华，初回午梦颇思茶。难寻北苑浮香雪，且就东篱撷嫩芽。"文保雍《菊谱》说："茎细花黄叶又纤，清香浓烈味还甘。祛风偏重山泉渍，自古南阳有菊潭。"明代《五杂组》所记的一种烹菊花茶法较为特殊："又菊蕊将绽时，以蜡涂其口，俟过时摘以入汤，则蜡化而花茁，馨香酷烈，尤奇品也。"

（3）菊花羹。陶弘景注《尔雅》时提及："叶可作羹而食之为真。"司马光的《晚食菊羹》诗云："采撷授厨人，烹瀹调甘酸。毋令姜桂多，失彼真味完。"

（4）菊花饭。宋代林浩在《山家清供》中提及："紫茎黄色菊英，以甘草汤和少许焯过，候粟饭稍熟同煮，久食可明目延龄。"

（5）菊花饼。《仙经》记："或用净花，拌糖霜捣成膏饼食，亦甚清雅。"《岭南杂录》记："小榄之菊花饼，中含菊花，较之杏仁饼尤为美味；菊花肉丸风味亦殊不俗，非他处所可比拟者也。"小榄在广东中山县，有60年办一度菊花会的习俗。1979年曾举办过一次，盛会空前，侨胞和港澳同胞接踵而至，蜂拥赴会。

此外，菊花还可制作菊花粥、菊花肉、菊花鱼球、瓢菊花、菊花鲈鱼羹等佳肴，美不胜收。

菊花脑的营养

菊花脑含氨基酸、维生素 B_1、菊苷、腺嘌呤、胆碱、挥发油、黄酮苷等。药理研究表明，菊花脑有广谱抗菌作用，对葡萄球菌、链球菌、绿脓杆菌、人型结核杆菌、流感病毒及皮肤真菌在体内均有抑制作用。

中医性味与功效

中医学认为，菊花脑性味甘、辛，凉，有疏风清热、平肝明目、清热解毒、调中开胃、凉血等功效。《神农本草经》将菊花脑列为上品，曰："甘菊花，气味苦平无毒。主诸风，头眩肿痛，目欲脱泪出，皮肤死肌，恶风湿痹。久服利血气，轻身，耐老，延年。"王士雄《随息居饮食谱》记："清利头目，养血息风，消疔肿。"黄钰《本经便读》曰："平肝疏肺，清上焦之邪热，治目驱风，益阴滋肾。"

 临床应用

（1）高血压、肝阳上亢、肝风内动、头昏眩晕。以菊花脑（连茎）50克，煮水喝。天天喝，不少于15天。有清爽头目、轻度降压作用。

（2）冠心病或伴心绞痛。菊花脑100克（连茎），水浓煎，频饮。连饮15天以上，用以保健和辅助治疗。药理研究证实，菊花制剂明显扩张冠状动脉，增加冠脉血流量。大量试验还表明，菊花制剂对刺激中枢神经引起的缺铁性心电图S-T段降低有

减轻作用。要纠正心肌缺血，至少连食3个月以上，作为辅助措施，减轻临床症状。

（3）疮疖、天疱疮、痱子、疱疹、皮肤病、化脓性炎症、脚湿气、皮肤瘙痒、湿烂或化脓。用菊花全草100克，煎水内服，"药渣"揉烂外敷患处，也可用菊花脑煎液洗涤患处，每日3~4次，有止痒，清热解毒、消炎作用。

（4）杀虫。民间用野菊烧烟熏蚊子。《荆楚岁时记》中说："（夏至）是日取菊为花，以止小麦蠹。可作农药。"《西湖游览志余》上说："立冬日以各色香草及菊花、金银花煎汤沐浴，为之扫疥。"疥为疥癣致病菌寄生于人体皮肤所引起，即疥疮。

（5）菊花枕可疏风清热、平肝明目。适用于高血压患者，可减轻头昏眼花等不适症状。

灰灰菜

去湿解毒、杀虫，易引起"光照性藜性皮炎"

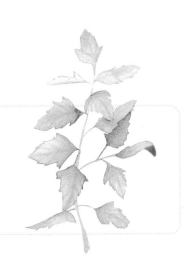

灰灰菜是藜种植物小藜的全草，又名灰藋、灰藜、灰苋、灰条菜、粉仔菜、白藜等。食用灰灰菜应在春夏采嫩茎叶，先用开水烫过，再用清水泡数小时，然后炒食或做汤。

 ## 灰灰菜的营养

灰灰菜含蛋白质、糖类、膳食纤维。每百克灰灰菜含胡萝卜素 6.33 微克、维生素 C167 毫克、维生素 $B_2$0.34 毫克。

灰灰菜还含卟啉质、齐墩果酸、β-谷甾醇。花序含阿魏酸、香荚酸；叶含草酸盐；根含甜菜碱、氨基酸、甾醇、油脂等。

 ## 中医性味与功效

中医学认为，灰灰菜性味甘、苦，凉，有祛湿、解毒、杀虫功效。《医林纂要》说："去湿热。"《中药大辞典》记："藜可供食用，也可作饲料和药用。"《本草纲目》说："煎汤，洗虫疮，漱齿匿，捣烂，涂诸虫伤，去癜风。"《中国沙漠地区药用植物》："杀虫止痒，除湿热，利水。"

 药理作用

灰灰菜对呼吸有麻痹作用，对心脏亦有麻痹作用，并能扩张血管，引起降压。

 临床应用

（1）疮毒。以茎叶，捣烂外敷。

（2）周身瘙痒和皮肤湿疹。用灰苋60克煎水洗患处。

（3）预防和治疗高血压。灰菜全草阴干后，水煎代茶。每日约用15克。

（4）痢疾腹泻。灰菜全草50克，煎水服。

（5）毒蛇咬伤。灰菜茎叶适量，捣烂外敷，并及时送医院进一步诊治。

（6）龋齿。鲜灰菜适量，水煎漱口。

 临床应用

（1）食量过多后，若经日光强烈照射，可引起浮肿及皮肤出血等剧烈反应，这种情况被称为"光照性藜性皮炎"或"藜日光皮炎"。一旦发生这种情况，应及时送医院救治。

（2）灰灰菜与地肤子相似，但叶有不同。灰灰菜叶尖有刺，叶阔，边缘有少数锯齿状缺刻，地肤子叶互生，叶片卵状披针，形成狭披针形。采摘时应注意鉴别，地肤子是中药草。

香椿

清热解毒、健胃理气、杀虫，抗菌治痢

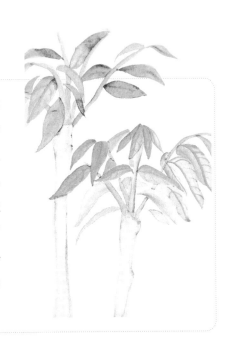

香椿为楝科楝属多年生落叶乔木香椿树的嫩芽。庄子曾言：大椿，以八千岁为春秋；又因加气味熏香而名。香椿古称杶、木薰，又称椿芽、香椿头、椿菜、椿木叶、春尖叶、椿花、红椿等。

中国是世界上唯一以香椿入馔的国家，安徽的太和香椿殊为著名。椿树通常清明前后开始萌芽，早春大量上市。因品质不同，可分为青芽和红芽两种，青芽青绿色，质好香味浓，是供食用的重要品种；红芽红褐色，质粗，香味稍逊。

 食用方法

我国食用香椿的记载最早见于汉代。古人认为，香椿"嫩芽瀹食，消风祛毒"。据《素食说略》说："香椿以开水焯过，用香油、盐拌食为最佳；与豆腐同拌，亦佳，清香而馥。"据《花木考》载："采椿芽食之以当蔬，亦有点茶者，其初苗时甚珍之。"有的地方把采收来的椿芽晒干，磨成粉，加入适量的调料，留到冬季食用。或把新鲜的椿芽晒半干，层层撒盐腌渍，待入冬再吃，食之也很有风味。四川的"烘椿芽蛋"就是以香椿为食材的名菜，山西也有用椿芽拌面粉蒸食的饮食风俗。香椿也可炒肉片，炒肉丝，各具风味。

香椿的营养

每百克香椿含水分 84 克、蛋白质 5.7~9.8 克、脂肪 0.4~1.0 克、糖类 4~7.2 克、维生素 C56~115 微克，比番茄高 5~10 倍。

中医性味与功效

中医学认为，香椿性味甘、平，有清热解毒、健胃理气、杀虫功效。《新修本草》说："主洗疮疥风疽。"《陆川本草》说："健胃，止血，消炎，杀虫。治子宫炎，肠炎，痢疾，尿道炎。"

药理作用

香椿煎剂对金黄色葡萄球菌、肺炎球菌、伤寒杆菌、副伤寒杆菌、绿脓杆菌、大肠埃希菌等都有抑制作用。

临床应用

（1）赤白痢疾。椿叶 60~120 克，酌加水煎服（《福建民间草药》）。

（2）唇疔。香椿叶捣烂,和酒饮之(《岭南采药录》)。

（3）小儿头生白秃、发不生出。椿、楸、桃叶心取汁敷之（《肘后备急方》）。

（4）漆疮。椿尖叶 1000 克,煎水外洗,做协同治疗。

（5）疮痈肿毒。鲜椿叶、大蒜等量,加食盐少许，共同捣烂，敷于患处。

香椿其他部分的药用知识

香椿子

中医性味与功效:香椿子是香椿果实,中医学认为其性温,味辛苦,无毒,有祛风、散寒、镇痛功效。可治疗风寒外感，心胃气痛、风湿关节疼痛、疝气等病症。

临床应用:

①风湿性关节炎:香椿子炖猪肉或羊肉服，一般"子"用 15 克，"肉"用 100 克（《四川中药志》）。

②疝气痛:香椿子 15 克水煎服（《湖南药物志》）。

③痔漏:香椿子,饴糖,蒸服。一般"子"用 15 克,饴糖 10 克（《贵州中医验方》）。

椿白皮

椿白皮即楝科植物香椿的树皮，又名香椿皮。

椿白皮的营养：椿白皮含脂肪油，（包括软脂酸，硬脂酸及油酸的甘油酯等）、蜡醇、植物甾醇、转化糖、结晶性苦味质、鞣质、皂苷及一种羟基香豆素苷类。

中医性味与功效：椿白皮性味苦涩而凉，有除热、燥湿、涩肠、止血、杀虫功效。用治久泻久痢、肠风便血、崩漏带下、遗精、白浊、疳积、蛔虫、疮癣等病症。孟诜《食疗本草》曰："治女子血崩及产后血不止，月信来多，亦止赤带下，疗小儿疳疾。"《四川常用中草药》说："能发表、透麻疹。"徐州市《单方验方新医疗法选编》介绍：治胃及十二指肠溃疡，香椿树根皮20克，水煎服。

注意事项：因其性偏苦寒。缪希雍《本草经疏》指出："脾胃虚寒者不可用，崩带属肾家真阴虚者亦忌之，以其徒燥故也。"凡带下积气未尽者亦不宜使用。

金针菜

利湿热、宽胸膈、利尿止血、下乳，治咯血、呕血、痔血、忧郁

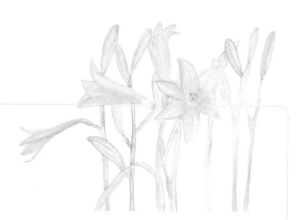

金针菜是百合科植物萱草的花蕾，别名萱草花、黄花菜、萱萼、宜男花。古语云"欲忘人之忧则赠之"，故又名忘忧。

 食用方法

金针菜在我国自古食用，唐宋之间已有"萱草面"供应。干品经浸泡发后，可用炒、熘、烩、烧、煮等方法烹制成菜。金针菜可用作主料，但大多用作配料，如金针菜红烧鸡、木樨肉、金针肉圆、金针云耳蒸鸡、黄花烧鱼等。若与香菇、冬笋、肉丝、鸡蛋等烧汤，则味更鲜美。

 金针菜的营养

每百克鲜金针菜含水分 40.3 克，供热量 199 千卡，含蛋白质 19.4 克、脂肪 1.4 克、糖类 34.9 克、膳食纤维 7.7 克、维生素 A307 微克、胡萝卜素 1940 微克、

维生素 B₃9.1 毫克、维生素 C10 毫克、维生素 E0.92 毫克、钙 301 毫克、磷 216 毫克、钾 610 毫克、钠 59.2 毫克、镁 85 毫克、铁 8.1 毫克、锌 3.99 毫克、硒 4.29 微克、铜 0.37 毫克、锰 1.21 毫克。

另外，野金针菜根含有 5 种蒽醌化合物，有副作用。

中医性味与功效

中医学认为，金针菜性味甘、凉，干品无毒，有利湿热、宽胸膈、利尿、止血、下乳等功效。王士雄《随息居饮食谱》说："甘平利膈，清热养心，解忧释忿，醒酒除黄，荤素宜之，与病无忌。"张山雷《本草正义》说，萱草为凉降之品，专于清热利水。张景岳用治带浊，《日华子诸家本草》用治小便赤涩、身体烦热。我在临床上的体会：其适合用治肝郁气滞、情志不畅、气火上升、夜少安寐者。

临床应用

（1）产后乳汁不下。金针菜炒猪瘦肉，坚持食用 3~5 天。

（2）乳腺炎急性期。金针菜鲜品捣烂外敷。

（3）咯血、呕血。配服药物外，用金针菜 50~100 克，用水煎服。每日 1 剂代茶饮。

（4）内痔出血。金针菜 25 克水煎，加红糖 1 匙。早饭前 1 小时服，连用 5~7 天。

（5）忧郁症。配合用药，用金针菜 25 克、金针菜根 10 克，水煎服。每日 1 剂，分 3 次服。

（6）牙痛。金针菜 25 克，煎水频饮。

（7）夜盲。金针菜 50 克，煎水代茶饮。连服 15 天。

注意事项

金针菜不宜鲜食，鲜菜中含有秋水仙碱，进入人体后被氧化成二秋水仙碱从而产生剧毒，该毒会使人出现咽干、胃烧灼感、恶心呕吐、腹痛、腹泻等症状，严重的可发生便血、血尿或尿闭。秋水仙碱高温下也难以彻底分解。因此，尽量不吃鲜品。但在产地有鲜品卖，有人想吃一定要先浸泡在热水中 1 小时以上，使秋水仙碱尽量多地溶解到水中排除，烹饪时用旺火烧熟透，然后少量食用，一有副作用，立即停服，并及时送医就诊。

金针菜根的药用知识

金针菜根亦名萱草根，有清热解毒、利尿消肿及疏肝解郁、滋补强壮的功效。治黄疸型肝炎，以金针菜根30克，水煎服，连服15天，黄疸退后可继续服食。腰部扭伤或挫伤，金针菜根30克，水煎后，兑酒饮服。

曾见报道，血吸虫病中、晚期，粪检虫卵孵化毛蚴阳性者，以金针菜根焙燥研成细粉，做成丸剂。每服3克，日服2次，有的连服14日，症状好转，食欲增进，复查大便转为阴性。但要注意此根研末久服，容易蓄积中毒。

治忧愁太过、郁郁不乐、洒淅寒热、痰气不清。《医醇賸义》用萱草忘忧汤治疗，由于方中用药较多，家用不便，但遇忧郁症者，除服药治疗外，可经常吃金针菜或以金针菜根煎水喝，作为辅助治疗。

秋水仙碱制剂是治疗痛风、高尿酸血症的主要药物，我在治疗痛风与高尿酸血症过程中配服金针菜及萱草根，观察对控制痛风发作及降低尿酸均有较好的效果。

苜蓿

利大肠、安中和胃、舒筋活络，升高高密度脂蛋白胆固醇

关于苜蓿，陆游曾有两句动听的诗句："野馈每思羹苜蓿"，"苜蓿何妨日满盘"。可见诗人对苜蓿的喜爱之深。

一般认为，苜蓿是西汉时从西域引入我国的。《史记·大宛列传》记："宛……俗嗜酒，马嗜苜蓿，汉使取其实来，于是天子始种苜蓿。"《述异记》也说："张骞苜蓿园在洛阳中。苜蓿本胡中菜，骞使于西域得之。"但也有认为汉武帝以前我国就已经食用苜蓿了。《西京杂记》记："苜蓿，一名十不风。时人或谓之光风，风在其间萧萧然，日照其花有光彩，故名。"《尔雅》中记有"牧蓿"，这些记载均在西汉初期，由此可认为中国之苜蓿在汉武帝以前就有了。

 苜蓿的种类

苜蓿属豆科草本植物，分布广阔，在欧、亚、非三大洲都有，约有65个品种，我国也有7种，较著名的有紫苜蓿和南苜蓿两种。紫苜蓿生于旷野和田间，根茎发达。恩格斯在《自然辩证法》中说："苜蓿的根可以深到表土以下约40米，有的根系范围可达几公里。"有蔓茎或无茎，直立或匍匐，光滑多分枝，叶片倒卵状长圆形。托叶大，花梗由叶腋抽出。主要分布在我国长江流域以北，是动物的主要饲料。在某些春荒时节，人们亦将苜蓿作为填腹主食。在陕西的八百里秦川，苜蓿很受人喜欢，曾有"关中妇女有三爱，丈夫、棉花、苜蓿菜"的俗语。南苜蓿分布在我

国中部、南部及长江流域下游，为一年或二年生草本植物。在我家乡上海一带种的是南苜蓿、黄花苜蓿、紫花苜蓿等，亦叫草头、金花菜。

葡萄糖苷、L-半乳庚酮糖。花含花色素苷、飞燕草素、锦葵花素。花中挥发油的主要成分有芳樟醇、月桂烯、柠檬烯等。南苜蓿中的胡萝卜素较丰富。

 ## 食用方法

上海的汤酱草头、生煸草头，陕西的香苜蓿肉，都是有名的苜蓿菜肴。我的故乡嘉定多以苜蓿素炒，我誉之为"血管清道夫"。人们也常将苜蓿作为扣肉、乳腐肉、红烧肉等荤菜的垫底。我从1958年起生活在南京后，慈母每年初春都会采摘新鲜的"草头"送到南京来，分送在宁的嘉定乡亲，分享美味，皆大欢喜。

 ## 中医性味与功效

中医学认为，苜蓿甘、平、无毒，有利大小肠、安中、和胃、舒筋活络功效。

 ## 药理作用

（1）降脂。苜蓿皂苷给家兔口服能明显降低高胆固醇家兔血清的总胆固醇含量，可使高密度脂蛋白的含量升高。苜蓿子纤维在肠内与胆固醇的有关胆盐结合，有利于血脂的降低。

 ## 苜蓿的营养

每百克苜蓿含蛋白质3.9克、脂肪1.0克、糖类10.9克、膳食纤维2.1克、维生素A440微克、胡萝卜素2640微克、维生素C118毫克、钙713毫克、磷78毫克、钾497毫克、钠5.8毫克、镁61毫克、铁9.7毫克、锌2.01毫克、硒8.53微克、锰0.97毫克。

苜蓿还含有皂苷、卢瑟醇、苜蓿粉、大豆异黄酮、苜蓿素、瓜氨酸、β-甲基-D-葡萄糖苷。叶中还含β-甲基-D-

（2）抗动脉粥样硬化。苜蓿皂苷给实验性高胆固醇家兔口服，可使其主动脉内膜粥样斑块面积缩小，主动脉中总胆固醇及胆固醇酯的沉积降低，对高脂血症家兔的冠状动脉内膜下平滑肌细胞增生有明显的抑制作用。

（3）增强免疫功能。苜蓿多糖体能增强植物凝集素、刀豆素等诱导的淋巴细胞增殖。给小鼠腹腔注射苜蓿多糖，能使脾淋巴指数和淋巴细胞数目显著提高。同时，能部分拮抗环磷酰胺对淋巴细胞的降低作用。给小鼠口服苜蓿皂苷可使校正吞噬指数明显提高,半清除时间明显缩短。这些结果都表明苜蓿具有明显的增强免疫作用。

(4)抑制肠蠕动。苜蓿素对离体豚鼠肠有松弛作用,能使在体兔小肠蠕动减慢。

(5)抑菌作用。全苜蓿提取物能抑制结核杆菌的生长。南苜蓿的根对金黄色葡萄球菌有抑制作用。

(6)苜蓿有轻度抗氧化、抗癌、雌激素样作用。

 临床应用

治胃热烦闷、不欲饮食、湿热所致的小便不利、石淋或湿热发黄、黄疸型肝炎、高脂蛋白血症、动脉粥样硬化、冠心病、肺结核、金黄色葡萄球菌感染、免疫功能低下、夜盲症、尿路结石、虚烦失眠等。当然,主要是辅助治疗和保健康复,有关患者可经常食用。

薤白

通阳散结、行气导滞、温中，抑制血小板聚集，降脂，止喘

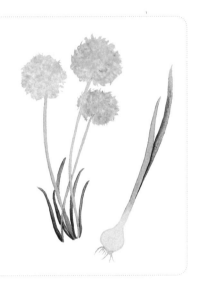

薤白属百合科多年生草本植物薤的鳞茎。李时珍《本草纲目》述："薤……叶状似韭，韭叶中实而扁，有剑脊；薤叶中空，似细葱叶，而有棱，气亦似葱。二月开细花，紫白色，根如小蒜，一本数颗，相依而生，五月叶青则掘之，否则肉不满也。"还有一种水晶葱，葱叶蒜根，与薤相似，不臭，亦其类也。薤又名薤根、野蒜、团葱、小根蒜、薤白头、野白头等。

薤白的鳞茎呈狭卵状，3~5 月采全株，洗净，可加工成酱菜，也可生拌、炒食。

薤白的营养

薤白含蛋白质、脂肪、糖类、水分。每百克薤白含胡萝卜素 3.94 微克、维生素 B_2 0.14 毫克、维生素 C 96 毫克，还含维生素 P 及维生素 K。

薤白含挥发油，包括多种硫化物，如甲基丙烯基、三硫化物、二烯丙基硫、二烯丙基二硫等。还含蒜氨酸、甲基蒜氨酸、大蒜糖及亚油酸、油酸、棕榈酸等脂肪酸。从薤白的抗凝血和抗癌活性部位分离到 6 个化合物，经分析确定为甾体皂苷类化合物。

中医性味与功效

中医学认为，薤白性味辛、苦，温，归肺、胃、大肠经及心经，有通阳散结、行气导滞、温中功效。《金匮要略》以"瓜

蒌薤白白酒汤治胸痹"。《本草纲目》说:"其根煮食、糟藏、醋浸皆宜。"

药理作用

（1）抗菌。薤白水煎剂,对痢疾杆菌、金黄色葡萄球菌有抑制作用。

（2）抑制血小板聚集。薤白中提取的N-反-阿魏酰酪胺对由二磷腺苷（2微摩尔/升）诱导的人血小板聚集的第一二相聚集显示强的抑制作用。

（3）对花生四烯酸代谢有干扰作用。

（4）对动物体内前列腺素 E1 有影响。

（5）止喘降脂作用。

临床应用

（1）胸痹疼痛、心绞痛、脘腹胀满。鲜薤白100克,捣烂绞汁,顿服。无鲜品也可用薤白50克,捣烂冲开水,浸取汁液服。

（2）脾胃虚弱、消化不良。猪肚1只、薤白150克,薏苡仁适量,装入猪肚中,用绳扎紧。加水和适量食盐、胡椒,炖熟。分 3~4 次服食,每周 1 料。

（3）痢疾或腹泻。薤白30克、粳米50克,加水煮成稀粥。

（4）慢性支气管炎、支气管哮喘。薤白研粉,每次服 3 克,日服 3 次,白糖水送服。

（5）原发性高脂血症。薤白胶丸（0.25克/丸）,每次 1~2 丸,日服 3 次,口服,1 疗程为 4 周。观察 55 例,降低血清总胆固醇有效率为74%,降低三酰甘油有效率为 78%, β-脂蛋白给药前后无改善,服药前后过氧化脂质变化明显（$P<0.01$）,血小板聚集平均抑制率为 53.87%。另观察 132 例原发性高脂血症,结果服药前后的血浆总胆固醇、β-脂蛋白、血浆 6-酮-前列腺素 F1a 的含量及对血小板聚集的抑制率均有明显变化。以上情况表明该药有降低血脂、提高 6-酮-前列腺素 F1a 的水平及抑制血小板聚集的作用。

（6）咽喉肿痛。薤白连根适量洗净,加醋少许,共捣如泥,外敷肿处或慢慢含服。

（7）噎膈反胃。鲜薤白 60 克,捣汁,白糖水冲服,每日 2 次。

（8）手足瘑疮。生薤一把,以热醋投入,封疮上。

（9）奔豚气痛（疝气痛）。薤白捣汁饮之,每次 30 毫升。

（10）疮疖。薤白捣烂取汁及渣外敷患处,另取野菊花煎水内服。

蕨菜

清热解毒、利湿滑肠，治湿热、腹泻、带下、便秘、痢疾

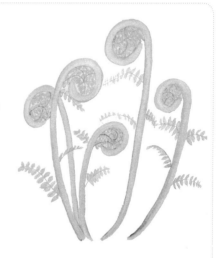

　　蕨菜为凤尾蕨科草本植物，又名蕨萁、龙头菜、蕨儿菜、拳头菜、粉蕨、鳖脚、狼萁等。《尔雅·释草》注："初生无叶，可食。江西谓之鳖。"俗云其初生时似鳖脚，故而得名。《说文通训定声》上说："初生如蒜苗，无叶，耑似鳖脚，亦似小儿拳，故曰拳菜。"《埤雅》说："蕨，状如大雀拳足，又如人足之蹶也，故谓之蕨。"《本草纲目》记："蕨，处处山中有之，二三月生苗，高三四尺，其茎叶嫩时采取……晒干作蔬。"

　　"蕨芽珍嫩压春蔬。"中国人很早就食蕨菜。《诗经》中就有"陟彼南山，言采其蕨"，"山有蕨薇，隰有杞桵"的诗句。《吕氏春秋》说："菜之美者，有云梦之芹"。"芹"即蕨类佳肴。唐代诗人储光羲说："淹留膳茶粥，共我饭蕨薇。"孟郊诗云："野策藤竹轻，山蔬蕨薇新。"钱起说："对酒溪霞晚，家人采蕨还。"宋代方岳有《采蕨》七律："野烧初肥紫玉圆，枯松瀑布煮春烟。偃徐妙处原无骨，钩弋生来已作拳。早韭不甘同臭味，秋莼虽滑带腥涎。《食经》岂为儿曹设，弱脚寒中恐未然。"陆游称赞蕨菜："箭笋蕨芽如蜜甜""晨飧美蕨薇""墙阴春荠老，笋蕨正登盘"。杨万里（号诚斋）有句："食蕨食臂莫食拳。"

食用方法

蕨菜以春季蕨之嫩叶还处于卷曲未展时采摘为佳。临用前，需捋掉蕨菜茎上的茸毛，掐去顶上的叶苞，先用开水浸泡或水煮，漂去涩味，然后切成寸段，卤、炝、爆、炒、烧、煨、焖均可。木须蕨菜、海米蕨菜、炒肉蕨菜、脆皮蕨菜等均是以蕨菜为主要食材的佳肴。

除鲜食外，蕨菜还可以制成盐渍蕨菜。制法：先把蕨菜扎成把，放在木桶或其他容器里。每放一层蕨菜撒一层盐，最后压上相当于蕨菜 1/2 重量的大石头，一星期以后就可以食用了。

烹调时，因蕨菜清寡，要用重油或加入肥膘肉。吃口稍滑而柔脆，具特有的清香。也可先将其用米泔水泡几日，去其黏液与土腊味，再逐条划成细丝供用，食时加醋调味。

蕨菜的营养

每百克蕨菜含水分 88.6 克，供热量 39 千卡，含蛋白质 1.6 克、脂肪 0.4 克、糖类 9.0 克、膳食纤维 1.8 克、维生素 A183 微克、胡萝卜素 1100 微克、维生素 C23 毫克、维生素 E0.78 毫克、钙 17

毫克、磷 50 毫克、钾 292 毫克、镁 30 毫克、铁 4.2 毫克、锌 0.60 毫克、铜 0.16 毫克、锰 0.32 毫克。另蕨菜含麦角甾醇、胆碱、鞣质等。

中医性味与功效

中医学认为，蕨菜性味甘、寒，滑，无毒，归小肠、大肠经，有清热解毒、利湿、滑肠功效。

临床应用

（1）湿热腹泻或痢疾。蕨菜研末，每服 3~6 克，米饮送下。

（2）老年人津血不足、肠燥便秘或大便不利。蕨菜木耳肉片：蕨菜 15 克，以水浸泡后切段；木耳 6 克，以水泡涨；猪瘦肉 100 克，切片，用湿淀粉拌匀。待锅中食油煎熟后放入肉片，炒至变色，加入蕨菜、木耳及盐、酱油、醋、白糖、泡姜、泡辣椒等，翻炒均匀，佐餐食。

（3）小便不利。嫩蕨菜 50 克，煎汤服用。

（4）肛门疼痛、大便秘结、习惯性便秘。蕨菜 50 克，水煎服。每日 1 剂，分

2~3次服完，连服3~5天。

（5）妇女湿热带下。嫩蕨菜50克，椿叶25克，水煎。每日1剂，分2~3次服完，连5日。

（6）脱肛。蕨菜10克，水煎服。分2~3次服完。药渣可敷洗肛门。

 注意事项

蕨菜其性滑利，久食能伤人阳气，故有脾虚泄泻、大便溏、腹有冷痛者均忌。

鱼腥草

清热解毒、排脓利尿，鱼腥草素抑癌，另抗病毒，抗过敏，抗放射

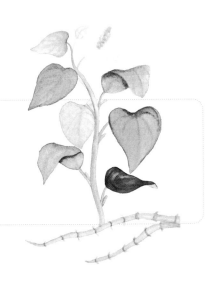

鱼腥草为三白草科植物。因其叶味腥，故俗呼为鱼腥草。其学名蕺菜，俗为折耳根、臭菜、狗贴耳、猪母草等。《本草纲目》记："蕺菜，路公段《北户录》作蕺，音戢，秦人谓之菹子，菹、蕺相近也。"

 食用方法

鱼腥草是一种良好的野菜，其吃法一般是凉拌生食。做法：采摘鱼腥草嫩叶，洗净，放入果蔬清洁剂里浸泡3~4分钟，再用清水冲洗干净，后调入盐、酱、味精、小磨香油，即可食用。此外，鱼腥草还可以用来炒食，如鱼腥草肉片、鱼腥草炒肉丝、鱼腥草炒牛肚、鱼腥草炒腊肉等，风味均佳。

 鱼腥草的营养

每百克鱼腥草含蛋白质2.2克、脂肪0.4克、糖类6.0克、胡萝卜素2.59毫克、维生素$B_2$0.21毫克、维生素C56毫克、

维生素 K36 毫克、维生素 P8.1 毫克、磷 53 毫克、钙 74 毫克。

鱼腥草还含绿原酸、棕榈酸、亚油酸、油酸、硬酸等有机酸。挥发油（0.05%）中有效成分为醛酮化合物癸酰乙醛及月桂醛。鱼腥草具有特殊腥味，还含有刺激性的蕺菜碱，抗菌成分为鱼腥草素、氯化钾、硫酸钾、β-谷甾醇、黄酮类化合物等。其叶含槲皮苷、花穗及果穗含异槲皮苷。

中医性味与功效

中医学认为，鱼腥草性味辛，寒、凉，归肺经，有清热解毒、排脓利尿功效。苏恭说，鱼腥草生湿地山谷阴处，亦能蔓生。叶似荞麦而肥，黄紫赤色。山南、江左人好生食之。《医林纂要》说："行水，攻坚，去痒，解暑。疗蛇虫毒，治脚气，溃痈疽，去瘀血。"《分类草药性》说："治五淋，消水肿，去食积，补虚弱，消膨胀。"

药理作用

（1）增强机体免疫功能。实验研究和临床观察表明，鱼腥草对机体非特异性免疫和特异性免疫的能力均有增强。例如，鱼腥草煎剂于体外能显著促进人体外周血白细胞吞噬金黄色葡萄球菌的能力；鱼腥草注射液能够显著提高外周血 T- 淋巴细胞的比例，增强小鼠腹腔巨噬细胞的能力等。

（2）抗肿瘤作用。新鱼腥草素对艾氏腹水癌有抑制作用，并可能与提高癌细胞中 CAMP 水平有关。国内有学者从鱼腥草中分离出了一种熔点为 140℃的针状结晶物，对胃癌有特别疗效。《黑龙江中医药》报道，以鱼腥草为主，配合其他中药，用治中期肺癌 38 例，有 22 例取得相当满意疗效。中国人民解放军 302 医院将鱼腥草制成营养保健酒，经测定其含有 19 种氨基酸、多种维生素、11 种微量元素、5 种生物活性酶等。《中国食品报》报道，北京中日友好医院利用鱼腥草酒，对 105 例肺癌、食管癌、乳腺癌、胃癌患者在接受放射治疗中所引起的放射性肺炎、食管炎及骨髓抑制等放射反应，证实其有治疗、缓解作用，并能升高周围血象及提高免疫功能，总有效率为 95.23%。

（3）抗菌、抗病毒作用。如对溶血性链球菌、金黄色葡萄球菌、卡他球菌、肺炎球菌、大肠埃希菌、痢疾杆菌、伤寒杆菌及流感病毒、流行性出血热病毒（EHFV）均有抑制作用。

（4）抗过敏、平喘作用。其可能机制是抑制过敏介质释放，抵抗过敏介质的作用及对平滑肌的直接松弛作用。

（5）抗炎作用。如鱼腥草煎剂对大鼠甲醛性脚肿有较显著的抑制作用。鱼腥草所含槲皮素、槲皮苷及异槲皮苷等黄酮类化合物也有显著抗炎作用，能显著抑制炎症早期的毛细血管通透性亢进。

（6）利尿作用。实验表明，鱼腥草制剂能使蟾蜍肾毛细血管扩张，增加血流量及尿液分泌，具有利尿作用。此作用与其含有大量钾盐及槲皮素等有关。

（7）有止咳作用。

（8）有镇静作用。

临床应用

（1）肺痈（肺脓疡）吐脓痰。取鲜鱼腥草，炒菜吃。或用鱼腥草60克（干品30克）、桔梗12克、甘草6克，水煎服。

（2）肺热（包括急性支气管炎、肺结核）咳嗽、咳痰带血。鱼腥草30克（鲜品60克）、车前草30克、甘草6克，水煎服。日服3次。

（3）心脏病、心绞痛、胸痛彻背。取鱼腥草的根茎，每次以1～2寸入口中生嚼，每日2～3次。不但能缓解疼痛，持久服用可以治愈。

（4）多发性痈疖。鱼腥草嫩叶和米粉做成饼，油煎食之。

（5）黄疸发热（包括胆囊炎、胆石症）。鱼腥草150～180克，水煎温服。每日1剂，分3次服。

（6）痧症腹胀、小儿疳积、食伤不化、腹痛泻痢。鲜鱼腥草叶或全草洗净捣汁。每次用半调羹，温开水冲服。

（7）痈疽不破头、脓排不出。将鱼腥草捣烂，涂贴于患部能排脓。故此草又叫"代刀草"。

（8）肺癌。鱼腥草50克、佛耳草30克，水煎。分3次服，每日1剂。作为辅助治疗。

（9）肠癌。鱼腥草30克、山楂炭5克，水煎，蜂蜜调服。配合其他药物治疗。

（10）皮肤癌。鱼腥草适量，装进布袋中，洗澡时先把布袋浸入池中，然后入池中洗浴。可常用它洗澡。

（11）痢疾。鱼腥草30克、山楂炭5克、马齿苋30克，水煎加糖服。

（12）热淋、白浊、白带。鱼腥草30克，水煎服。每日1剂，连服7天。

（13）痔疮。鱼腥草50克，煎汤点水酒服，连进3剂。其渣熏洗肛门痔疮部，有脓者溃，无脓者自消。

（14）肺病咳嗽盗汗。鱼腥草120克、猪肚子1个，将鱼腥草置猪肚子内炖汤服。每日1剂，连服3剂以上。

（15）肺炎。鱼腥草鲜品120克、生大蒜1～2头，共洗净捣烂，绞汁，开水冲服。每日2～3次，连服5～7日。高热者另煎生石膏30～90克，饮服。每日

1~2次。

（16）风热咳嗽。鱼腥草50~150克，冰糖（黄砂糖亦可）适量。先把鱼腥草洗净捣烂，然后把冰糖放入200~500毫升水中煎沸，再冲入鱼腥草中，加盖5~7分钟即可服用。每日服1~2次，连服2天为1疗程，治疗2疗程。李桂贯治疗66例，总有效率98.5%。

（17）肝炎。鱼腥草180克、白糖30克，水煎服。每日1剂。朱天忠治疗急性黄疸型肝炎20例，服药5~10剂后全部治愈。

（18）习惯性便秘。鱼腥草5~10克，白开水浸泡10~20分钟，代茶饮。据姜美香报道，有效率达100%。

（19）预防留置导尿管后引起尿路感染。鱼腥草40~50克（鲜品150克），煎取药液1000~2000毫升，于留置导尿管之日起，频服当茶饮。据徐元珍观察96例，有效率98.6%。

（20）慢性膀胱炎。鱼腥草60克、猪瘦肉150克，炖食。每日1剂，连用1~2周。

（21）慢性鼻炎。鲜鱼腥草捣烂，绞汁滴鼻，每天3~5次。每次2~3滴；鲜鱼腥草150~200克（干品50~60克）煎服。早晚各1次，15天为1疗程，隔3天进行下一疗程，一般3~5疗程痊愈[《四川中医》1994.12（7）：51]。

 小贴士

鱼腥草去腥

将采来的鱼腥草洗干净，放入食盐腌渍30~40分钟，再淘一次，挤干水，"腥味"便没有了。

 注意事项

因鱼腥草性寒，凡脾胃虚寒、阴性疮疡者不宜食用。

落葵

清热解毒、凉血、滑肠，抗炎症，治热毒，退热

落葵为落葵科植物，是一种古老的野菜。它名字较多，因落葵的种子垂垂也如缀露，故名承露；因落葵为藤本植物，故又名藤葵、藤儿菜；落葵肉质柔滑，汁液黏，故又名滑藤、滑腹菜；又因落葵的种子成熟后呈紫红色，汁液红如胭脂，可用来染布或作美容用，故又称胡胭脂、燕脂菜等。李时珍《本草纲目》记："落葵，三月种子，五月蔓延，其叶似杏叶……八九月开细紫花，累累结实，大如五味子，熟则紫黑，揉取汁，红如胭脂，谓之胡胭脂，亦曰染绛子，但久则色易变耳。"一般在 2~12 月采摘嫩叶或嫩茎尖，洗净炒食或与豆腐一起煮汤，或可做馅。菜肴黏滑肥美，与肉同炖均可。民间也有以糖腌后，渍其汁印在各色糕团上。

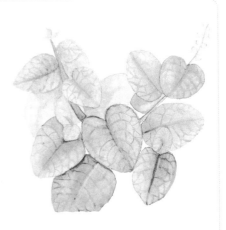

 ## 落葵的营养

每百克落葵含蛋白质 1.7 克、脂肪 0.2 克、胡萝卜素 2.88 毫克、维生素 B_2 1.31 毫克、维生素 C 85 毫克、维生素 E 1.66 毫克、钙 205 毫克、钾 140 毫克、钠 47.2 毫克、镁 62 毫克、铁 3.2 毫克、磷 42 毫克、硒 2.60 微克。

落葵含有黏多糖、有机酸、皂苷等。

 ## 中医性味与功效

中医学认为，落葵性味甘、酸，寒，有清热解毒、凉血、滑肠功效。《陆川本草》记："凉血、解毒、消炎、生肌。治热毒、火疮、血瘕、斑疹。"

药理作用

（1）抗炎作用。落葵鲜汁给大鼠灌胃给药，对蛋清及甲醛所致大鼠足趾肿胀有抑制作用；对醋酸所致毛细血管通透性增高有降低作用等。

（2）解热作用。落葵鲜汁给大鼠灌胃20毫升/千克，对于酵母所致大鼠发热有解热作用。

 临床应用

（1）大便秘结。落葵500克，加水煮，熟后，以食盐、酱油、醋等调味，食菜饮汤。

（2）小便短赤。鲜落葵100克，洗净，切碎，水煎，取滤过液代茶饮。或以落葵250克，洗净，切段，加调料炒熟，佐餐用。

（3）年久下血不止。老母鸡1只，除去内脏，去头足，洗净切块，加佐料炖煮，快熟时加落葵50克，再炖2分钟即可食用。

（4）手足关节痛。猪蹄1只，洗净；老母鸡1只（去头足、内脏，切块）；落葵叶50克。用水、酒各半，文火炖熟，吃肉喝汤。

（5）痢疾。落葵100克，水煎调白糖或红糖服。

（6）阑尾炎。落葵100克，水煎冲白糖代茶频饮。另用适量落葵洗净捣烂敷患处。

（7）烧烫伤。落葵100克，洗净捣汁涂患处。

（8）痈疮、跌打损伤。落葵适量捣烂敷患处。

（9）血热鼻血。鲜落葵捣汁，用棉球浸渍后塞入鼻内。

（10）皮肤紫斑、紫癜。落葵100克、马兰50克、荠菜25克，水煎服。每日1剂，分3次服。

马齿苋

清热解毒、凉血止血、利尿通淋

保护心血管，促进溃疡愈合，治痢疾，兴奋子宫、促进收缩，促进肠蠕动，治尿路感染

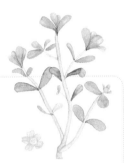

马齿苋为马齿苋科一年生草本植物。马齿苋的茎叶或全草又名五行菜、猪母菜、狮子草、地马菜、酸味菜、长命菜、安乐菜、酸米菜等。

 ## 食用方法

马齿苋可鲜食，干食，做菜。一般的吃法是采新鲜马齿苋，用清水洗净，拌上面粉、葱、蒜、姜，撒上盐和五香粉，上笼蒸食，味道颇佳。有的地方将鲜马齿苋晒干，待天冷后用温水再浸泡开，用来炒食或做汤。在浙江、江西、江苏等省的一些地方，都有居民以马齿苋作为主料，和韭菜、荠菜、鸡蛋等拌和做馅，做成包子、馄饨、饺子吃。

 ## 马齿苋的营养

每百克马齿苋含水分92克，供热量26千卡,含蛋白质0.5克、脂肪2.3、糖类3.0克、膳食纤维0.7克、钙85毫克、磷56毫克、铁1.5毫克、胡萝卜素2.23毫克、维生素B_1 0.03毫克、维生素B_2 0.11毫克、维生素B_3 0.7毫克、维生素C 23毫克。

马齿苋另含大量去甲肾上腺素、枸橼酸、草酸、苹果酸、二羟基苯丙氨酸。其所含氨基酸有谷氨酸、天冬氨酸、丙氨酸。所含糖有蔗糖、葡萄糖、果糖等。

 ## 中医性味与功效

中医学认为，马齿苋性味苦、辛、酸、微寒，归肺、肝经，有清热、解毒、凉血、止血、利尿通淋等功效。《本草纲目》记:

"散血消肿，利肠滑胎，解毒通淋，治产后虚汗。"《生草药性备要》记："治红痢症，清热毒，洗痔、疮、疳、疔。"

马齿苋常与其他食物配伍食用，如马齿苋与大米煮成马齿苋粥，能清热止痢；马齿苋与黄花菜制成马齿苋黄花菜饮，能清热解毒、明目；马齿苋绿豆汤能清热解毒，杀菌止痢；马齿苋藕汁饮能清热凉血，解毒止痢；白蜜马齿苋汁对急性菌痢、便下脓血有效；马齿苋蚕清饮，对妇科白带黄浊、阴痒有效；马齿苋和韭菜等量加姜蒜等调料做馅包饺子、包子，适于防治肠道传染病、斑秃、白癜风、银屑病、神经性皮炎，特别对心血管病患者有益。

 ## 药理作用

（1）促进溃疡的愈合

（2）抗菌作用。水煎液对大肠埃希菌、伤寒杆菌、痢疾杆菌等均有抑制。

（3）保护心血管对血管有显著的收缩作用，同时减弱心肌收缩率，还可升高大鼠血压，酚妥拉明可取消马齿苋提取物的这种作用。实验还提示，马齿苋水提取物可能作用于突发后 α - 受体，通过阻断 Ca^{2+} 内流发挥作用。

（4）兴奋子宫。马齿苋对大鼠等动物的子宫均有明显的兴奋作用。临床观察到，产妇口服鲜马齿苋汁 6~8 毫升，可见子宫有明显的收缩。

（5）预防心脏病及保护心血管。美国科学家研究发现，长期食用马齿苋能预防心脏病，因马齿苋中含有较高的 ω-3 脂肪酸。马齿苋中含有强心苷及多种钾盐，其鲜品约含钾盐 1%，干品高达 10%，对心血管也起到保护作用。

（6）马齿苋鲜品榨汁及其水提取物可使豚鼠离体肠管紧张度增加，振幅增强，频率加快，作用与乙酰胆碱相似，呈剂量依赖性，且可被阿托品轻微的阻断。

（7）升高血钾作用。若用马齿苋甘草煎剂则作用更明显。

（8）驱钩虫。

 ## 临床应用

（1）菌痢

①鲜马齿苋洗净捣汁半茶杯，加入蜂蜜 1 酒盅，温热空腹服。每日 3 次。

②马齿苋 30 克、木香 10 克，水煎服。连服 5 天以上。

③马齿苋 30 克、大米 100 克，加水煮粥，早晚分服，治血痢。

④鲜马齿苋 500 克，制成 1000 毫升煎剂。每次服 20~50 毫升（按病情轻重选量），每日 4 次。连续服用，直到症状消失，大便恢复正常后 2~3 天停药。据《中药现代研究与临床应用》介绍，治疗菌痢

87 例，有效率 96.6%。

（2）肠炎腹泻

①鲜马齿苋 250 克，捣汁，加红糖 30 克，温开水送服。

②干马齿苋 30 克、茯苓 10 克、淮山 30 克，水煎服。每日 1 剂，分 3 次服。

（3）传染性肝炎

①鲜马齿苋 100 克(捣烂)、甘草 2 克，加水 1 碗煎取半碗。每日早晚分服，连服 5 日。预防肝炎。

②鲜马齿苋 1000 克，加水 1 碗半，煎成大半碗。每日早晚 2 次分服，服时加适量蜂蜜或白糖。治疗肝炎，退黄疸。

（4）尿路感染

①鲜马齿苋绞汁，加藕汁等量，每次饮半杯(约 50 克)，以米汤和肠。每日 2 次。亦治尿血。

②马齿苋 50 克、金银花 20 克，水煎服。每日 1 剂，分 3 次服。

（5）肾结核。马齿苋 1000 克、黄酒 500 克。将马齿苋捣烂，泡酒中 2~5 日，过滤去渣，每日饭前饮酒 2 盅。不能饮酒的人，以马齿苋 50 克，水煎服。连服 3 个月。

（6）高血压头晕。鲜马齿苋 100 克，绞汁。每天早晚各 1 剂，以开水冲服。

（7）妇女白带。鲜马齿苋洗净，捣汁约 60 克；生鸡蛋 2 只，去黄。用蛋白和入马齿苋汁中搅和，开水冲服。每日 1 次。或马齿苋汁和鸡蛋清共炖熟，睡前吃蛋喝汤。

（8）咳嗽。马齿苋汁半茶杯，蜂蜜 30 克，开水调服。或马齿苋 30 克、甘草 3 克，水煎服。

（9）肺结核、潮热、咯血。马齿苋 100 克、藕节 15 克，水煎服。每日 1 剂，分服 3 次。连服 30 天以上。

（10）肺脓疡。鲜马齿苋汁 500 克、蜂蜜 100 克，用微火熬成膏状。每次 2 匙，日服 3 次，连服 30 天。

（11）钩虫病。鲜马齿苋 250 克，加水 2 碗，慢火煎剩八成。去渣后加醋、白糖各 15 克，每晚睡前服。连服 2~3 晚。儿童服量酌减。亦治蛲虫病。

（12）老烂腿(臁疮)、疔疮、稻田皮炎、痄腮、乳腺炎。鲜马齿苋适量，捣烂外敷，每日 1~2 次换药。

（13）带状疱疹。鲜马齿苋捣烂，加花生油调匀，涂患处，干后再涂。

（14）牙龈炎。鲜马齿苋 100~200 克，水煎服。每日 1 剂，分 3 次服。

（15）痔。马齿苋洗净切碎，装入猪大肠蒸熟服食。

 注意事项

马齿苋性寒，凡阳气虚弱、脾胃虚寒、大便溏泄及孕妇均不宜服食。

小蓟

凉血止血、祛瘀消肿、广谱抗菌，治血尿，保肝

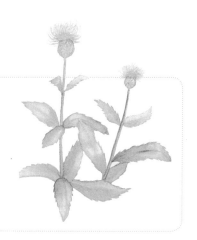

小蓟为菊科多年生草本植物，又名刺儿菜、曲曲菜、青青菜、荠荠菜、刺角菜、小鸡角刺、野红花等。苏颂说："小蓟处处有，俗名'青刺蓟'，二三寸时其根做菜，茹食甚美。"人们一般在春夏季采小蓟嫩苗炒食或做汤，平时采嫩苗泡水饮也有降压作用。

 小蓟的营养

小蓟嫩茎叶含水分 87 克、蛋白质 4.5 克、脂肪 0.4 克、糖类 4 克、膳食纤维 1.8 克、胡萝卜素 5.99 毫克、维生素 B_1 0.04 毫克、维生素 B_2 0.33 毫克、维生素 B_3 2.2 毫克、维生素 C 44 毫克、钙 254 毫克、磷 40 毫克、铁 19.8 毫克。

小蓟全草含胆碱、儿茶酚胺类物质、皂苷、生物碱等成分。小蓟还含挥发油、菊糖、黄酮类、香豆素衍生物等成分。小蓟能治肝炎，恢复肝功能，降低转氨酶，促进肝细胞的再生，故凡有肝炎、肝硬化的患者均可经常以小蓟嫩苗做菜吃。

中医性味与功效

中医学认为，小蓟性味甘、凉，无毒，归心、肝经，有凉血止血、祛瘀消肿功效。《日华子诸家本草》说："根，治热毒风，并胸膈烦闷，开胃下食，退热，补虚损。苗，祛烦热，生研汁服。"《本草纲目拾遗》说："清火疏风豁痰，解一切疔疮痈疽肿毒。"《医学衷中参西录》说："鲜小蓟根，性凉濡润，善入血分，最清血分之热……其性不但能凉血止血，兼能活血解毒。"

 ## 药理作用

（1）抗菌作用。实验表明，小蓟对溶血性链球菌、肺炎球菌、白喉杆菌、金黄色葡萄球菌、铜绿假单胞菌、变形杆菌、大肠埃希菌、伤寒杆菌、副伤寒杆菌、福氏痢疾杆菌、人型结核杆菌均有抑制作用。

（2）对肠平滑肌有抑制作用，对支气管平滑肌有收缩作用。

（3）升压作用。小蓟提取物兴奋心脏是通过肾上腺素能 β - 受体作用于心房肌。

（4）止血作用。

（5）保肝作用。小蓟水煎剂对大鼠实验性四氯化碳中毒性肝炎有防治作用。

（6）消炎作用。对大鼠甲醛性"关节炎"有一定的消炎作用。

（7）镇静作用。

 ## 临床应用

（1）夏月烦热、口干、小便不利。小蓟幼嫩全草（小蓟苗）150 克，切段捣汁服。亦可煮汤做菜食。

（2）产后瘀血不尽、出血不止，或者胎堕后出血不止。小蓟、益母草各 60 克，加水煎汤，去渣，再煎至浓稠服。

（3）血热吐血、口干而渴。凉血五汁饮：取鲜藕、鲜地黄、鲜小蓟根、鲜牛蒡根各等份，绞汁 1 碗，加蜂蜜 1 汤匙，搅和均匀。不拘时慢慢饮（《圣惠方》）。

（4）月经先期、月经过多，血热、吐血、便血。小蓟根 150 克，捣烂绞取汁液服，或沸水冲服（《医学衷中参西录》）。

（5）传染性肝炎。小蓟干根 50 克或鲜根 100 克，水煎 0.5~1 小时，过滤加糖，睡前顿服。小儿 1~3 岁、4~7 岁、8~12 岁，分别服成人的 1/4、1/3、1/2 量；乳儿不用。以 20~30 天为 1 疗程。

（6）肾炎尿蛋白。小蓟、薏苡仁根各 30 克，水煎取汁。每日 1 剂，分服 4 次，连服 30 日。

（7）肺痈。鲜小蓟、金银花各 50 克，水煎服。每日 1 剂，分 3~4 次服。

（8）风热火盛。鲜嫩小蓟的嫩芽，洗净，醋拌食或炒菜食用。

（9）尿血。鲜小蓟、仙鹤草各30克，水煎服。

（10）外伤出血。鲜小蓟捣烂或干品研末，外敷。

（11）妇女阴痒。小蓟30克，水煎汤液。每日洗阴痒处3次。

（12）腮腺炎。鲜小蓟根适量，醋少许，共捣取汁涂患处。

（13）烫火伤。鲜小蓟根适量，洗净，绞汁，涂患处。

（14）暑热烦闷、呕吐、血痢。小蓟鲜叶洗净，捣汁加白糖饮。每次300~500毫升。

（15）尿路感染。小蓟、马兰根各30克，水煎服。每日1剂，分3次饮服。

（16）血友病、口鼻出血、紫斑。鲜小蓟捣汁和入少许黄酒。每次服1小杯，日服2~3次。

（17）高血压。大蓟、小蓟各30克，水煎代茶饮。

（18）小儿黄水疮、湿烂痒痛。小蓟叶捣烂，涂疮上，干即换之。

（19）痈疮热毒、疥癣湿痒。鲜小蓟根、叶，与食盐少许，一起捣烂敷于患处，或煎汤洗。

（20）菌痢。小蓟50克，水煎服。日服3次。儿童剂量酌减。

（21）子宫收缩不全及血崩。鲜小蓟草100克水煎。每日1剂，分2次服，一般2日即收效。

苦菜

清热、凉血解毒，治急性乳腺炎，含有抗肉瘤成分

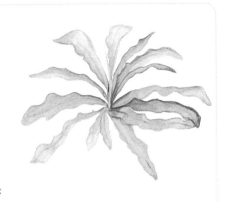

苦菜为菊科一年至二年生草本植物。学名苦苣菜，又名荼草（《尔雅释草》）、苦（《诗经》）、苦菜（《诗义疏》）、荬菜（《晋书》）、游冬（《名医别录》）、苦苣（《嘉祐本草》）、天香菜（《本草纲目》）、褊菜（《日用本草》）、老鹳菜（《救荒本草》）、天精菜（《农政全书》）、野苦马、紫苦菜、苦马菜、滇苦菜等。《诗经·邶风·谷风》有诗云："谁谓荼苦，其甘如荠。"荼，就是苦菜。古时又称之为"荬"，陆游诗云："解渴黄粱粥，尝新白苣荬"，"候家但诧承恩泽，岂识山厨苦荬荬"。

《本草纲目》述："苦菜，即苦荬也。家栽者呼为苦苣，实一物也。春初生苗，有赤茎白茎两种，其茎中空而肥，折之则有白汁出。叶似花萝卜菜叶，而色绿带碧，上叶抱茎，梢叶似鹤嘴，每叶分叉，撺挺如穿叶状。开黄花，如初绽野菊，一花结子一丛，如茼蒿子及鹤虱子，花罢则收敛，子上有白毛茸茸，随风飘扬，落处即生。"《名医别录》记："苦菜生，益州川谷、山陵、道旁，临冬不死，三月三日采，阴干。"

苦菜生长于路边及田野间，我国大部分地区都有野生苦菜。

 食用方法

苦菜的食用方法多种多样，一般是炒着吃，也可凉拌或做馅、做汤。在宁夏农村，人们采苦菜烫熟，冷淘凉拌，调以盐、醋、辣油或蒜泥，麻香凉嫩，用它就食馒头、米饭、稀饭，能增进食欲。农村妇女常用黄米汁将其腌成黄色，吃起来酸中带

甜，脆嫩爽口。甘肃有一种吃法，是将苦菜或别种绿叶菜切碎煮熟，放在缸里，拌入豆粉或面粉做的糊，加开水搅匀封存。两三天后打开，面上漂浮着白花，可以舀其浆水喝，也可以捞酸菜吃，还可以用带菜的浆水下面条。苦菜还可以腌制成酸菜或者咸菜。

苦菜不论炒拌做馅，都宜先将苦菜放在开水内烫上几分钟，然后再用清水来漂洗，以减少草酸含量，亦可减轻其苦味。

 ## 苦菜的营养

每百克苦菜含水分 88.2 克，供能量 38 千卡，含蛋白质 2.5 克、脂肪 0.9 克、糖类 6.8 克、膳食纤维 1.8 克、维生素 A357 微克、胡萝卜素 2140 微克、维生素 C62 毫克。

苦菜还含苷类、鞣质、甘露醇等。

 ## 中医性味与功效

中医学认为，苦菜苦、寒，归心、脾、胃、大肠经，有清热凉血、解毒功效。《神农本草经》记："主五脏邪气，厌谷胃痹。"《滇南本草》记："凉血热，寒胃，发肚腹中诸积，利小便。"

 ## 药理作用

苦菜有抗肿瘤作用。苦菜全草（产于澳大利亚者）含有抗肿瘤成分，在小鼠大腿肌肉接种肉瘤 -37 后第 6 天，皮下注射苦菜的酸性提取物，6~48 小时后杀死小鼠，肉眼及显微镜观察，均可见到肉瘤受到明显的伤害（出血，坏死等）。

 ## 临床应用

（1）肝硬化。苦菜、酢浆草各 30 克，猪肉 100 克，共炖服。经常食用。

（2）妇女乳痈、乳房有包块疼痛。苦菜 50 克（鲜品 100 克），水煎服。其渣亦可捣烂外敷。

（3）急性乳腺炎。鲜苦菜 50~100 克洗、切，加白酒 60~120 克，煮半小时。每日 1 剂，分 3 次服，渣可外敷。

（4）妇女子宫内膜炎、宫颈炎、白带腥臭及子宫附件炎等。苦菜 100 克，金银花、蒲公英各 15 克，加水煎。每日 1 剂，分 2 次服，连服 7~10 天。

（5）流感、上呼吸道感染、急性咽炎及扁桃体炎。苦菜 50 克、菊花 15 克，水煎。每日 1 剂，分 2 次服，连服 7 天。

（6）胆囊炎、胆道感染。苦菜、蒲公英各 30 克，水煎。每日 1 剂，分 2 次服，连服 15 天。

（7）小儿疳疾。苦菜 50 克、猪肝 100 克（切片），加水常法顿服。或炒食、煨汤。

（8）对口疮。鲜苦菜捣汁 25 毫升，鲜姜汁 10 毫升，加酒调服。

（9）慢性气管炎。苦菜 500 克、大枣 20 个。先将苦菜煎烂，取煎液煮大枣，待枣皮展开后取出，余液熬成膏，早晚各服膏 1 匙，食大枣 1 枚（内蒙古《中草药新医疗法资料选编》）。

发菜

清热解毒、止咳化痰、凉血化瘀，防治缺碘性甲状腺肿

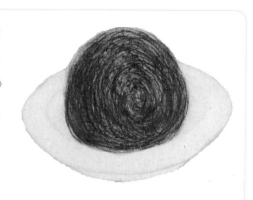

在宁夏回族自治区流传着一个"发菜姑娘"的故事，说发菜是勤劳美丽的姑娘法土麦的头发所化。王子辉写的《秦馔古今谈》中又说了另一个故事，唐代长安有个叫王元宝的商人嗜好发菜，每餐必备，后来成了富翁。人们便认为他是因为吃了发菜才发财的，便争相仿效，还将发菜做成金钱形状的菜肴，表示要发财致富。如今，西安饭庄十大名菜中的"酿金钱发菜"，即源于此。

发菜是菌藻地衣类烹饪原料，为蓝藻门念珠藻科植物，学名叫发状念珠藻。因其新鲜时呈蓝绿色或橄榄色，风干后变成黑色，形如一团团的头发，故而得名。发菜分布在荒漠或半荒的草原上，因其贴着地表生长，故又名地毛。其别名还有毛菜、净菜、地毛菜等。我国西北的青海、新疆、甘肃、宁夏和内蒙古西部是发菜的主要产区。发菜被视为"戈壁之珍"，青海将其列为"三宝"之一，宁夏将其列为"塞上五宝"之一。

明末清初时，李渔对发菜有过较详细的描述。他在《闲情偶寄·饮馔部》中说："菜有色相最奇而为《本草》《食物志》诸书之所不载者，则西秦所产之头发菜是也。予以秦客，传食于塞上诸侯。一日，脂车将发，见炕上有物，俨然乱发一卷，谬为婢子栉发所遗，将欲委之而去。婢子曰：'不然。群公所饷之物也。'询之土人，知为头发菜。浸以滚水，拌以姜醋，其可口倍于藕丝、鹿角等菜。携归饷客，无不奇之，谓珍错中所未见。" 发菜外形蓬松，唐代诗人白居易有诗云："仰窥不见人，石发垂如鬃。"形容发菜似人蓬松的头发。

发菜的外观呈网状或缠绕成团，干旱时颜色乌黑、纤细，雨后或空气湿润时，

则生机勃勃，丝体膨大而润软，颜色也由黑色转为蓝褐色。在显微镜下观察，每条丝额有如念珠，外壁乌黑透亮，由一种多糖胶质细胞壁包裹着。发菜的每条细丝长10~20厘米，长的可达50厘米；丝的直径很细，仅有1~2毫米。

 ## 食用方法

我国市场上能买到的发菜大部分为干制品。干发菜的特点是耐蒸煮，弹性强。烹调发菜，一般先用温水浸泡使其涨发，待其膨胀后拣去草屑杂质，凉开水冲洗干净，即可使用。发菜可用拌、炒、烧、烩、蒸等法做菜，可做汤，也可用于凉菜、热菜、甜菜、汤菜及火锅。因其自身无明显味道，做菜时须配以鲜料或鲜汤，加料酒则风味更佳。

用发菜制作的名菜很多。例如，北京酿发菜汤，陕西金钱发菜、拌发菜，甘肃金鱼发菜、绣球发菜，安徽发菜甲鱼，湖南瓢发菜，江苏发菜鱼圆汤，福建发菜汤泡肚、发菜莲子羹，广东发菜扣蚝豉、发菜焖狗肉等，还有福建南普陀的发菜等。

 ## 发菜的营养

每百克发菜含蛋白质20.3克、糖类56.4克、钙2560毫克、铁200毫克、碘11000微克。

发菜是高钙、高铁、高碘食物。另外，发菜还含有藻胶、多糖等物质，可用于高血压、贫血、缺碘引起的地方性甲状腺肿、儿童佝偻病的防治。

 ## 中医性味与功效

中医学认为，发菜性味甘、凉，有清热解毒、化瘀、化痰、止咳、顺胸理肺、凉血明目、利尿通淋、降压等功效。

临床应用

（1）缺碘性甲状腺肿。发菜25克，做汤做菜均可，经常吃。

（2）贫血（缺铁性贫血为主）。发菜25克、鸡蛋1个，烧发菜鸡蛋汤吃。连服30天，复查血常规。妇女经期可以配食。

（3）高血压病。发菜10克、荸荠25克，水煎服，可当点心或汤菜。若高血压头昏、目糊、眩晕耳鸣，可用发菜10克、菊花脑50克，煎汤，调味饮服。连用7~10天。

（4）颈淋巴结肿。发菜25克、牡蛎30克、淡菜（蛏）10克，加水煎服，经常用。

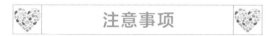

注意事项

（1）选食发菜时，另有两种植物也称发菜，需要注意鉴别。一种是江蓠，为红藻门江蓠科植物，是海生藻类，又称龙须菜、海面线、海发菜。其干品呈灰绿色，一般不供食用。此外有些沿海地区将一些藻类称作发菜，如福建的红绵藻（又称红毛菜、海发），山东的海萝、三叉仙藻（又称海头发、海发），广东的软丝藻等。这些藻类与发菜并非一物，食用效果与所含成分也不相同。

（2）发菜与地耳同科属，两者的保健功效相似。

野苋菜

清热解毒、收敛止血，抗菌、消炎、消肿，治肠炎乳腺炎

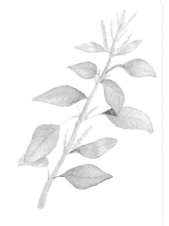

野苋菜属苋科一年生草本植物，又名刺苋、土苋菜、野刺花、假苋菜、猪母苋、白刺苋等。夏季采其嫩茎叶开水烫后，单炒或配其他荤素菜炒；也可用滚水汆一下，加各种调料拌食。湖南农谚："六月苋，当鸡蛋。"清医家王士雄《随息居饮食谱》中说，清雍正乾隆间的名医徐大椿（字灵胎 1693—1771 年），曾见一人患头风痛甚，两眼皆盲，到处求医无效，一位农人教他用十字路口及屋边的野苋菜煎汤，装在壶内，塞住壶嘴，将两眼就壶口蒸气熏之，渐至见光，终于复明。王士雄接着说："愚按：本草苋通九窍，其实（指苋菜籽）主青盲、明目。而苋字从见，益叹古圣取义之精。"

苋菜一株结子最多可达 50 万粒，它的繁殖力是十分惊人的。20 世纪 70 年代末，科学家们曾在美国开会呼吁要大力开发这个品种，其赖氨酸含量特别丰富，甚至超过牛奶。古代墨西哥的阿兹台克人就以苋子作为粮食。

 食用方法

《养小录》记："野苋，焯拌，胜于炒食，胜家苋。"野苋之茎，可以腌制如《群芳谱》上记有糟法："赤苋根茎，可糟藏食之，甚美味辛。"作者幼时，在嘉定农村，见老妇有腌制苋菜茎的，方法大致是这样：取粗大野苋菜之茎切成小段，水浸一夜，洗净装坛，一层层撒盐（用盐量视取食时期确定，即腌即吃的盐是 10：1 之比；倘留至次年春夏当凉菜吃的，与盐的比是 10：1.5 左右）。盐少的腌后很快

发酵，菜茎柔软，并可产生臭味，半月后即可取食，气味虽臭，却异常鲜美。盐多的发酵慢些，如迟迟未见反应，可以加一块豆腐进去催酵。取食时可以生吃（浇点麻油即可），也可蒸熟了吃（蒸时加点酒糟更妙）。一坛"臭苋菜"可以吃很长时间。

野苋菜的营养

野苋菜营养与家苋相近，含鞣质、甜菜碱、草酸盐等物质。

中医性味与功效

中医学认为，野苋菜性味甘、微苦，凉，有清热解毒功效。现代研究表明，野苋菜能收敛止血、止痢、抗菌、消炎、消肿。《中国药植图鉴》记："缓和止痛，收敛，利尿，解热。"苋子有明目功效。

临床应用

（1）痢疾、肠炎。鲜野苋菜根50克，水煎服。每日1剂，连服5日。或鲜野苋菜叶、鲜马齿苋各50克，开水烫过，切细，加调味品，凉拌服食。也可加蒜泥拌食。

（2）胃、十二指肠壶腹部溃疡出血。野苋菜根50克，水煎。每日1剂，分3次服。也可加旱莲草50克或仙鹤草50克，同煎。每日1剂，分3次服，连服7日。

（3）咽喉痛、扁桃体炎。野苋菜50克，捣汁，加蜂蜜5毫升，调服。或加白糖5克调服。

（4）尿路感染、血尿。鲜野苋菜根、车前草各30克，水煎。每日1剂，分2次服。

（5）肝热目赤。野苋菜籽30克，水煎。每日1剂，代茶饮，连服5日。

（6）甲状腺肿大。鲜野苋菜根茎100克，洗净；猪肉100克或冰糖25克，水煎。于饭后温服，每日服2次，连服15日，适合于肝肾阴虚者。

（7）痔疮肿痛。野苋菜250克，水煎后熏洗。或加猪大肠150克，水煎后，饭前服，连服5天。

（8）乳痈（乳腺炎）。野苋菜根50克、鸭蛋1个，水煎服。另用鲜野苋菜叶和凉饭捣烂外敷。

（9）痈肿疔疮。鲜野苋菜茎叶捣烂，调蜂蜜，外敷患处。

（10）湿疹。鲜野苋菜100克水煎后，加盐少许，洗患处，每日5次左右。

（11）臁疮（小腿溃疡）。鲜野苋菜捣烂，调和蜂蜜敷患处，包扎之。每日更换1次，坚持半个月以上。

（12）虫咬伤。鲜野苋菜100克，加水煎服；另取100克煎液，受伤处用温开水洗净后，以药液贴洗。

（13）毒蛇咬伤。鲜野苋菜100克，捣烂绞汁服，渣敷伤口，同时急送医院诊治。

 注意事项

（1）野苋菜与家苋一样,含草酸较多，烹调时要先用开水焯一下。

（2）野苋菜还和灰菜一样，吃多了容易引起日光性皮炎，故而虽可以常吃，但不宜一次吃得太多。

小蒜

温中下气、消谷、杀虫，外治痈疔疮毒、蛇毒

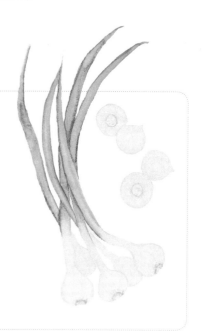

小蒜为百合科植物小蒜的鳞茎，又名荤菜、山蒜、夏蒜。李时珍《本草纲目》说："蒜，中国初惟有此，后因汉人得葫蒜于西域，遂呼此为小蒜以别之。""家蒜有三种，根茎俱小而瓣少，辣甚者，蒜也，小蒜也。根茎俱大而瓣多，辛而带甘者，葫也，大蒜也。"陶弘景《本草经集注》说："小蒜，生叶时，可煮可食，至五月叶枯，取根名薍子，正尔啖之，亦甚熏臭。"

 小蒜的营养

小蒜含有糖类、蛋白质、维生素、矿物质、大蒜糖（主要由果糖组成）、烯丙基硫化合物等。

 中医性味与功效

中医学认为，小蒜性味辛、温，有温中、下气、消谷、杀虫功效。

 临床应用

（1）心痛。小蒜用醋煮，顿服取饱，不用加盐。

（2）噎嗝。鲜小蒜捣烂，酒饮服。

（3）跌打损伤。小蒜和小麦粉捣烂成膏，涂痛处（《日本和汉药考》）。

（4）痈疗疮毒。小蒜或小蒜叶，捣烂后外敷。

（5）蛇毒。捣小蒜，饮汁，以滓敷疮上（《补缺肘后方》）。

  注意事项

凡阴虚火旺及目疾、口齿咽喉诸患、脚气病及患时行病后，均忌食小蒜。

墨旱莲

滋补肝肾、凉血止血、清热解毒，治吐血、鼻衄、尿血、便血、血崩

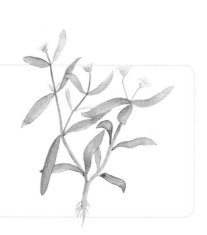

墨旱莲属菊科植物又名墨菜、鳢肠、旱莲草、水凤仙草、黑墨草、墨汁草、金陵草、猪牙草、墨记菜、水旱莲等。墨旱莲生长于田野、路边、溪边及阴湿地上。夏秋季割取全草，晒干或阴干备用。果实呈黑色颗粒状。揉搓其茎叶会有墨色汁液流出。

 ### 墨旱莲的营养

每百克墨旱莲含皂苷 1.32 克、挥发油（0.8 克）中主含 α - 丁香烯、鞣质、黄酮、噻吩类化合物、怀德内酯、去甲基怀德内酯、α - 三联噻吩甲醇等。

 ### 中医性味与功效

中医学认为，墨旱莲性味甘、酸，凉，归肝、肾经，有滋补肝肾、凉血止血、清热解毒功效。《本草纲目》说："乌须法，益肾阴。"《分类草药性》说："止血，补肾，退火，消肿。治淋、崩。"《神农本草经疏》说："鳢肠善凉血。须发白者，血热也；齿不固者，肾虚有热也；凉血益血，则须发变黑，而齿亦因之而固也。"

 ### 药理作用

（1）增强机体非特异性免疫功能。

（2）抗菌作用。

（3）抗诱变作用。

（4）保肝作用。对四氯化碳的肝毒作用能起明显保护作用。

（5）增加冠状动脉血流量。

（6）镇静、镇痛作用。

（7）提高对缺氧的耐受性。

 临床应用

（1）胃十二指肠壶腹部溃疡出血

①墨旱莲 50 克，水煎。每日 1 剂，分 3 次服，连服 7 天。

②墨旱莲 30 克，荷叶、侧柏叶各 15 克，水煎。每日 1 剂，分 3 次服，连服 7 日。适用于吐血、咯血、鼻衄、尿血等情况。胃出血严重时，可加白芨 10~15 克，加水同煎服；也可以药汁冲服白芨粉，每日 3~5 克，每日 3 次。

（2）血淋、尿血。旱莲草、芭蕉根各 60 克，粗捣研细，开水冲服。每次服 10 克，日服 3 次。

（3）便血、脏毒下血。墨旱莲晒干为末，每次服 6 克，米汤送下，日服 2 次。

（4）须发早白。旱莲草 50 克，水煎服，每日 1 剂，分 3 次服。同时，用药汁搽头发，连服 30 天以上。

（5）咳嗽咯血。鲜墨旱莲 60 克，捣绞汁，开水冲服。每日 2 次，连服 7 天以上。

（6）热痢。墨旱莲 30 克，水煎服（《湖南药物志》）。

（7）刀伤出血。鲜墨旱莲捣烂，敷伤处，干者研末，撒伤处（《湖南药物志》）。

（8）肾虚齿痛。墨旱莲，焙干，研末，搽齿龈上（《滇南本草》）。

（9）正偏头痛。墨旱莲适量，捣汁滴鼻中（《圣济总录》）。

（10）妇女阴道痒。墨旱莲 120 克，煎水，每日 1 剂，分 3 次服。同时，药汁热敷患处。

（11）防止稻田皮炎。取墨旱莲搓烂，涂搽手脚下水部位，搽至皮肤稍发黑色，略干后即可下水田劳动。每日上工前后各擦 1 次，可预防手脚糜烂，已糜烂者也可使用。曾用治 2000 多例，有一定效果（《中药大辞典》）。

（12）痢疾。墨旱莲 200 克、糖 50 克，水煎服。通常服 1 剂后开始见效，继服 3~4 剂多可痊愈，无副作用。

香菇

益胃气、托痘疹，抗肿瘤、降脂、抗病毒、抗血小板聚集、抗艾滋病

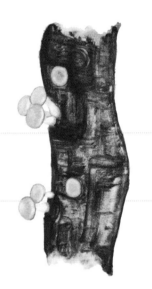

香菇为侧耳科担子菌类食物，又名香菇、冬菇、草菇、香蕈等。

 香菇的营养

每百克香菇含水分 91.7 克，供热量 19 千卡，含蛋白质 2.2 克、脂肪 0.3 克、糖类 5.2 克、膳食纤维 3.3 克、维生素 B_3 2.0 毫克、钙 2 毫克、磷 53 毫克、钾 20 毫克、钠 1.4 毫克、镁 11 毫克、铁 0.3 毫克、锌 0.66 毫克、硒 2.58 毫克、铜 0.12

毫克、锰 0.25 毫克。

香菇的蛋白质中含白蛋白、谷蛋白、醇溶蛋白，三者之比为 100：63：2。干香菇的水浸物中含组氨酸、谷氨酸、丙氨酸、亮氨酸、苯丙氨酸、缬氨酸、天门冬氨酸、天门冬素、乙酰胺、胆碱、腺嘌呤等。新鲜香菇含分解核酸的酶，水解核酸产生嘌呤等成分。香菇尚含有降低血脂

的成分香蕈太生等。另外，香菇还含有抗癌物质和麦角固醇。

中医性味与功效

中医学认为，香菇性味甘、平，无毒，在益胃气、托痘疹等功效。王士雄在《随息居饮食谱》中说："香菇甘平开胃，治溲浊不禁。色边圆嫩者佳，俗名香菰。痧痘后、产后、病后忌之，性能动风故也。"叶橘泉的《现代实用中药》认为："为补偿维生素 D 的要剂，预防佝偻病，并治贫血。"

药理作用

（1）增强免疫功能。香菇发酵液可促进 T 淋巴细胞活性，增加小鼠 T 细胞免疫功能。香菇多糖等，可增强带瘤小鼠巨噬细胞吞噬功能，增强非特异性免疫功能。香菇能明显抑制胸腺，增加小鼠脾重，使抗体生成增加，并增强体液免疫功能。香菇多糖能介导细胞毒性 T 淋巴细胞释放，增加白细胞介素 -2（IL-2）、肿瘤细胞坏死因子、干扰素的产生。与重组白细胞介素 -2（IL-2）合用能增强淋巴因子活化杀伤 LAK 细胞活性，从而增强细胞免疫功能。

（2）抗肿瘤作用。体外实验表明，不同品种香菇均能显著抑制人胃癌细胞增殖。体内实验表明，香菇分级提取物 LC-1 和 IC-33、香菇多糖能显著抑制小鼠肺癌、肉瘤（S180）、AH414 移植瘤的生长，亦能延长荷 S180 肉瘤小鼠生命。抗肿瘤机制为通过增强机体免疫力，或者作为干扰素诱导剂而产生抗肿瘤作用，而对癌细胞无杀伤作用。

（3）抗衰老作用。香菇多糖能提高蝇脑内 SOD 活性，降低家蝇脑内褐色素含量，延长家蝇寿命。

（4）降脂、降胆固醇。香菇中含有能降低血脂的香菇素，用治高脂血症，醋浸香菇可降低胆固醇。

（5）强劲骨骼。香菇含钙、磷较丰富，可作为天然抗佝偻病的食物，也可作为软骨病辅助饮食物。

（6）抗感冒病毒。故经常食用香菇的人很少患病毒性感冒。香菇孢子上的小颗粒能刺激感冒病毒，使它形成一层厚壁，病毒即失去使人发生感冒症状的能力。

（7）抗菌作用。香菇的培养液有抑制伤寒杆菌、大肠埃希菌及金黄色葡萄球菌作用。

（8）抗突变作用

（9）补充维生素 D。晒干的香菇维生素 D 含量丰富。香菇所含的是普含维生素 D，后者需经过太阳的紫外线照射后才会转化成为维生素 D。通常市面上所售的香菇都是人工栽培的，为了早上市场通常使用电气干燥，所以香菇所含的普含维生素 D 仍然保持原状，因此为了充分发挥香菇真正的营养价值，应将干香菇泡出后晒一晒太阳，可以复活维生素 D，晒太阳的时间不少于 1 天。

（10）提香增鲜。香菇香味独特，可以增加菜肴的香味。不过热水浸泡香菇，才更鲜美可口。香菇的鲜味来源于所含的鸟苷酸和谷氨酸，但这些呈味物质的析出，都和烹调前用水浸泡有关。若用 70℃ 左右的热水浸泡，既能使干香菇重新吸水软糯，恢复其新鲜度，又能使菇体细胞内的核糖核酸酶的活性增强，将菇体内含有的核糖核酸分解成 5'－鸟苷酸。据测定，鸟苷酸的鲜味是味精的 160 倍，因而香菇便显得鲜美可口。如果用冷水浸泡或浸泡的水水温不高，菇体细胞内核苷酸分解酶的活力将会增强，这就会使核糖核酸分解成鸟苷酸，并进一步分解为没有鲜味的核苷，致使鲜味下降。

（11）保肝作用。肝炎患者宜食。

（12）抗血小板聚集作用。

 临床应用

（1）子宫颈癌。槐蕈 10 克，水煎服。

每日 1 剂，作为辅助治疗。

（2）子宫功能性出血。杨树蕈烘焙，研磨。每服 3 克，日服 3 次，温水下。配合中药方剂治疗。

 注意事项

在采用野生香菇的过程中，注意请有经验的人进行鉴别，千万不可疏忽。在食用某些不经常吃的菌菇之前，应先进行试验。

毒蕈有 80 多种，含有毒蕈碱、毒蕈毒素、马鞍蕈酸、毒蕈溶血素等有毒物质，误食后可引起中毒或死亡。毒菇和香菇，外观上不易区别，味道同样鲜美，故易误食。中毒后可见呕吐、腹泻等消化道症状，在 1~2 天后，可见好转，实际上是"假愈期"，一定不能放松警惕。若忽视治疗，随后即可出现烦躁不安、消化道出血、黄疸、肝大、肝区痛、阵发性痉挛，最后可因呼吸衰竭而死亡。发生中毒，应立即送医院抢救，临时也可用绿豆 200 克（碾碎），加生甘草 50 克，水煎服。

蘑菇

益肠胃、化痰、理气，抗癌、抗菌、抗病毒，降血糖，保肝，"升白"

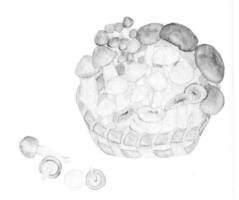

　　1991—1992 年，我在西伯利亚地区的苏（俄）中健康联合企业开展医疗工作。我曾去过伊尔库茨克市、新西伯利亚市科学城、戴希脱、布拉茨克等城市和贝加尔湖、叶尼塞河旁的西伯利亚大草原。在这些地方，我开始对蘑菇的采集、研究产生了浓厚的兴趣。记得 1986 年夏，我在南京玄武湖白苑接待了一个美国高校的营养学代表团，我曾介绍了我对蘑菇初步的观察和研究，我认为有"抗癌"作用，但得到的是美国朋友的"不相信"。我把我的《饮食治疗指南》一书赠送给他们，因为书上有这方面的内容。

　　新西伯利亚市科学城隐没在一望无际的白桦林中。夏秋之间，大雨之后，我随着医院的俄罗斯同事到林中采蘑菇。蘑菇千姿百态，色彩缤纷，一个个顶着斗笠状的肉伞，亭亭玉立。有的一身雪白，冰清玉洁，仿佛一位娴静的少女；有的探着圆溜溜的脑袋，像一个顽皮的"套娃"。树根上多攒着一簇由淡黄色到深褐色毛柄金钱伞，旁边草丛中钻出几个灰白色圆棒棰似的墨汁鬼伞。伞盖颜色如紫玉、似象牙、像珍珠、如柠檬、似猪肝、若橘皮，蘑菇大家庭"济济一堂"。叶尼塞河畔的大草原上则是另一番景象，一颗颗白色的、浅黄色的雷蘑，敦实肥厚。有一次我们在大雷雨后去了草原，在如茵的绿草丛中，在野花似锦的拥抱中，发现了一个很大的"蘑菇圈"，蘑菇多得让人采不过来。伊尔库茨克州医院的娜塔莎喜欢带我们去贝加尔湖畔医院周边的丛林中采蘑菇。我们采来蘑菇就进行加工腌制，当菜吃。因而采蘑菇多在雨后，当地人称为"蘑菇天气"，那么这雨，就是"蘑菇雨"了。

我国的蘑菇也有很多，蘑菇为属黑伞科植物蘑菇的子实体，蘑菇之味美，自古以来便颇得人们称赞，别名有地鸡、树鸡、桑鹅、楮鸡、肉蕈、鸡足蘑菇、蘑菇蕈等等。《吕氏春秋》说："味之美者，越骆之菌。"诗人黄庭坚写："蕲者得树鸡，羹盂味南烹。"程俱说："惊雷发蒸菌，自可当夏鳖。"陆游说："黄耳蕈生斋钵富。"方岳说："雷树生钉肥胜肉。"

全世界的蘑菇品种有500多种，有很多非常奇特的品种，如会发光的蘑菇。美国《国家地理》杂志报道，离巴西圣保罗不远的里贝拉峡谷州立公园里，一簇蘑菇到晚上或在黑暗的地方会发出绿光。全世界会发光的真菌只有33种。在白天，这类蘑菇毫不起眼，但到了晚上，化学反应就会使它发出一种柔和而又奇异的绿光，人们称之为"孤火"。巴西的这种发绿光的蘑菇是否与我国早就发现并应用于临床治疗的"亮菌"一样，尚未见这方面的分析。

 ## 蘑菇的营养

新鲜蘑菇和干的口蘑的营养分析：每100克可食部分含水分93克、17克，蛋白质2.9克、35.6克，脂肪0.2克、1.4克，糖类3克、14克，膳食纤维0.6克、6.9克，矿物质0.6克、16.2克，钙8毫克、100毫克，磷6.6毫克、162毫克，铁1.3毫克、32毫克，维生素B_1 0.11毫克、0.02毫克，维生素B_2 0.16毫克、2.53毫克，维生素B_3 3.3毫克、55.1毫克，维生素C 4毫克。

脂肪中的脂肪酸、亚油酸较多，油酸则很少。蘑菇含多种游离的氨基酸。除上述所含的维生素外，还有维生素A、维生素B_6、维生素D、维生素E、维生素K、维生素B_5（泛酸）、维生素H（生物素）和维生素B_9（叶酸）。

洋蘑菇含有甘露醇、海藻糖，又含有10多种游离氨基酸，以及延胡索酸、苹果酸、琥珀酸和麦角固醇等。用洋蘑菇制成的"白蘑菇汤"，含戊糖类、甲基戊糖类、海藻糖、甘露醇、谷氨酸、天门冬氨酸、苏氨酸、丝氨酸、丙氨酸、亮氨酸、异亮氨酸、脯氨酸等营养物质。

中医性味与功效

中医学认为，蘑菇性味甘、凉，有益肠胃、化痰、理气的功效。

 ## 药理作用

（1）抗癌。日本科学家从蘑菇中提取了抗癌物质，是一种多糖化合物（由十种以上不同的生物糖构成的多变化合物，内含葡萄糖），并定名为 PS-K，据说这种化合物里还含有 15% 的蛋白质。PS-K 的抗癌作用温和而且无毒性。若与其他抗癌药合用，可减少后者的剂量，而且还可以口服，在 200 例临床试验中，至少已有 70 个例子是成功的（《医药工业》1974.1）。

（2）抗菌、抗病毒。蘑菇的培养液（28~30℃培养 22 天）能抑制金黄色葡萄球菌、伤寒杆菌及大肠埃希菌。另有试验表明有抗病毒作用。

（3）降低血糖。适合做糖尿病患者的保健食品。

（4）曾从蘑菇中分离出一种非特异性的植物凝集素，与机体的免疫功能调节有关。

（5）日本神户女子药科大学的科研人员发现从新鲜蘑菇中提取的多糖类物质，具有抑制艾滋病病毒侵袭等作用。研究人员在实验过程中，把十万分之一的鲜蘑菇提取物古尔康注入感染艾滋病病毒的免疫 T 细胞，结果发现病毒受到抑制，97% 的细胞免于死亡。这一新发现已在美国的临床实践中得到了验证。

 ## 临床应用

除了上述提及的以外，蘑菇制剂还用于治疗传染性肝炎及白细胞减少症。将蘑菇中多糖蛋白制成"多糖蛋白片"，口服，每次 1.2~2.0 克，每日 3.6~6.0 克。共治疗白细胞减少症 80 例，71 例有效；治疗肝炎 28 例，27 例有效（福建中药制药厂资料）。

 ## 注意事项

（1）野外采蘑菇，有毒的蘑菇不采不吃。

（2）由于含钾量高，干蘑菇每 100 克含钾 4660 毫克，故在服用螺内酯、氨苯蝶啶及补钾药物时不应多吃蘑菇，避免出现高血钾症。

银耳

润肺生津、滋阴养胃、益气和血、补脑强心

增强免疫功能、抗肿瘤、抗炎、抗溃疡、保肝、抗栓、加速造血、"升白"、降糖、降脂、促进蛋白质合成，是理想的干扰素促进剂

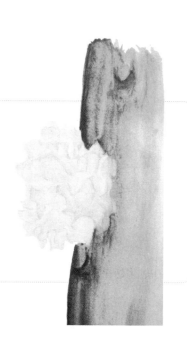

银耳是担子胞菌类胶菌科寄生菌类之一，附木而生，色白，状似人耳，故而得名，又名白木耳、木蛾。湿时触手有胶质（与阿拉伯胶相类似，可以从银耳的水煮液中提取），色白，干则变为角质，色转微黄。银耳收缩性能显著，遇水膨胀，体积可为干燥时的 25 倍。

 ## 银耳的营养

每百克银耳含水分 14.6 克，供热量 200 千卡，含蛋白质 10 克、脂肪 1.4 克、糖类 67.3 克、膳食纤维 30.4 克、维生素 A8 微克、胡萝卜素 50 微克、维生素 B_2 0.25 毫克、维生素 B_3 5.3 微克、维生素 E1.26 微克、钙 36 毫克、磷 369 毫克、钾 1588 毫克、钠 82.1 毫克、镁 54 毫克、铁 4.1 毫克、锌 3.03 毫克、硒 2.95 微克、铜 0.08 毫克、锰 0.17 毫克。

银耳所含糖类包括甘露聚糖、甘露糖、葡萄糖、木糖、葡萄糖醛酸及少量戊糖和甲基戊糖等，还含有卵磷脂、脑磷脂、鞘磷脂及麦角甾醇、二氢麦角醇等物质。

中医性味与功效

中医学认为，银耳性味甘、淡、平，有润肺生津、滋阴养胃、益气和血、补脑强心功效。唐容川《本草问答》说："治口干肺痿，痰郁咳逆。"医家曹炳章说："凡肺热肺燥，肝火燥肺，而为干咳痰嗽、衄血、咯血、便血、痰中带血及肺痈肺萎者，服之有效。"

 药理作用

（1）增强抵抗力增强巨噬细胞吞噬能力，促进抗体的形成。

（2）促进体液免疫作用。抑制小鼠的溶血素形成。

（3）增强细胞免疫作用。提高 T 淋巴细胞的转化率。

（4）银耳多糖可增加小鼠脾脏重量。

（5）抗肿瘤作用。银耳汁便可以激活小鼠巨噬细胞、杀伤肿瘤细胞。对动物移植肿瘤有较好的抑制作用。1972 年，日本科学家从中国及日本银耳中分离出酸性异多糖，1978 年又从碱性水提取物中分离出中性异多糖。这些多糖主要是由木糖、甘露醇和葡萄糖醛酸等组成，其抑瘤作用 45.0%~91.7%，以日产银耳多糖 C 抑瘤率最优。

我国许碧如等专家从闽产银耳提取的多糖，除含有上述成分外，还有岩藻糖和己糖醛酸。实验的抑瘤率达到 35.4%。另有报道，银耳多糖抗瘤机制是通过免疫系统起作用的。

（6）抗炎作用。

（7）抗溃疡作用。

（8）抗突变作用。银耳多糖对环磷酰胺引起的小鼠骨髓微核率增加，有明显的对抗作用。银耳多糖可降低受照射动物淋巴细胞染色体的畸变，对遗传物质有保护作用。

（9）抗辐射作用。有效成分为银耳所含的多糖 A。

（10）保肝作用。

（11）抗血栓形成作用。

（12）抗衰老作用。

（13）银耳制剂有利于受损伤的造血细胞的恢复，并能兴奋骨髓造血功能。

（14）有升高白细胞的作用。

（15）降血糖作用。

（16）降血脂作用。包括胆固醇、胆固醇酯、三酰甘油、β - 脂蛋白均可降低。

（17）促进蛋白质的合成。

（18）银耳多糖是理想的干扰素促进剂。

（19）银耳孢子及其所含多糖的毒性

极低。

（20）含有丰富的植物胶质，止血效果良好。

 临床应用

（1）血崩。银耳隔汤炖或饭锅上蒸，再膨胀糜烂后，酌加冰糖。口服 2~3 次，每次 5~10 克。

（2）肺热咳嗽、咯血。银耳研末，每次服 5~10 克，日服 2~3 次。

（3）痔疮出血。银耳为末，每服 1 匙，5~6 克，日服 3 次。有人患痔，诸药不效，用银耳治愈。

（4）胃出血。银耳，先用清水浸 1 夜，煮烂后，加白砂糖适量。每次服 5~10 克，日服 3 次。

（5）润肺、止咳、滋补。银耳 5 克，煎汤饮服，每日 3 次。

 注意事项

（1）银耳较滋腻，凡遇风寒咳嗽，湿

热生痰咳嗽，均不宜食。

（2）不食变质银耳。银耳如果根部变黑，外观呈黑色和黄色，闻之有异味，触之有黏感，说明已经变质。食用变质的银耳，容易引起黄杆菌外毒素中毒，轻者恶心、呕吐、腹痛、腹泻，重者可出现肝脾大、黄疸、腹水、抽搐、昏迷、瞳孔散大，甚至消化道出血，肝、脑、肾严重损伤而死亡。

（3）不饮用隔夜的银耳汤。银耳含有较多的硝酸盐，煮透后，放时间太长，在细菌分解下会还原成为亚硝酸盐，饮用后，会使人体正常血红蛋白被氧化成高铁血红蛋白，失去携带氧的能力，引起中毒，发生肠源性紫绀。还应注意，亚硝酸盐易与胺结合成亚硝酸胺容易致胃癌。

（4）服用铁剂时不宜食用银耳。因其含磷丰富，能与铁结合，形成不溶性沉淀物。

木耳

凉血止血、活血化瘀、益胃润肺、利肠道，抗菌、抗癌、抗动脉硬化

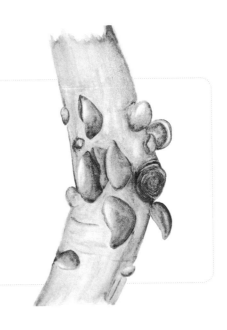

　　木耳属担子菌纲木耳目木耳科木耳属，学名木耳，又名黑木耳、云耳、黑菜等（本书中的"木耳"，如无特殊说明均指黑木耳）。中国栽培食用木耳的历史悠久，远在1400年前就有相关的记载。木耳是一种中温型菌类，主要分布在温带和亚热带的高山地区，中国为世界木耳的主产地，产销量居世界首位。

 ## 木耳的种类

　　木耳根据朵型大小、耳瓣粗厚、体质轻重及质地粳糯，可分为粗木耳和细木耳两种：粗木耳朵形特大，耳瓣粗厚，体重质粗，吃口粳硬，不易咀嚼，品质差；细木耳耳瓣比粗木耳薄，体质轻，耳质细腻，入口柔糯，品质优良。

　　木耳四季常产，初春产的称雪耳，产量极少；清明后逐渐增加，称春耳；入夏至立秋产的称伏耳，产量最多，品质最好；深秋以后，产量逐渐减少，品质也下降，称秋耳。同样的耳种，野生的比人工培育的质地好，煮熟，胶质稠，吃口糯。木耳涨发率高，一般1千克干木耳可以水发13千克左右。湖北房县和保康县林木丰盛，雨量充足，木耳质佳，称为房耳和郧耳。

小贴士

如何挑选木耳

挑选木耳时以色黑有光泽、肉厚、朵形大、身干、无杂质、无霉烂者质量最佳。

 ## 木耳的营养

每百克木耳含水分 15.5 克，供热量 205 千卡，含蛋白质 12.1 克、糖类 65.6 克、膳食纤维 29.9 克、维生素 A17 微克、胡萝卜素 100 微克、维生素 $B_1$0.17 毫克、维生素 $B_2$0.44 毫克、维生素 $B_3$2.5 毫克、维生素 E11.34 毫克、钙 247 毫克、磷 292 毫克、钾 757 毫克、钠 48.5 毫克、镁 152 毫克、铁 97.4 毫克、锌 3.18 毫克、硒 3.27 微克、铜 0.32 毫克、锰 8.86 毫克。

木耳的铁含量是肉类的 100 倍，钙含量是肉类的 30~70 倍。木耳所含糖类包括甘露聚糖、甘露糖、葡萄糖、木糖、葡萄糖醛酸及少量戊糖及甲基戊糖，另含麦角甾醇、二氢麦角醇等。

 ## 中医性味与功效

中医学认为，木耳性味甘、平，归肺、胃、

大肠经，有凉血止血、润肺益胃、利肠道功效。《神农本草经》载："双耳黑者，主治漏下、赤白汁、血病、癥瘕积聚。"《本草纲目》说其"治痔。"《药性切用》说："润燥利肠。"《随息居饮食谱》说："补气，耐饥，活血，治跌扑伤，凡崩淋、血痢、痔患、肠风，常食可疗。"

 ## 药理作用

（1）抗菌作用。木耳含黑刺菌素，有抗真菌作用。

（2）抗癌作用。木耳的热水提取物对瑞士小鼠肉瘤 S-180（小鼠肉瘤细胞）有抑制作用。日本科学家研究黑木耳多糖（包括甘露聚糖、甘露糖、木糖、葡萄糖醛酸、戊糖、甲基戊糖等）具有抗癌作用。

（3）抗动脉粥样硬化作用。木耳有抗血小板凝聚作用，可用于防治动脉粥样硬化。

（4）抗衰老作用。增加 SOD 活力，抑制 B 型单胺氧化酶活性。

（5）降脂作用。英国科学家分析，木耳含有水溶性物质腺苷及卵磷脂、脑磷脂、鞘磷脂等，具有降脂作用。

（6）治疗缺铁性贫血。木耳含铁量特别多。

（7）洗胃涤肠。木耳中的胶质体有很

强的吸附能力，因而木耳一直被用作矿山、化工、纺织、理发工人的保健食物。

临床应用

（1）血痢日夜不止、腹痛、胸闷。木耳 50 克，小煮，加盐、醋服食。

（2）创面肉芽过剩。木耳温水浸泡，用乙醇消毒，敷患处，纱布包裹。

（3）高血压、血管硬化。木耳 3 克，清水浸泡后蒸熟加冰糖。每日 1 次，连服一段时间。

（4）贫血。木耳 20 克、红枣 30 个，煮熟加红糖服。

（5）月经过多、赤白带下。木耳焙烧研末，红糖水送服。每次 3~6 克，每日 2 次。

（6）痔疮、便秘。木耳 15 克，泡发后蒸熟吃。每日 1 剂，连吃 5 日。

（7）高血压、动脉硬化、便秘。木耳 30 克、猪肉末 50 克，白菜心、虾米适量，粳米 100 克，加水煮粥服。早晚各 1 次。作为保健食谱。

（8）肺燥咳嗽、肺阴虚劳咳嗽。木耳 30 克、花生连衣 25 克、猪肺半个，佐料适量，煮成木耳花生猪肺汤服食。每剂服 2~3 天，经常吃。

（9）血管栓塞、心肌梗死恢复期。木耳 25 克、猪心 1 个、豆腐 1 块，佐料适量。按常法煮成酸辣木耳猪心豆腐羹，经常吃。

（10）记忆力减退、用脑过度、经常头昏。木耳 15 克、猪脑 50 克，佐料适量，烹制成猪脑木耳汤，经常吃。

（11）血淋、小便刺痛。木耳 20 克、黄花菜 100 克，炒食，佐餐用。服 5 天后，若不见好转则停服。木耳应用在于活血、祛瘀、止血。

注意事项

（1）出血病不宜用木耳。近年研究发现，木耳对患有咯血、呕血、便血及大面积损伤的患者，有促进出血的副作用。有些支气管扩张、咯血或胃及十二指肠壶腹部溃疡，并发呕血、便血的患者均证实，在他们出血前几天有进食木耳的情况。有些消化道或支气管出血的患者，经过治疗已止住出血，但患者一旦吃了木耳炖鸡、木耳炖猪肉后，多会发生再度出血。研究表明，木耳含有一种腺嘌呤核苷物质，具有抗血小板凝聚作用，将黑木耳的汁液与含血小板的血浆混合在一起，血小板就不易凝聚，结果造成出血倾向。

（2）新鲜木耳不宜食用。新鲜木耳含卟啉类光感物质，可能引起日光性皮炎。

石耳

清热解毒、利尿、止血、止咳化痰，抗癌

石耳为地衣门石耳科石耳属之蕈，又名石壁花、岩苔、岩耳、石衣、山肤、石菌、石癣、白地膏、石花、石木耳、石茸，日本称为岩茸。

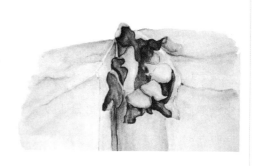

石耳生于山岩崖石间，是一种由藻类和菌类构成的复合有机体。它们大多呈圆形，直径3~5厘米，大的达到10厘米以上，甚至30厘米。苔草样，呈扁平状，下面黑色，生小突起（假根），中央有短柄，附着于岩石。上面颇平滑，色灰白，形似地耳。大者成片，或作苔藓碧色，远望如裀。颜色可因种而异，如黑石耳、白石茸、红石耳等。

我国关于石耳的记载较多。《吕氏春秋·本味》记，先秦时期"汉上石耳"已被列为美果。《南粤琐记》上说："石耳之美，见称于伊尹。其言曰'汉上石耳'。盖上古已珍之矣。"汉代枚乘《七发》说："肥狗之和，冒以山肤。"山肤便是石耳。汉代张衡《西京赋》说："浸石菌于重涯。"《思玄赋》说："咀石菌之流英。"石菌便是石耳。唐代段成式的《酉阳杂组·广动植物》中说："庐山有石耳，性热。"宋代苏轼说："白石芝，状如石耳而有香味，惟此为辨，秘之，秘之。"黄庭坚在七言长诗《答永新宗令寄石耳》中写道："饥欲食首山薇，渴欲饮颍川水。嘉禾令尹清如冰，寄我南山石上耳。筠笼动浮烟雨姿，瀹汤磨沙光陆离。竹萌粉饵相发挥，芥姜作辛和味宜……"清代曹龙树的《庐山居》中说："石耳云蔬供饭，香椿熏笋佐茶。"清代赵学敏《本草纲目拾遗》中有一段采石耳的生动描写："（石衣）台州仙居有之，生峻岭绝壁海崖高处，乃受阴阳雨露之气，渐渍石上，年久则生衣，鲜者翠碧可爱，干

者面黧黑，背白如雪……或云各处深山皆有，非仙居人不能取，故仙居人有专业此为生者。近则一二百里，远则数百里外，向深岩危壑，人迹莫能跻攀者，壁上始有此物。其取之法：人则藤兜飞架，衣鸡氅，蹑鞋跷，捷如猿猱，取之则铦钩锋铲轮缅，入水有祭，买路有楮，非仙（居）土人莫能尽其术也。然结侣虽多，其采取只许一人往，不得两人并采，亦奇也。每年必损人，故其值昂，而贪利者且竞趋之。"

石衣是石耳的一种，由于价格贵，虽然采时很危险，但还有不少人愿冒险前往。

石耳的营养

石耳含蛋白质、多糖类化合物、维生素、矿物质、胶质及石耳酸、红粉苔酸等。

中医性味与功效

中医学认为，石耳性味甘、平，无毒，有清热解毒、止血、利尿等功效。

临床应用

（1）老年性慢性支气管炎。石耳15克，温水浸软，猪瘦肉100克，切片，加水适量和盐少许，蒸熟。上午蒸1次，喝汤；下午蒸1次，全部服食。单纯性支气管炎者有效率达到83.41%，而气管炎伴有哮喘者有效率为76.30%。

（2）肠胃道疾病、气管炎、肾虚遗精、气血不足。石耳15克、莲子25克、桂圆肉15克、红枣15枚，白糖或冰糖适量，煮服。日服2次，宜连服15天以上。

（3）高血压、冠心病、高脂血症、动脉硬化。石耳25克、豆腐250克、蘑菇20克、火腿肉10克。常法煮食，作为保健菜肴，经常吃。

（4）记忆力减退、头昏、耳鸣。石耳25克、雏鸽2只，葱、姜、蒜、盐、味精各适量，常法烹调服食。一般用炖法，熟后佐餐用。

（5）利尿止血，治鼻衄、吐血、尿血、咯血。石耳30克，水煎服。每日1剂，连服5~7天。

注意事项

凡脾胃虚寒的患者不宜多食石耳。

地耳

清热明目、利肠道，治夜盲、便秘

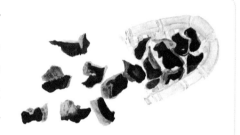

　　明代王磐编著的《野菜谱》上，有一首名为《地踏菜》的词："一名地耳，状如木耳，春夏生雨中，雨后采，熟食。见日则枯没化为水。地踏菜，生雨中，晴日一照，郊原空。庄前阿婆呼阿翁，相携儿女去匆匆，须臾采得青满筐。还家饱食忘岁凶，东家懒妇睡正浓。"王磐是江苏苏北高邮人，生于正德、嘉靖年间，见到江淮间水旱频发，灾民赖野菜苟活，遂编写了这本《野菜谱》，以作指导，后此书被收入徐光启编著的《农政全书》。

　　我不会忘记童年时采地耳的情景。夏日下午，天气炎热，久旱无雨。突然，空中出现电闪雷鸣，暴雨将至，我们赶紧从树荫下往家奔。雨比人快，随着沿地滚动的轰隆隆雷声，大雨倾盆而下，哗啦啦鞭打着我们，从头到脚湿透，成了落汤鸡。刚躲进屋里，雷声已滚向前方，大雨骤然而止。空气无比的清新，一条绚丽的彩虹挂在天边。我们"呼"一下子奔向草地。沿河的坡岸上、草地上已经冒出了数不清的黑亮亮的地耳，大家争相采摘，晚饭又有鲜汤喝了，大家高兴地唱起了歌。

　　地耳是念珠藻科葛仙米的藻体，江苏叫地塌皮、地踏菜，四川叫绿菜，西北叫地木耳、地软，《本草纲目》叫地踏菇，《野菜博录》叫鼻涕肉（可能因其质地黏滑），《本草纲目拾遗》叫天仙菜、天仙米、葛仙米。也有的地方叫地皮菜、地见皮、野木耳、地钱、岩衣，还有叫雷公屎的。它的正规名称是"普通念珠藻"，为藻类植物的一种。

　　地耳的祖先是蓝藻，在30亿年前的荒凉的地球上便已有生长。现在世界上发现的蓝藻品种已有2000多种，有20个科140个属。它们生活在水中、陆地、干旱地区和沼泽地带，在80℃的气温下都可生长。它可以休眠七八十年，一遇到水便马上恢复生机，它不需要人们用养料去栽培，只要水、阳光、空气。

世界上最早关于地耳记载的是我国梁代陶弘景写的《名医别录》。为什么叫葛仙米呢？据《几暇格物编》说："俗云，晋葛洪隐居乏粮，采以为食，故名。"《梧州府志》这样介绍："葛仙米出北流县勾漏洞石上，为水渍而成，石耳类也。采得曝干，仍渍以水，如米状，以酒泛之，清爽袭人。"

食用方法

地耳做菜以口感取胜，如木耳之脆，比之更嫩，如粉皮之软，比之更脆，润而不滞，滑而不腻，宋代黄庭坚将它与紫菜并列。清代赵学敏《本草纲目拾遗》说："生湖广沿溪山穴中石上，遇大雨冲开穴口，此米随流而出，士人捞取。初取时如小鲜木耳，紫绿色，以醋拌之，肥脆可食。士人名天仙菜，干则名天仙米，亦名葛仙米，以水浸之，与肉同煮，作木耳味。"赵学敏又有一段记述："忆庚子岁，曾于刘明府席间食之。时以为羹，俨如青螺状，翠碧可爱，味极甘鲜，滑脆适口，入蔬为宜。"袁枚《随园食单》有葛仙米项："将米细检淘净，煮半烂，用鸡汤、火腿汤煨。临上时，要只见米，不见鸡肉、火腿搀和才佳。此物陶方伯家制之最精。"

地耳的营养

地耳含蛋白质、糖类、矿物质和维生素。干品含多糖类 40%~60%，矿物质 15%~30%，包括钙、钠、镁、钾、磷、硫、碘、铁、锌等。由于地耳特殊的生长条件，目前尚无深入的研究、开发和应用。据我体会，地耳与石耳、木耳具有相似的形状和功效，也具有补充铁质、活血祛瘀和抗癌（含地耳多糖非常丰富）的作用。当然，应该不断研究、验证，给予切实的佐证。据对江苏产的地耳分析，每 500 克地耳含钙 2000 毫克以上，它作为一种补钙食物，是完全胜任的。

中医性味与功效

中医学认为，地耳性味甘、寒，归肝、大肠经，有清肝明目、利肠道功效。用于治疗肝阴不足、目昏夜盲或目赤肿痛、大便秘结等症。亦可内外治结合，治疗烫火伤、丹毒、皮疹。在《名医别录》《四川中药志》《陕西中草药》上均有介绍。

猴头菌

益气健脾、和胃，增强免疫功能，"升白"，改善肝功能，抗癌

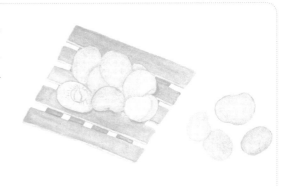

猴头菌属担子菌亚门层菌纲多孔菌目齿菌科猴头菌属，因其子实体形似猴头而得名。猴头菌又称刺猬菌、对脸蘑、猴菇、猴头、猴头蘑、猬菌等。子实体为肉质块状，基部狭窄、色白、干燥后呈淡褐色。除基部外，均密生肉质刺针体，子实层生于刺上。

猴头菌有野生和人工栽培两种，野生者质量较好，主产于黑龙江、吉林、河南、四川、云南等地海拔 2000~3000 米高的山林区。猴头菌常单生于麻栎、栓皮栎、高山栎、胡桃、桦树、柞树等阔叶枯立木或腐木上。有时也生于活立木的受伤处，使心材自腐。中国自 1959 年开始对猴头菌进行人工驯化栽培，1960 年已获成功。野生猴头菌与海参、燕窝、熊掌齐名，并称中国四大名菜，曾被列为贡品。

 食用方法

猴头菌分鲜品和干品两类。鲜品可直接用于做菜，干品需先涨发。烹调的方法以扒、烧、炖、烩为佳，也可以蒸、炒、煨、焖、卤等，可以做主料单独成菜，也可以配置其他原料成菜，荤素皆宜，名菜有白扒猴头、云片猴头、猴头蘑炖飞龙、猴头扒菜心、喉头烩猪肉、猴头炖鸡，等等。烹饪中以选用黑龙江小兴安岭和河南伏牛山区出产的野生猴头菌及浙江常山人工栽培的猴头为佳。

猴头菌的营养

每百克猴头菌含蛋白质 26.3 克、水分 10.2 克、脂肪 4.2 克、糖类 44.9 克、供热量 323 千卡、膳食纤维 6.4 克、胡萝卜素 0.01 毫克、维生素 B_1 0.69 毫克、维生素 B_2 1.89 毫克、钙 2 毫克、磷 8.56 毫克、铁 18 毫克。

猴头菌的蛋白质中含有 17 种氨基酸，其中 7 种为人体必需氨基酸。猴头菌还含有挥发油、多糖类、多肽类及酰胺等。

中医性味与功效

中医学认为，猴头菌性味甘、平，归脾、胃、肾经，有益气健脾、和胃、滋补强壮、补益五脏等功效。民谚说："多食猴菇，返老还童。"猴头菌作为一种抗癌滋补品，日益受到重视。医院里的"猴头菌片"与市场上的"山珍精"均由猴头菌制取，市面上也有猴头补酒、猴头蜜饯、猴头晶、我国的猴菇饼干等供应。猴头销往美国、马来西亚、日本等地。

药理作用

（1）抗癌作用。猴头浸提液对小鼠肉瘤 S-180 有抑制作用，体外用对艾氏腹水癌细胞有抑制作用，能抑制癌细胞的 DNA 和 RNA 的合成，其作用强弱与浓度有关。

（2）提高机体免疫功能。猴头菌丝体多糖具有显著的免疫调节作用，能增强巨噬细胞的吞噬能力，促进溶血素生成，增加体液免疫的功能。

（3）增加白细胞。

（4）改善肝功能。

临床应用

（1）治疗食管癌、贲门癌、胃癌。据上海、江苏等省市猴头菌协作组报告，共治疗 166 例，其中显效和有效者 106 例，占 63.9%。优点是不会引起白细胞或血小板下降及肝、肾功能损伤等不良反应。患者服用后自觉症状好，食欲增强，疼痛缓解。若改用猴头冲剂，或用液体培养的猴头菌深层发酵液，也有较好的抗癌效果。

猴头菌丝体多糖对免疫抑制剂环磷酰胺有明显的拮抗作用，对荷瘤小鼠 WK 细胞活性有激活作用，对荷瘤小鼠的肿瘤生长，有明显的抑制作用。

（2）消化道肿瘤。猴头菇、白花蛇舌草、藤梨根各 60 克，水煎服。每日 1 剂。

对肿瘤有较强的抑制作用。

（3）胃癌。黄芪猴头汤：猴头菌150克、黄芪30克、鸡肉250克，猪油、葱、姜、胡椒粉、盐、料酒各适量。猴头菌先冲洗，再用温水发泡，沥干切成薄片，用温水浸泡，纱布过滤后待用，鸡肉切块，黄芪用温水润湿后切成薄片。猪油烧热，放入黄芪，鸡块，葱、姜煸炒，再加盐、酒、发泡猴头菌的水和适量清汤，大火烧沸后改小火炖1小时左右。然后加入猴头菌片，再煮3~5分钟，撒上胡椒粉，佐餐食。本品可补气养血，提高机体免疫力，有益于治疗气血虚弱、消化不良、神经衰弱、肠胃溃疡、糖尿病的治疗，尤其对胃癌有较好的疗效。

（4）胃癌。鲜猴头菌100克、柿椒25克、香菇片9克、冬笋片9克。猴头菌用沸水焯一下，捞起切片，放沸油中翻一下，用漏勺捞出。炒柿椒、香菇、冬笋，再倒入猴头菌，加各种调料，翻炒几下即可。每日1剂，分次佐餐食。亦可取猴头菌50克、花菜250克，常法炒食。每日1剂，经常吃。

（5）消化不良。猴头菌60克，浸软切片，水煎加黄酒。每日1剂，分2~3次饮服。

（6）神经衰弱。猴头菌100克、鸡1只，佐料适量，常法加工制成猴头鸡汁汤，饮服。1剂可吃3日，睡前1小时服食。

（7）气管炎。猴头菌50克、银耳10克，冰糖适量炖烂，制成蜜汁猴头银耳。佐餐或当点心服。

金针菇

益气、增智、降脂、保肝、和胃，抗癌，增强免疫功能

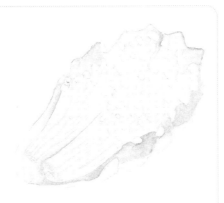

金针菇属低温型食用菌，由于它的菌盖小如豆粒，菌柄却长长的，形状很像金针（黄花菜），又由于它是金黄色的，因此而得名。金针菇又名朴菇、构菌、长柄金钱菌、冬菇等。人工培养方法和培育韭黄、蒜黄、芹黄的原理差不多，也是一种软化栽培法。其中的瓶栽法，是待毛柄金钱菌子实体开始出现的时候，便在瓶口上罩一个纸套，挪到阴暗处，这样它便只长菌柄，不长菌盖了。菌柄有时长到 10~15 厘米，纷张在瓶口，很像一朵金黄色的菊花，十分别致。现多用木屑、棉籽壳人工栽培。

金针菇清雅宜人，黏滑脆嫩。1984 年 5 月，美国总统里根来我国访问时，在招待他的国宴上，有一道叫"彩丝金钮"的名菜，就是以金针菇为主要原材料烹制而成的，引起客人赞叹不已。

 ## 金针菇的营养

每百克鲜品金针菇含纯蛋白质含量 13.49 克、脂肪 0.60 克、铁 0.80 毫克、锌 0.68 毫克、硒 0.63 微克、维生素 A（视黄醇）5.0 微克、维生素 E1.40 毫克、维生素 B_1 0.16 毫克、维生素 B_2 0.27 毫克。

金针菇所含的鸟苷 -5'- 磷酸，是鲜味的主要来源。

 ## 中医性味与功效

中医学认为，金针菇性味甘、平，无毒，归脾、胃、肾经，有益气、健脾、开胃功效。

药理作用

（1）抗疲劳作用。能增强血清乳酸脱氢酶（LDH），可有效降低运动后的血乳酸水平。

（2）提高机体糖原储备，增强机体对运动负荷的适应能力及对体内外毒素的抗毒能力。

（3）增智作用。金针菇含有丰富的氨基酸，特别是赖氨酸、精氨酸，以及微量元素锌，能促进智力发育。

（4）降低胆固醇。

（5）抗癌作用。所含有的多糖类物质、碱性蛋白质、黏多糖、构菌素等，对各种肿瘤都有不同程度的抑制作用，对肉瘤s-180抑制率为81%，完全治愈数为十分之三。

（6）增强机体免疫功能。促进抗体合成，诱导干扰素的产生，提高机体抵抗力。

（7）防治肝病。

（8）防治胃肠道溃疡。

 临床应用

（1）金针红枣汤

原料：金针菇100克、红枣各100克，素油、酒、姜、盐、味精各适量。

适应证或功效：红枣能补血生津、补

肾健胃，与金针菇合菜，适用于贫血、肠胃疾患、肝炎、高胆固醇血症、癌症等患者。一般人食之可增强机体抵抗力并能益智健脑。

（2）金针菇炒黄鳝

原料：鲜金针菇100克、黄鳝肉（去骨）350克，猪油、酱油、姜、蒜、盐、味精等各适量。

适应证或功效：黄鳝具有补虚损、益气血、强筋骨等功效，与金针菇配伍，对病后体弱、气血不足、食欲不振、肠胃不适、筋骨疼痛等都具有不同程度的效果。对常人有健脑益智、增强机体活力等作用。

（3）金针菇烩鸡肝

原料：鲜金针菇、鸡肝各250克，素油、湿淀粉、蒜、姜、酱油、白糖、酒、盐、味精等适量。

适应证或功效：鸡肝含有丰富的蛋白质、不饱和脂肪酸、卵磷脂、铁、维生素A、维生素B_2和维生素B_3等，是补充脑营养成分的很好来源。鸡肝与金针菇配伍，对儿童智力发育具有显著的促进作用，有提高记忆力及补肝明目等功效。

（4）金针菇炖猪蹄

原料：金针菇100克、猪蹄1只，肉汤、葱、姜、酒、盐各适量。

适应证或功效：猪蹄具有补筋骨、润肌肤及通乳的作用，与金针菇配伍，重在补益气血和通乳，适用于贫血、体虚、头昏眼花、气喘乏力或产后气血亏损、乳汁减少等症的辅助治疗。常人食之则具有益智健脑、润肤健美之效。

（5）金针菇炒腰花

原料：鲜金针菇 250 克、猪腰 1 对、笋片 100 克、猪瘦肉 150 克，湿淀粉、麻油、酱油、姜、葱、酒、盐等各适量。

适应证或功效：冬菇的补虚损、益气血、抗癌强身作用与猪腰的补肾滋阴作用结合，其功效重在滋补强身、壮阳填精。本品常可作为气血不足、阴精亏损、遗精、早泄、头昏耳鸣、腰膝酸软、面目虚浮及肿瘤等的辅助治疗菜肴。

我国台湾地区居民称金针菇为"增智菇"，日本人把金针菇作为儿童保健和智力开启的必需食品，从小孩断奶到学龄前长期食用。

平菇

补脾除湿、缓和拘挛，抗癌，抗病毒，降压，降脂，调节植物神经功能

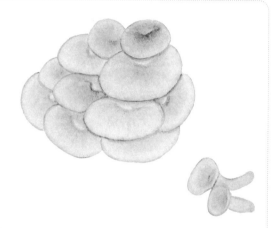

平菇属侧耳科侧耳属侧耳的子实体，学名侧耳，别名有冻菌、北风菌、杨耳、蚝菌、鲍鱼菇、天花、天花蕈、天花菜等，叫"天花"是由形状而来。平菇的伞盖是乳白色的，肉质肥厚，菌株是若干子实体丛生在一起，层层叠叠，有时恰似一株怒放的白牡丹，美其名曰天花。

南宋淳祐五年（1245年），陈玉仁撰我国第一部《菌谱》，作过如此评价："五台天花，亦甲群汇。"北宋时黄庭坚亦云："雁门天花不复忆。"写平菇的诗歌还有一首南宋朱弁的七言古风。朱弁出使全国，探视徽、钦二帝，被扣北地达16年，其间，崔致君给他送去五台山的平菇，他写了《谢崔致君饷天花》一词回敬。其中有"三年北地饱膻荤，佳蔬颇忆南州味。地菜方为九夏珍，天花忽从五台至。"这是对平菇的赞美。元代吴瑞在《日用本草》上说："天花菜出山西五台山，形如松花而大，香气如蕈，白色，食之甚美。"

我国居民早在唐宋时期即已食平菇，平菇早以天花蕈之名出现在宫廷筵食中。进入20世纪70年代以来，经过人工大量栽培，平菇已成为大众化的食品。

平菇的营养

每百克平菇含水分 92.5 克，供热量 20 千卡，含蛋白质 1.9 克、脂肪 0.3 克、糖类 4.6 克、膳食纤维 2.3 克、含胡萝卜素 10 微克、维生素 B33.1 毫克、维生素 C4 毫克、维生素 E0.79 毫克、钙 5 毫克、磷 86 毫克、钾 258 毫克、钠 3.8 毫克、镁 14 毫克、铁 1.0 毫克、硒 1.07 微克、锌 0.61 毫克。

平菇还含 d- 甘露醇、d- 山梨醇和 18 种氨基酸，其中包括 8 种必需氨基酸。

 ## 中医性味与功效

中医学认为，平菇性味甘、微温，归脾、胃经，有补脾除湿、缓和拘挛功效。

 ## 药理作用

（1）抗癌作用。平菇的提取物对瑞士小鼠肉瘤 S-180 的抑制率为 75.3%。

（2）抗病毒作用。平菇含有的蘑菇核糖核酸等物质，能抑制病毒的合成和繁殖。

（3）改善机体免疫功能。平菇所含蛋白多糖体是有效成分。

（4）降压、降脂作用。宜在平衡膳食的原则下，经常食用，与豆腐作菜肴更适宜。

（5）调节植物神经功能。如胃肠功能紊乱、功能性消化不良等。

 ## 临床应用

（1）主要在调节脾胃功能虚弱、纳呆、便秘或泄泻，亦治风湿性肢节酸痛、手足麻木或拘挛、小腿多抽筋。

（2）平菇可用作肿瘤患者的保健食品。

（3）平菇还适宜作为心脑血管病、胃炎、胃溃疡、高脂血症、冠心病、糖尿病患者的保健食品。

草菇

消暑、清热，降压，抗癌，防治贫血

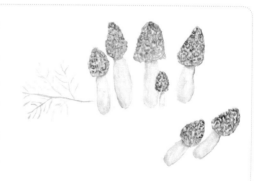

1930 年出版的《英德县续志·物产略·菜类篇》是这样记述草菇的："秆菇，又名草菇，稻草腐蒸所生，或间用茅草亦生。光绪初，溪头乡人始仿曲江制法，初秋于田中筑畦，田周开沟蓄水，其中用牛粪或豆麸撒入，以稻草踏匀，卷为小束，堆置畦上，五六层作一字形，上盖稻草，旁亦以稻草围护，免侵风雨，且易蒸发。半月后出蓓蕾如珠，即须采取，剖开烘干。若过时不采，则开如伞形，俗名'老菇婆'，其价顿贬。"

草菇属鹅膏科植物小包脚菇或苞脚菇的子实体。草菇是生长在热带、亚热带高温多雨地区的一种腐生真菌。种植草菇要求 20℃以上的气温和 80% 以上的相对湿度。而培植草堆的温度要在 30℃以上，含水量 60%~70%。因其繁衍于稻草之上，故而得名草菇。草菇在烘烤时，散发出浓郁的兰花香味，故又名兰花菇。草菇的人工栽培始于我国广东省南华寺，据说那里的和尚曾将其作为"贡品"进奉给皇宫，每贡四箱，故也叫"贡菇"。因其源于我国，国际上又把草菇称为"中国蘑菇"。草菇还有包脚、美味草菇、秆菇、麻菇等别称。

草菇主要产于我国广东、福建、云南、四川、湖南等南方各省及东南亚各国。广东、福建等的草菇干、草菇罐头、鲜冻草菇都是我国传统的出口商品。

食用方法

草菇以馨香馥郁、肥嫩鲜美、脆滑爽口、肉质细腻而受人称道，是一种令人喜爱的夏令食品。草菇菌苞呈椭圆形，盖为鼠灰色，鸡蛋或鸭蛋大小者为上品。到了衰老期，菌苞破裂，菌伞伸张，虽然可食，但质稍差。干制时需在菌苞未开裂前及时采收，并将其切成两瓣，晒干或微火烘干。

食用时，将干草菇先放入清水中涨发3~4小时，使其变软，再削去菇根上的杂质，洗净泥沙，置于沸水中煮约15分钟，便可捞起供用。以草菇为主要原料的菜肴有肉丝炒菇片、烩草菇蛋、五香草菇、草菇蒸鸡、草菇豆腐羹、草菇炖乳鸽、草菇鸡等。

 草菇的营养

每百克草菇含蛋白质33.7~37.13克，其中8种必需的氨基酸占蛋白质总量的38.2%，脂肪仅0.1克，供热量260千卡（1088千焦耳）。草菇不含胆固醇，每百克含维生素C206.27毫克、磷69毫克、铁3毫克。

 中医性味与功效

中医学认为，草菇性味甘，寒，有消暑、清热等功效。

 药理作用

（1）降低血压。
（2）抗癌。用冷碱处理草菇提取出的一种多糖物质—分支 β-D 葡聚糖，按5毫克/千克剂量做动物实验发现，对肉瘤S-180抑制率高达97%。
（3）增强对传染病的抵抗力。
（4）加速疮口愈合。
（5）防治坏血病。
（6）防治贫血。临床多应用于体弱多病、气血亏虚、高血压、高脂血症、消化不良、贫血、肿瘤患者的辅助治疗。

鸡枞

益胃、清神，降低胆固醇，含抗癌成分

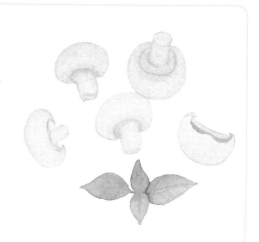

　　鸡枞属白蘑菇植物口蘑科蚁巢菌属食用菌。由于鸡枞是一种生长在白蚁窝上的真菌，真菌柄（假根）黑褐色、褐色，与地下上栖白蚁巢相连，与白蚁共生，故又称为蚁枞。清代末期的《闽产录异》上称为"鸡栖菇"，释为"出土中，以味如鸡，以大复小，如鸡伏子"。《本草纲目》也说："鸡菌，南人谓为鸡枞，皆言其味似之也。"这说明鸡枞是一种味道像鸡肉的土生菌。鸡枞的别名还有伞把菇、鸡肉丝菇、豆鸡菇、白蚁菇、三塔菌等。

　　明代嘉靖五年（1526）成书的《南园漫录》上说："此物唯六月打雷雨后斯出山中，或在松下，或在林间，不一定也。"《广菌谱》说："鸡枞蕈，出云南，生沙地间，下蕈也。高脚伞头，士人采烘寄远，以充方物。气味似香蕈，而不及其风韵。"《广群方谱》记："鸡枞菌，按《通雅》作鸡塅。《云南志》谓之鸡葼，鸡以言形，葼者花白敛足之貌，说本杨慎。或作蚁枞，以其产处下皆蚁穴。《贵州志》曰，下有蚁若蜂状，又名蚁夺。"云南蒙自地区的鸡枞最为有名，号称蒙。

　　中国食用鸡枞，始见于唐代。据说明熹宗（1621—1627年）为要吃到新鲜的鸡枞，曾经钦命驿骑星夜飞送云南鸡枞进京，供他享用。鸡枞是"出土一日即宜采，过五日即腐。采后过一日，即香味俱尽。"这是《滇略·滇产》上写的。云南到北京靠驿骑奔送，可见其奔驰之苦。送到明皇宫的鸡枞，听传说只有阁臣九千岁魏忠贤可以分得一杯羹，后妃均无此福分。湘潭张紫岘曾有诗讽此事："翠盖飞擎驿骑遥，中貂分赐笑前朝。金盘玉箸成何事？只与山厨伴寂寥。"

明代杨慎《沐五华送鸡枞》中写道："海上天风吹玉芝，樵童睡熟不曾知。仙翁住近华阳洞，分得琼英一两枝。"清代·赵翼《路南食鸡棕》写道："老饕惊叹得未有，异哉此鸡是何族？无骨乃有皮，无血乃有肉。鲜于锦雉膏，腴于锦雀腹。只有婴儿肤比嫩，转觉妇子乳犹俗。"这是文学史家赵翼在去云南途中，见到卖鸡枞的，买来烹食后，惊诧于它滋味之绝伦，写下了这首诗。

 ## 食用方法

鸡枞体壮肥厚，质地细腻，色泽洁白，具有香鲜甜美、脆嫩滑润的特色，如椒盐鸡枞，以和胃、益气、健脾的土豆与其搭配，不仅味美，还有补脾益胃、帮助消化的作用，作为胃炎、消化性溃疡及功能性消化不良的保健食品。又如鸡枞炒乌鱼，补气血，益精髓，还有一定的抗癌作用。更适用于久病体虚、月经不调、外科手术后及肿瘤患者的辅助食疗。

 ## 鸡枞的营养

干鸡枞含丰富的蛋白质。每百克干鸡枞含蛋白质28.8克、脂肪4.0克、糖类67克、膳食纤维8克、矿物质5.6克、纤维素 B_2 1.20毫克、维生素P20毫克、钙23毫克、磷750毫克。

鸡枞菌还含有麦角固醇类物质。近代研究表明，鸡枞能降低胆固醇，并含有丰富的抗癌活性成分及多糖类化合物，对肠癌的防治有一定的作用。

 ## 中医性味与功效

中医学认为，鸡枞性味甘，平，入手足太阳经，有益胃、清神功效。

临床应用

（1）慢性胃炎。鸡枞10克、豆腐100克，常法煨炖，经常吃。

（2）痔疮。鸡枞25克、胡萝卜50克，油炒。每日食用，连吃7天。

竹荪

活血祛痛、滋阴养血、益气，补脑，止咳，保鲜食物

"湿湿岭云生竹菌"，这是宋代王安石的一句诗。竹菌即指竹荪，又名竹笙、竹参、竹笋菌、僧笠帽、网纱菌、竹鸡蛋等。为什么叫竹荪呢？竹，是因它大多生长在竹林里的苦味竹或腐竹的根上；荪，本指一种香草，《楚辞·九歌·湘君》有"荪桡兮兰旌"句。竹荪在菌裙完全张开时散发着浓郁的幽香，干制以后其香仍然存在，"荪"之源在此，意即"竹林中的香草"。竹荪由于具有补益作用，誉为竹林中的"人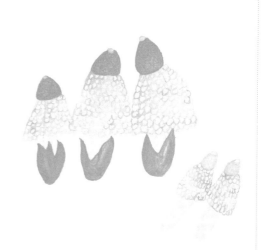参"。又因它长得像僧人的笠帽。日本人叫它为"僧笠帽"或"虚无僧草"。在我国云南省产竹荪的竹林里，竹荪的幼苞像一个个鸡蛋竖立在竹林的地面上，于是当地人就叫它竹鸡蛋。它有着绿色的菌盖，粉红色或褐色的菌托，白色的菌柄和网状菌裙，恰似一位亭亭玉立、楚楚有致的穿着白纱裙的少女，婀娜多姿，故又美曰网纱菌。

德国旅行家哈里德·克虏伯在巴西竹林中见到竹荪后，曾有过这样的描述："（他）来到一片林中空地上，差一点踢着一个奇怪的小蛋，触摸上去似乎有点弹性，覆在外面的是一层皮质外壳。他正想把它拾起来，以便凑近一点看看，但是他忽然发觉这个蛋在长大！蛋壳上出现了细微的裂痕，并不断扩大，终于绽成两半。""从裂隙中跳出一个橙黄色、鲜艳夺目的菌伞。""忽然，从橙黄色的菌伞下，又伸出了一个精致的白色透孔薄纱。它一直拖到了地面，像一个宽大的用细骨支撑起来的钟式裙把这个奇怪植物的柄全部包裹了起来。"

实际上，竹荪是一种蘑菇。在植物学上，它属于真菌门担子菌纲鬼笔目鬼笔科竹荪属。常见的品种有长裙竹荪、短裙竹荪、红托竹荪等。

食用方法

竹荪味之鲜美冠于诸菌，用竹荪烹饪菜馔，浓而不腻，淡而不薄，古代江南寺院的斋席，往往以有无竹荪作为品评素筵质量高低的重要标志。清代末期《素食说略》描述："竹松，或作竹荪，出四川，滚水淬过，酌加盐、料酒，以高汤煨之，清脆腴美，得未曾见；或与嫩豆腐、玉兰片色白之菜同煨，尚不宜夹杂别物并拘馈也（即勾芡）。"

竹荪还时常出现在如今的国宴上，以款待嘉宾。1973年11月，美国前国务卿基辛格来我国访问时，周恩来总理曾用"竹荪芙蓉汤"招待客人，基辛格竟把此事写在回忆录里，可见其印象的深刻。

除去有一种黄裙竹荪有毒不可食用外，其余的短裙竹荪、长裙竹荪均可食用。还有寄生在桑木、青枫或马桑树上的"木笙"，这两种可吃但味道差。

 ## 竹荪的营养

竹荪营养丰富，每百克竹荪含蛋白质20克、脂肪2.6克、糖类60.4克、膳食纤维8.4克、无机盐8.2克和多种维生素。

竹荪的蛋白质中含16种氨基酸，其中谷氨酸达到1.76%，这也是味道鲜美的来源。

 ## 中医性味与功效

中医学认为，竹荪甘、淡、寒，有活血祛痛、滋阴养血、益气补脑功效。研究表明，竹荪还能减少腹壁脂肪的积贮，另有止咳作用，也用作食物保鲜剂。竹荪浸出液在夏季可作短期天然防腐剂应用，在菜中放一朵竹荪，可保持菜肴几天不变质。

 ## 食疗应用

我在食疗门诊时曾以竹荪为主料做菜，作为高血压、高脂血症、冠心病、脑血管病及肿瘤患者的保健食品。以下为常用菜肴。

（1）山珍汤

原料：竹荪、香菇、蘑菇各25克，绿叶蔬菜50克，鲜西红柿50克，麻油、姜、盐各适量。

制作：竹荪修去两头，洗净切碎；蘑菇、香菇洗净切片，青菜、西红柿切片。在热油锅中放入竹荪、蘑菇、香菇及鸡汤，烧沸，再放入绿叶菜、西红柿和盐、姜等调味品，稍煮即可，淋上麻油可食。味道鲜美。

（2）竹荪蛋汤

原料：竹荪 25 克，鸡蛋 2 个，麻油、胡椒粉、酒、盐各适量。

制作：竹荪去两头洗净，切段放入沸水中焯透。鸡蛋磕入一大碗中，再加入适量清汤、盐、味精、酒，充分打匀，上蒸锅蒸 15~20 分钟取出。将竹荪放入煮沸的清汤巾，用盐、味精和胡椒粉调味，倒入蛋碗中即可。

（3）竹荪菊花脑汤

原料：竹荪 10 克、菊花脑 100 克。

制作：加水煮汤。加盐（少量）、味精、麻油调味。

连续服 15 天，每天 1 剂量。

对高血压患者有一定的降压作用，特别是能减轻头晕眼花、头重脚轻、耳鸣、烦躁易怒、肢体麻木、两手抖动、腰酸腿软等高血压病患者阴虚阳亢的症状。

（4）紫竹莲池

原料：干竹荪 25 克，鲜莲子、嫩丝瓜、笋片各 50 克，味精、盐等各适量。

制作：竹荪用冷水泡发，去两头切成斜方形块；莲子水洗去芯；丝瓜刮皮去瓤，切成菱形小片。竹荪、笋片、莲子一起投入沸水中。煮熟后，再加入丝瓜汆一下全部捞出，放于盘内，另将鸡汤、盐、味精烧沸浇在汤盘上即可。

莲子具有养心补脾、益肾生精作用；丝瓜清热解毒、凉血、止咳化痰。莲子与竹荪、竹笋组合，能改善呼吸系统、消化系统功能，宁心安神，降压降脂。

另外，以竹荪为主料的名肴还有很多，如火炮竹荪、木耳迎客松汤、推纱望月、竹参汽锅鸡、竹荪响螺汤、竹荪扒鸡块、清汤竹荪豆苗汤、竹荪银耳等等。对一般居民来说，因其价格较贵，有点"可望而不可吃"。幸好，竹荪已有人工培植，进入寻常百姓家的情形为期不远。

榆黄蘑

滋补强健、延年益寿，抗衰老

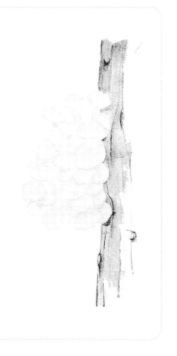

　　榆黄蘑为担子菌纲伞菌目口蘑科侧耳属的真菌。因菌体呈黄色，层叠排列，形似皇冠，故又名玉皇蘑、金顶蘑。榆黄蘑子实体丛生，菌盖佛手黄至草黄色，光滑，漏斗形；菌肉白色，肉质具香味；柄偏生，白色，往往基部相连；菌褶白色，稍密。生于榆、栎、朴、柿、桑、椴、槭、枫杨、桂、槐等阔叶树的倒木或树干上。7~9 月采收。

　　苏轼曾写过《与参寥师行园中得黄耳蕈》诗："遣化何时取众香，法筵斋钵久凄凉。寒蔬病甲谁能采？落叶空畦半已荒。老楮忽生黄耳蕈，故人兼致白芽姜。萧然放箸东南去，又入春山笋蕨乡。"若食蘑菇，"须姜煮"，故提白芽姜。诗中的黄耳蕈应属于榆黄蘑一类。

 榆黄蘑的营养

　　每百克榆黄蘑干品含蛋白质 16.4 克、脂肪 1.5 克、铁 22.5 毫克、锌 5.26 毫克、硒 1.09 微克、维生素 A12 微克、维生素 $B_1$0.15 毫克、维生素 $B_2$1 毫克、维生素 E1.26 毫克。

　　近代研究有抗衰老作用，能抑制 B 型单胺氧化酶的活性，降低过氧化脂含量，使心肌脂褐质含量下降，提高 SOD 活性。

 中医性味与功效

　　中医学认为，榆黄蘑性味甘、温，有滋补强壮、延年益寿功效，可以通过饮食起到养生保健作用。

调养保健应用

（1）油炝榆黄蘑。以榆黄蘑250克、芫荽（香菜）15克，各种烹饪调料，以常法烧煮。对功能性消化不良、脾胃虚弱、病后体弱所引起的肌肉萎缩、高血压及肿瘤等患者，有辅助治疗的作用。

（2）榆黄蘑烧肉。榆黄蘑100克、猪瘦肉200克，各种烹饪调料，以常法烧煮到肉烂。可作为体虚瘦弱、气血不足、精血亏虚、头昏眼花、高血压及肿瘤患者的保健食谱。

（3）榆黄蘑烧冬笋。榆黄蘑100克、冬笋150克、火腿50克、海米15克，各种烹饪调料，以常法烧制。冬笋清化痰热，与榆黄蘑配伍，适合有肝阳上亢、肝风内动、肝火上炎的高血压病患者作为保健菜谱，亦有一定治疗作用。

临床应用

（1）贫血。榆黄蘑25克、黄豆100克、猪肉250克，加佐料煨炖。每周1剂，食5天。每月复查1次血常规。也适合于年老体弱者食用，经常佐餐。

（2）萎症（肌肉萎缩）。榆黄蘑500克，用黄酒1千克泡9天。蒸晒后，研成黄色粉末。每次服3克，每日服3次。同时，用榛蘑30克，以黄酒和水煎，煎好后调服榆黄蘑粉。连服10天。

（3）痢疾。榆黄蘑100克，焙干，研细末。日服2次，每次5克。

松口蘑

益肠健胃、理气止痛、化痰祛虫，含多糖类，抗癌，改善更年期综合征

松口蘑为白蘑科植物松蕈的子实体，别名松茸菌、大花菌、松蕈、松蘑、鸡丝菌等。松口蘑生长在松林或者针叶树、阔叶树混杂林中，每年6~9月生发，8月是采摘的旺季。松口蘑肉肥厚、质密、黏滑，其子实体表皮易剥离，老熟腐败时有强烈的臭味。

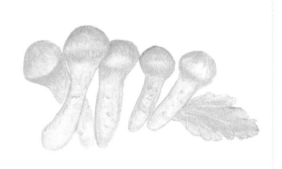

无论是从营养价值还是从风味来说，松口蘑都属上品。松口蘑蛋白质中胶原性物质较多，食用时口感滑润，富有弹性，风味鲜香，别具一格，驰名中外。松口蘑有"食用菌之王"的美称。松口蘑甜润甘滑，且富含松菇酸、松皮盐酸，有柔和的特殊香味，味美异常，最宜鲜食，中国明代已誉松蕈为佳品。在日本，松蕈备受人们推崇，素有"海里鲱鱼子，地上好松茸"之称。

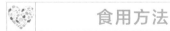
食用方法

松口蘑与口蘑、香菇的应用相似，可做主料单用，也可与多种荤素食材配用，例如，炒鸡片松茸、清汤松茸、松茸烧海参、虾茸酿松茸、里脊松茸、虾仁松茸等。以松茸为食材的菜肴名品有云南的爆炒松茸，吉林的松茸田鸡、雪花松茸，还有扒松茸鲍鱼等。传统斋菜"三春一莲"中就有松茸。

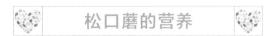
松口蘑的营养

每百克松口蘑含蛋白质17克、脂肪

5.8 克、可溶性氮化合物 61.5 克、膳食纤维 8.6 克、矿物质 7.1 克。

松口蘑还含有松茸聚糖和松茸聚糖甘露醇等成分。

 中医性味与功效

中医学认为，松蕈性味平、微辛，有益肠健胃、理气止痛、化痰祛虫功效。《菌谱》记："治溲浊不禁。"《植物学大辞典》记："松蕈，生于赤松元树下，性好高燥，秋末甚盛，有特殊的芳香。"

 药理作用

（1）抗癌。研究人员从松蕈中提取的多糖，对患有淋巴肉瘤的小鼠进行实验，结果表明：每天给小鼠注射香菇多糖 1 次，每次注射剂量为 12 毫克/千克，连续 14 天后抑癌达 42%。新近研究发现，天然松蕈所含高分子蛋白质，分子量为 20 万，可以杀死癌细胞。研究人员采用患癌小鼠的纤维母细胞做实验，发现松蕈的提取液能够选择性地杀死癌细胞，而不损伤正常细胞。

日本学者实验表明，松蕈热水提取物对小鼠肉瘤 S-180 的抑制率为 91.8%，名列担子菌类抗癌之前茅，并且无任何副作用，其有效成分为多糖类物质，如松茸聚糖、甘露醇。

（2）治疗糖尿病。松口蘑所含多元醇可治糖尿病。

（3）增强性功能。松口蘑所含的松茸聚糖可改变更年期内分泌紊乱状况，辅治性功能失调。

 临床应用

（1）糖尿病。松口蘑 25 克、苦瓜 100 克、肉片 150 克。常法炒食，经常吃有"控制血糖"作用。

（2）更年期综合征。松口蘑 50 克、百合 150 克、猪心 1 个（切片）。常法炒食，佐餐用，一般每周吃 1~2 剂，连续吃 20 天以上。能改善更年期潮热出汗、精神过敏、情绪不稳定、易激动、抑郁、多疑等症状。

（3）精血亏虚。松口蘑烩海参：鲜松口蘑、水发海参各 150 克，笋片 50 克，鸡汤、花生油、葱花、姜、酒、盐、味精各适量。水洗去鲜松蕈表皮，切片，海参、笋分别切片。葱、姜用热油煸香，投入松口蘑、笋片、海参、盐、味精、鸡汤，烧至松口蘑、海参入味，装盘淋上麻油。适用于精血亏虚、身体虚弱、消瘦乏力、阳痿遗精。可作为肿瘤和心血管病患者的保健菜谱。

羊肚菌

益肠胃、化痰理气

增强免疫功能，抗疲劳，降糖，抗辐射，抗化疗副作用，降血脂，抗血栓，抗菌，抗病毒。含多糖、硒等物质，抗癌

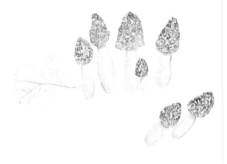

羊肚菌为子囊菌纲盘菌目羊肚菌科羊肚菌属的多种羊肚菌的统称。羊肚菌子实体头部呈圆锥形，由不规则网状棱纹分割成许多蜂窝状的凹陷，酷似牛羊的蜂巢胃，故而得名。羊肚菌又名羊肚子、羊素肚、地羊肚子、羊肚蘑、羊肚菜。

1590 年成书的《本草纲目》和同时期的潘元恒的《广菌谱》都描述了羊肚菌，应该是我国对羊肚菌的最早记载。

  食用方法

烹饪时鲜品可直接入烹，干品先经涨发，腌制品先经浸泡脱盐，然后应用于烧、烩、扒等烹制方法。因其中空，宜于做瓤式菜。

羊肚菌既可以做主料单独成菜，又可配荤素各料。名菜有河南烧羊素肚、甘肃荷花羊肚菌及瓤羊肚菌、红烧羊肚菌、羊肚菌烧千张结、莴笋羊肚菌、羊肚菌烧肉等。有时，羊肚菌亦用作全家福、扒素什锦等菜肴的组合料，其味鲜美，原因是羊肚菌含有一种脯氨酸的类似物（顺式 -3-

氨基 -L- 脯氨酸），这是羊肚菌所独有的。

 羊肚菌的营养

每百克羊肚菌干品含脂肪 7.1 克、铁 30.70 毫克、锌 12.11 毫克、硒 4.82 微克、维生素 A20.9 微克、维生素 B_1 0.10 毫克、维生素 $B_2$2.25 毫克、维生素 E3.58 微克。

每百克羊肚菌干品含蛋白质 26.9 克，比香菇高 1.4 倍，比猪肉高 2.1 倍。含有人体所需的 9 种必需氨基酸，必需氨基酸与非必需氨基酸的比值为 39%~43%,比猪、

羊、鸡肉的含量都高。此外，羊肚菌中有一种含量很高的特殊氨基酸，它是脯氨酸的类似物，化学名为顺式 -3- 氨基 -L- 脯氨酸。有学者分析了近 300 种食用菌，发现这种氨基酸为羊肚菌所独有。

南京大学现代分析中心检测，羊肚菌还含有丰富的钾、磷、钙、铁、镁、锗、锌、硒等多种人体必需元素。

 ## 中医性味与功效

中医学认为，羊肚菌性味甘、平，无毒。《本草纲目》中记："益肠胃，化痰理气"。《中国药用真菌》记："用于消化不良，痰多气短，用量 60 克。"《中药辞海》谈到食用、药用时说："煮食喝汤，日服 2 次，每次 60 克。"

 ## 药理作用

（1）增强免疫功能。羊肚菌中的物质可直接刺激小鼠脾淋巴细胞增殖，并协同刀豆蛋白 A 增强小鼠 T 淋巴细胞转化。

（2）抗疲劳作用。实验表明，羊肚菌中的营养物质对提高肌肉紧张耐受性有明显作用，因而其有一定的抗疲劳作用。

（3）抗癌作用。羊肚菌富含多糖、核酸和微量元素硒、锗等。多糖类具有免疫性抗癌作用，性质温和而无毒副作用。羊

肚菌属于食用菌类，所含多糖与 PS-K 同类。据测定，羊肚菌多糖分子量 180 万，主链是半乳糖残基构成的杂多糖。

小贴士

硒

硒一方面参与谷胱甘肽过氧化酶和辅酶 A、辅酶 R 的合成；另一方面，能加强维生素 E 的抗氧化作用。硒的抗氧化作用能改变致癌物的代谢方向，并通过结合而解毒，从而减少或消除致癌的危险。而且，硒能促进人体内产生谷胱甘肽过氧化酶，此酶可运输大量氧分子来抑制恶性肿瘤，使癌细胞失去活性，降低致癌的可能性。流行病学资料说明，消化道癌患者血清硒水平明显低于健康人，血清硒含量与肿瘤死亡率呈明显负相关。江苏省启东自 1982 年起进行补硒预防肝癌的试验也表明，补硒能降低人肝癌的发病率。有专家认为，一个体重 60 千克的成年人，若每天摄入 40 微克的硒，则不易患肝癌、结肠癌及消化道癌。所以，硒有"抗癌明星"的美称。

锗

羊肚菌中含有的微量元素锗能够

改变肿瘤病变部位的电位，使下降的电位升高，以恶化病变细胞的生存环境，促使其迅速衰老、死亡，并影响它的分裂繁殖，故适量的锗也有抗癌作用。

羊肚菌发酵并强化微量元素硒和锗后制成的营养液，能抑制小鼠肉瘤 S-180 生长，抑制率达 35.4%~40.4%。

（4）抗辐射作用。服用羊肚菌营养液的实验组小鼠在经受 60Co γ - 射线照射后，存活率较对照组要高 25%。

（5）抗诱变作用。试验证明，羊肚菌营养液无诱变作用，若与致癌剂同时存在时，在无肝微粒体酶情况下，可抑制 2-AF 诱变 TA100 菌珠的突变，抑制率 39.1%。

（6）抗化疗副作用。对接受化疗的癌症患者而言，羊肚菌营养液在恢复食欲、减轻消化道反应有明显作用，并对防止白细胞下降、改善免疫指标、提高生存质量有较好效果。

（7）降血脂作用。羊肚菌营养液能有效降低血脂，对肝肾无毒副作用，可以长期服用。

（8）抗血栓作用。科学家从羊肚菌子实体中分离提纯出多种血小板凝集抑制因子，其效果比阿司匹林高出 2~3 倍，能有效地防治心脑血管血栓的形成。

（9）抗菌、抗病毒作用。科学家从羊肚菌中分离得到的几种抗菌、抗病毒的活性成分，对细菌性或病毒性感染的治疗有一定作用。

（10）治疗糖尿病。科学家使用羊肚菌在麦芽汁、大豆汁中发酵后制成了保健饮料，且将其提取液浓缩后制成供糖尿病患者应用的营养液。羊肚菌所含的多糖，其主链是半乳糖残基构成的杂多糖，这种多糖与我们平常吃的蔗糖或葡萄糖不同，在体内的作用也不同，所以糖尿病患者或体胖者服用不会引起副作用。

（11）美容作用。日本科学家发现，羊肚菌提取液中含有的酪氨酸酶抑制剂，可有效地抑制脂褐质的形成。他们据此开发出具有美白皮肤、活化细胞和保湿功效的化妆品。同时，羊肚菌中含有的核酸，早已是人们熟悉的美容原料。

 临床应用

（1）糖尿病。羊肚菌 100 克、苦瓜 250 克、猪肉片 250 克。常法炒食佐餐。经常吃。

（2）脑血栓。羊肚菌 200 克、豆腐 250 克，佐料适量。常法炖豆腐，天天吃，连吃 15 日。

（3）功能性消化不良。羊肚菌 50 克、榨菜 10 克、猪肉丝 100 克。常法煮榨菜肉丝羊肚菌汤。连服 5~7 日。

榛蘑

祛风活络、强筋壮骨，辅治癫痫

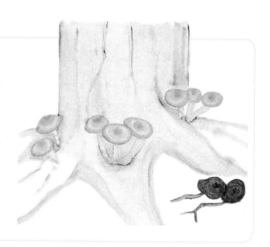

榛蘑为白蘑科植物蜜环菌的子实体，又称蜜环菌、蜜蘑、蜜环蕈、栎蘑。榛蘑不仅是味美可口的食用菌，也是我国珍贵中药天麻的共生菌。榛蘑，生长于针叶林或阔叶树的根基部。其分布广泛，以东北出产最多，是长白山著名的三大食用菌之一，在北方是一种家常食用菌类。

 榛蘑的营养

每百克榛蘑含蛋白质9.5克、脂肪3.7克、维生素 A7 微克、维生素 $B_1$0.01 毫克、维生素 $B_2$0.69 毫克、维生素 E3.34 毫克、铁 25.10 毫克、锌 6.79 毫克、硒 2.65 微克。

榛蘑所含氨基酸以天冬氨酸、谷氨酸、赖氨酸为最高。其游离氨基酸有胱氨酸、半胱氨酸、组氨酸、精氨酸、天冬氨酸、甘氨酸、谷氨酸、苏氨酸，α－丙氨酸、脯氨酸、酪氨酸、缬氨酸，亮氨酸，但不含色氨酸，也不存在结合的赖氨酸、丝氨酸和 γ－氨基丁酸。另外，含有甘露醇、D－苏糖醇，又有卵磷脂、麦角甾醇和甲壳质。

中医性味与功效

中医学认为，榛蘑性味甘、寒，有祛风活络、强筋壮骨功效。

 ## 临床应用

（1）羊癫疯。榛蘑120克、白糖90克。用水煮榛蘑，滤汁，加白糖。随意饮，日服5次（《吉林中草药》）。癫痫发作期间要服药治疗，本谱作为保健食谱。

（2）佝偻病。榛蘑1000克，放瓦上焙干，研细末。每次服6~9克，日服1次，白酒为引（《吉林中草药》）。

（3）缺铁性贫血。榛蘑50克，水煎服。每日1剂，代茶饮。连用30天，复查血常规。或取榛蘑500克，焙干研末。每次服5克，日服3次，服完1剂后复查血常规。

口蘑

补益肠胃、化痰理气、补肝益肾、强身补虚，降压，降脂，抗癌，保肝

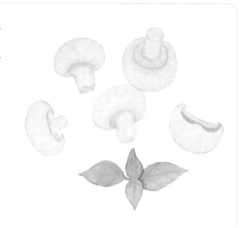

　　口蘑为担子菌纲、伞菌目口蘑科、口蘑属和杯伞属食用菌的统称。因其集散地在张家口，故而得名。1958年郭沫若到张家口写了一首诗："口蘑之名满天下，不知缘何叫'口蘑'？原来产在张家口，口上蘑菇好且多。"

　　口蘑是塞外草原的著名特产之一，有"草原明珠"之称。主要品种有口蘑（又称白蘑、蒙古口蘑、云盘蘑）、香杏口蘑（又称虎皮香杏、香杏）、雷蘑（又称青腿手、大青蘑、大白桩蘑）等。按张家口商品分类分为白蘑、青蘑、黑蘑、杂蘑四大档。白蘑为口蘑中的上品，其中幼小未开伞者称为珍珠蘑，开伞后称为白片蘑。

　　口蘑香且有强烈的挥发性。传说，有一位口蘑商带了两斤好口蘑，从天津乘船去上海，想不到中途船被鱼群包围，不能前行。后来，人们发现这是口蘑的香气招惹所致。这位商人便将口蘑全部撒入海中，鱼群竟然追逐而去，航船得以冲出"鱼围"。草原上的牧民说，蘑菇圈的香气，如果是顺风，十里之外便可闻到。山西五台山地区也有过："一家喝其汤，十家闻其香"的说法。可见，口蘑之香并非虚传。

 食用方法

　　用口蘑做菜，荤素皆宜，荤菜配它生素味，素菜用它增荤感。以口蘑为食材的

著名菜肴有河北扒瓤口蘑，内蒙古乳汁软炸口蘑，陕西口蘑桃仁余双脆，湖南口蘑汤泡肚及北京口蘑鸭心、口蘑蒸乳鸽、口蘑蒸生鸡块，皖菜口蘑炖菜墩，川菜软炸

口蘑，沪菜口蘑扒广肚，闽菜口蘑面筋，淮扬菜口蘑烩鸭腰，鲁菜口蘑炒蒲菜，张家口烹调师以口蘑为主制作出的"口蘑席"，以口蘑作馅料的北京全聚德的口蘑鸭丁包等。

 常用食疗食谱

（1）炖三蘑

原料：口蘑、平菇、草菇各 50 克，芫荽 5 克，鸡油、糖、酒、味精、盐适量。

适应证、功效：口蘑、平菇和草菇三者相互补充，具有较强的滋补肝肾、降压降脂和抗肿瘤作用。普通人食之可提高机体免疫功能。

（2）鸭包口蘑

原料：口蘑 100 克，仔鸭 1 只（净重 750~1000 克），花椒、八角、茴香、葱、姜、盐适量。

适应证、功效：主料仔鸭具有补气养血、滋阴生津、健脾化痰等作用。配以补气益胃、养肝补肾及有抗癌作用的口蘑，可作为病（产）后体弱、年老虚损、脾胃不足、食少羸瘦、头昏眼花及虚热多痰等患者的营养食补之物。

（3）口蘑烩鱼肚

原料：口蘑 100 克，鱼肚 200 克，火腿肉 50 克，笋 25 克，豌豆苗 25 克，鸡汤、麻油、鸡油、葱、姜、酒、糖、盐及淀粉适量。

适应证、功效：鱼肚为名贵的海产品，以补益肝肾、养血填精见长，配以健脾养肾、益气生精、充精髓的火腿肉和口蘑、笋片，适合于各种气血不足、精津亏损所致的虚症患者。

（4）双菇烩豆腐

原料：口蘑 50 克，蘑菇 50 克，豆腐 300 克，笋片 50 克，豆油 25 克，麻油 5 克，精盐、白糖、味精、酱油、葱、姜、湿淀粉适量。

适应证、功效：此菜补中益气，清热化痰，保肝，抗癌，"升白"。适合于消化不良、脾胃虚弱、肺热咳嗽多痰、白细胞减少、肝炎、肿瘤等患者食用。有一定的辅助治疗作用，接受"放疗""化疗"的肿瘤患者，经常服食此菜可减少毒副作用，有助康复。

 口蘑的营养

每百克口蘑干品约含蛋白质 35.6 克、糖类 23.1 克、脂肪 3.3 克、磷 1620 毫克，铁 19.4 毫克，维生素 E 8.57 毫克。

口蘑含人体必需的 8 种氨基酸和多糖类化合物等。近代研究表明，口蘑对高血压病、高脂血症、肝炎、佝偻病、软骨病、贫血（缺铁性贫血）、肿瘤、肺结核病等均有治疗保健作用。

 ## 中医性味与功效

中医学认为，口蘑性平，味甘、温，有补益肠胃、化痰理气、补肝益肾、强身补虚功效。

 ## 临床应用

（1）高血压病、高脂血症。口蘑50克、豆腐200克、菊花脑150克。加水煮汤调味喝。连吃10天以上。本方也适合心脑血管病患者经常服用。

（2）肝炎。口蘑150克、菊花脑250克(取嫩头)、猪肉丝100克。天天煨汤吃，连吃1个月复查肝功能，若尚未恢复到正常可再吃，若吃2个月无效可停服。本方也适合高血压患者、阴虚阳亢者服食。

藕

凉心散瘀、补心益胃、除烦解闷

藕属睡莲科植物莲的肥大根茎。莲之花叶常偶生，不偶不生，故其根名曰藕，别名莲藕、藕丝菜、光旁。藕外皮呈黄白色，内部为白色，有许多条纵行的中空管。藕原产于中国和印度，《诗经》《尔雅》《齐民要术》等古籍中均有关于藕的记载。唐宋时期盛行种藕，浙江湖州的双渎雪藕曾为贡品，诗人韩愈曾作诗赞美："关外人参双渎藕，冷比雪霜甘比蜜，一片入口沉疴瘥。"

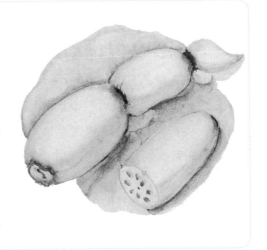

 ## 藕的种类

按上市季节，藕一般有果藕、鲜藕和老藕之分。果藕7月上市，质嫩色白可生吃；鲜藕中秋节以后上市，营养充分，味鲜质嫩，一般用于做菜；老藕全年都有出产。

按用途藕可分为白花藕、红花藕、莲藕3类。常见的品种有花香露、嫩荡（塘）藕、早白荷等，以早白荷、嫩荡藕、花香藕质量最嫩、最好。白花藕，藕身肥大，质脆白嫩，水分多，大多当作果菜食用。

红花藕，藕身略小，肉质粗厚，含淀粉多，宜做藕粉。莲藕，藕身细长，皮色萎黄，味带涩，品质较次。

小贴士

嫩藕的质量要求

供作鲜食部：藕身肥大；肉质脆嫩，少渣；水分足，味甜；不折断，不破伤，不变色，不干缩，少锈斑；藕节完好不出气。老藕熟食则要求藕身肥壮。

《湖州府志》记:"花红者莲腴而藕硬,花白者莲嫩而藕甜。"这说明白花品种品质优良。关于湖北特产,素有"黄州的豆腐、鄂城的酒、武昌的扁鱼、芝麻湖的藕"的赞誉。据浠水县志记载:芝麻湖藕在明清时期,就作为贡品调往京城。传说在慈禧太后的食谱中,芝麻湖藕被列为席上珍品。该藕横截面为四方形,表皮呈白玉色,没有铜锈斑纹,炒熟变黑,炖后不浑汤。一般分3~4节,每节1~1.5千克重,肉细汁多,含糖分、淀粉丰富,生吃脆嫩可口,能解渴醒酒,切筒煮食,蛛丝纤纤,味香扑鼻。

食用方法

鲜藕食法颇多,嫩时生吃,清脆甜爽,又可凉拌做菜;熟食有炒、煮、炸、炖等法,各有美味。还可以在肥藕孔道中灌注糯米煮食,煮熟后切片洒上白糖或糖渍桂花露汁,食之清香甜糯,称"桂花糯米糖藕"。若再配上一碗香甜糯滑的糖藕粥,则别有风味。用藕丝做粽子和藕丝粥均为名小吃。老藕榨汁后加工制成藕粉,更是病员、产妇、幼孺的营养食品。

藕的营养

每百克藕含水分80.5克,供热量70千卡,含蛋白质1.9克、脂肪0.2克、糖类16.4克、膳食纤维1.2克、维生素A3微克、胡萝卜素20微克、尼克酸0.3毫克、维生素C44毫克、维生素E0.73毫克、钙39毫克、磷58毫克、钾243毫克、钠44.2毫克、镁19毫克、铁1.4毫克、锌0.23毫克、硒0.39微克、铜0.11毫克、锰1.30毫克。

藕还含焦性儿茶酚、d-没食子儿茶精、新绿原酸、无色矢车菊素、无色飞燕草素等多酚化合物以及氧化物酶等。

中医性味与功效

中医学认为,藕性味甘、寒。生用,能凉血散瘀;熟用,则补心益胃。捣汁服,除烦解闷开胃;制药膏或膏泥,可外敷刀枪伤、跌打损伤;蒸熟食,开胃,熬浓藕汤饮,治阴虚肝旺,内热血少,既能补血,亦能通气,无腻滞之偏。

李时珍《本草纲目》说:"白花藕大而孔扁者,生食味甘,煮食不美;红花及野藕,生食味涩,煮蒸则佳。夫藕生于卑污而洁白自若,质柔而穿坚,居下而有节,孔窍玲珑,丝纶内隐,生于嫩蒻,而发为茎叶花实,又复生芽,以续生生之脉,四时可食,令人心欢。"王士雄《随息居饮食谱》说:"藕以肥白纯甘者良。生食宜鲜嫩,煮食宜壮老,用砂锅桑柴缓火煨极烂,入炼白蜜,收干食之，最补心脾。若阴虚、肝旺、内热、血少及诸失血证，但日熬浓藕汤饮之，久久自愈，不服他药可也。"

藕能破血。曾有人削藕皮误落血中，血遂散涣不凝。临床用于破血亦能见效。孟诜《食疗本草》提及：产后忌生冷物，独藕有不同，因藕能破血，取其凉血散瘀之性。

 临床应用

（1）烦热口渴。藕汁半碗，加蜜调服。

（2）热淋。生藕汁、葡萄汁、荸荠汁等份，每次饮半杯，加蜜服亦佳。

（3）热痰。藕汁、梨汁各半碗，饮服。

（4）食蟹中毒。频饮藕汁。李时珍曾记述，宋孝宗患痢，众医不效。高宗偶见一小药肆，召而问之。其人问其得病之由，乃食湖蟹所致，遂诊脉曰：此冷痢也，乃用新采藕节，捣烂，热酒调下。数服即愈。

（5）噎膈症。《名医类案》记：江应宿治一老妇，年近七旬患噎膈，胃脘干燥，血虚有热，给五汁饮，二十余日而愈。其方：芦根汁、藕汁、甘蔗汁、牛羊乳各半杯，和生姜汁少许，熏汤煮温，不拘时间，徐徐饮服。

（6）治时气烦渴不止。生藕、捣绞取汁一中盏，入生蜜一合，搅令匀，不计时候，分为二服（《圣惠方》）。现可以藕汁半杯（约125毫升），蜂蜜1匙，调匀后温服。

（7）霍乱吐不止，兼渴。生藕30克（洗、切），生姜0.3克（洗、切）。上二味，研绞取汁，分三服，不拘时（《圣济总录》姜藕饮）。

（8）红、白痢。藕500克，捣汁，和蜜糖，隔水炖或膏服（《岭南采药录》）。

（9）冻脚裂坼。蒸熟藕捣烂，涂之（《本草纲目》）。

（10）眼热赤痛。取莲藕1个，连节，以绿豆入满其中空处，水数碗，煎至半碗，莲藕食之（《岭南采药录》）。

 注意事项

莲藕中含有一种鞣酸。切开或去皮后，在空气中就会变成褐色。变色的原因是由于氧化作用，鞣质中的酚类产生醌的聚合物形成褐色色素，也就是黑色素。鞣质变色的另一种原因是与金属生成深色的鞣质盐，例如遇铁后变成暗蓝色或暗绿色。所以，煮藕时切忌用铁锅，切藕时最好用不锈钢刀。

藕其他部分及药用知识

藕节

藕节即莲的根茎的节部。秋冬或春初

挖藕时，切下晒干备用。

藕节的营养：藕节含鞣质、天门冬素。

中医性味与功效：藕节性味甘、涩，平，有止血散瘀功效，治咯血、吐血、衄血、尿血、便血、血痢、血崩诸症，常用量为10~15克煎服。实验研究证实，藕节能缩短出血时间，藕节炭对治疗血小板减少性紫癜有一定疗效，藕节能治淋症。唐容川有解说：因藕节中空能行水，故能引血分之湿热而清瘀血。藕在水中，节又结束极细，而其中仍能通水气。淋症是尿道通而不通，藕节在水中是不通而通，且其色能回紫变红，又入血分，故能治淋。

临床应用：

①坠马血瘀，积在胸腹，唾血无数者用生藕节捣烂，和酒绞汁饮，随意用（《本草汇言》）。

②鼻衄不止：藕节捣汁饮，并滴鼻中（《本草纲目》）。

③大便下血：藕节晒干研末，人参、白蜜煎汤调服5克，日二服（《全幼心鉴》）。

④尿血、尿隐血：藕节炭、白茅根、仙鹤草各30克，水煎服，用7天。

藕粉

藕粉由荷藕磨碎，去渣后将湿粉烘干而成。大约每千克藕粉需要10千克以上荷藕做原料。

藕节的营养：据分析，每千克藕粉内含糖类850克、蛋白质约100克，产生热量3500千卡。另藕粉含有脂肪、维生素、矿物质等营养物质，与藕相近。

中医性味与功效：藕粉性味甘、咸，平，有益血、止血、调中、开胃功效。《本草纲目》记："藕粉味甘，气芬芳，性平，调中开胃、补益髓、通气分、清暑热，常食可安神。"《本草纲目拾遗》记："藕粉，大能和营卫生津。《本草纲目》藕下止载澄粉作食，轻身延年，而不知其功用更专益血、止血也。"凡上消化道出血者，宜调食藕粉，有益血、止血作用。

莲子

养心安神、益肾固精、健脾、止泻止带，增强免疫功能，降糖，治疗心律失常、慢性泄泻、五更泻

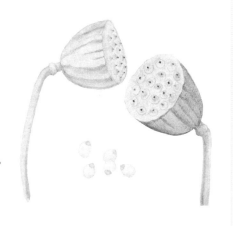

莲子属睡莲科莲属水生草本植物莲藕的果实。莲者，连也，花实相连而出，故而得名。莲子又称藕实、泽芝、莲蓬子、莲实、湘莲肉、水芝丹等。莲子以去掉果皮后的种子供食用，果实呈椭圆形或卵形，长 1.5~2.5 厘米，果皮坚硬，内有一枚种子。去壳前称壳莲，去壳后称肉莲。莲原产于中国和印度东部。《诗经》已记载，北魏《齐民要术》中载有"种莲子法"，说明当时人们已将莲子作为常用蔬菜栽培。

中国的"莲"文化历史悠久，光灿夺目。南朝梁萧纲著《采莲曲》："晚日照空矶，采莲承晚晖。风起湖难渡，莲多采未稀。"刘孝威有《采莲曲》："金桨木兰船，戏彩江南莲。莲香隔浦渡，荷叶满江鲜。"李白的《子夜吴歌》（其二）："镜湖三百里，菡萏发荷花。五月西施采，人看隘若耶。回舟不待月，归去越王家。"苏轼有《与王郎昆仲及儿子迈绕城观荷》："昨夜雨鸣渠，晓来风袭月。萧然欲秋意，溪水清可啜。环城三十里，处处皆佳绝。蒲莲浩如海，时见舟一叶。此间真避世，青蒻低白发。相逢欲相问，已逐惊鸥没。"熊卓有"采莲复采莲，盈盈水中路。鸳鸯触叶飞，卸下团团露"句。李清照的《如梦令》更是清俊疏宕："常记溪亭日暮，沉醉不知归路。兴尽晚回舟，误入藕花深处，争渡，争渡，惊起一滩鸥鹭。"

在中国，莲子一向被视为珍贵吉祥之物。我国南方和南洋一带，人们每逢婚聚喜庆必上莲子，以取早生贵子，连子、连炒之意。

莲子的种类

莲子通常从大暑开始到冬至止陆续成熟上市。大暑前后采收的叫伏莲，也称夏莲，粒大、饱满，壳薄肉厚，胀性好，养分充足，入口糯软;立秋后采收的称为秋莲，粒细而瘦、壳厚肉薄，胀性差，入口粳硬。按照栽种地方和植法不同，出产莲子的莲分为家莲、湖莲、田莲3种。家莲植于池塘，质地白嫩香甜，但产量低;湖莲种在湖沼中，果实小，味较浓；田莲种在水田中，莲肉壮实，质量最好。名产有湘莲、白莲、红莲、冬瓜莲、通心莲等。湖北汉川刁汊湖红莲、湖南安乡湘莲、福建建宁建莲、江西鄱阳湖白花莲子、江苏吴江县青莲、湖北洪湖白莲，合称"全国六大名莲"。

莲子的营养

莲子（干）营养，每百克干莲子含水分9.5克，供热量344千卡，含蛋白质17.2克、脂肪2克、糖类67.2克、膳食纤维3.0克、维生素$B_1$0.16毫克、维生素$B_2$0.08毫克、维生素$B_3$4.2毫克、维生素C5毫克、维生素E2.71毫克、钙97毫克、磷550毫克、钾84毫克、钠5.1毫克、镁242毫克、铁3.6毫克、锌2.78毫克、硒3.36微克、铜1.33毫克、锰8.23毫克。

莲子还含有莲碱。

中医性味与功效

中医学认为，莲子性味甘、涩，平，归脾、肾、心经，有养心安神、益肾固精、健脾止泻、止带功效。黄元御《玉楸药解》说:"莲子甘平，甚益脾胃，而固涩之性，最宜滑泻之家,遗精便溏,极有良效。"《王氏医案》:"莲子，最补胃气而镇虚逆，若反胃由于胃虚而气冲不纳者，但日以干莲子细嚼而咽之，胜于他药多矣。""今肆中石莲子皆伪，味苦反能伤胃，切不可用。惟鲜莲子煎之，清香不浑，镇胃之功，独胜，如无鲜莲，干莲亦可。"王士雄《随息居饮食谱》说:"莲子鲜者，甘平清心养胃，治口噤口痢，生熟皆宜。干者甘温，可生可熟，安神补气，镇逆止呕，固下焦，已崩带遗精。厚肠胃。愈二便不禁。"

药理作用

（1）平静性欲。有效成分为莲碱。

（2）增强免疫功能。莲子多糖对正常小鼠、环磷酰胺致免疫抑制小鼠免疫功能有兴奋作用，提高小鼠腹腔巨噬细胞吞噬功能，促进溶血素形成和溶血空斑形成，促进淋巴细胞转化［马忠杰等,《中草药》

1995, 26（2）: 81]。

（3）抗衰老作用。莲子能使果蝇的平均寿命延长 36.4% 和 33.4%。莲子多糖给 D-半乳糖致糖代谢衰老模型小鼠灌肠，可提高血超氧化物歧化酶活力、过氧化氢酶活力及谷胱甘肽酶活力，降低血浆肝匀浆、脑匀浆过氧化脂质水平（参阅黄国诚、施少康有关论文）。

（4）降血糖 [《国外医药、植物药分册》，1992.7（1）:23]。

（5）心律不齐的治疗（李忠《现代临学中药》)。

 临床应用

（1）五更泻、久泻。莲肉 500 克，蜂蜜适量，炒研末，炼蜜为丸。每次用开水吞服 3 克，日服 3 次。

（2）遗精、崩漏、白带、月经过多。莲肉研末，每服 10 克，日服 2~3 次。或以莲房炭研末，每服 6 克，热酒下。

（3）噤口痢。炒莲肉，每服 3 克（《皇汉续名家方选》）。或石莲不以多少，不炒，剥去壳，将肉并心，研为细末。每服 6 克，米饮调下《百一选方》。

（4）血尿。莲肉 120 克、水 3 碗，煎。分 2 次服。

（5）漏胎（孕妇阴道流血）或习惯性流产、孕妇腰痛。用莲肉 30 克，炖猪肉或猪肚食，或将莲肉去心和糯米煮粥食。也可用莲房炭，研末。每服 10 克，温开水送服。

（6）补虚益损。莲实（去皮）不以多少，用好酒浸一宿，入大猪肚内，用水煮熟，取出焙干。上为极细末，酒糊为丸，如鸡头（芡实）大。每服五七十丸，食前温酒送下（《医学发明》水芝丸）。

（7）久病产后及年老或劳累过度引起的身体衰弱。莲肉、红糖、米酒各 30 克，鸡蛋 1 个,水煎服。每晚 1 个,连服 1 个月。

（8）久痢不止。莲肉蒸熟，晒干研成细末，米汤送服。每次 15 克，每日 3 次。

（9）溃疡病或胃出血后恢复期。莲肉 250 克，米、酒猪油各 6 克，隔水炖烂。1 天内分 3 次服完，连服 1 个月。

（10）小便短赤、混浊。莲子 180 克，甘草 30 克，分别研成细末，拌匀，开水送服。每次 3~6 克，每日 3 次。

（11）病后脾胃虚弱、极易腹泻。莲肉、粳米各 20 克（分别炒黄),茯苓 60 克，共研成细末。每次用 30~60 克，加白糖适量，开水调成糊状，每天早晚各服 1 次。

（12）脾虚便溏、睡眠不实、心悸怔忡、妇女腰酸带多、体质虚弱。莲子（去心）、芡实（去壳）各 60 克，鲜荷叶（手掌大）1 块，以适量糯米煮粥，亦可加砂糖适量服。

 注意事项

（1）中满痞胀及大便燥结者忌服。

（2）陈莲子虽久煮而不烂，取莲根新出之嫩芽同煮则烂。

（3）《随息居饮食谱》说："凡外感前后，疟、疸、疳、痔、气郁痞胀、溺赤便秘、食不运化及新产后皆忌之。"

（4）《本草拾遗》说："生则胀人腹。"

莲相关部分的药用知识

石莲子

石莲子又称甜石莲，为成熟莲子在莲蓬将裂开时采集者，或莲子经风霜雨雪后，沉没水中久浸而成，色黑质坚如石。以水浸去黑壳，去膜、青心，方可入药。

中医性味与功效：中医学认为，石莲子性味苦、寒，有清热利湿、清心除烦、健脾开胃功效。应用与莲肉相近，只是清热利湿作用更强。适用于治疗噤口痢、久痢、久泻等症。常用量3～9克，水煎服。

注意事项：苏木科植物南蛇簕的种子，亦叫苦石莲子，用治癌症及跌打损伤、味极苦辛，应用时应注意区别。

莲衣

莲衣即莲的种皮，又名莲皮。

中医性味与功效：莲衣味苦而涩，性凉无毒，入心、脾二经，有收敛功效。治疗失血症，可与人参同煎饮，使补脾阴。有利于统血归经。一般用1～1.5克煎服。

莲须

莲须为莲的干燥雄蕊，即荷花的花蕊，又名莲蕊须、金樱草、莲花须等。夏季莲花盛开时，采取雄蕊，阴干备用。

莲须的营养：莲须含有槲皮素、木犀草素、异槲皮苷、木犀草素、葡萄糖苷。莲须还含生物碱。

中医性味与功效：中医学认为，莲须性味甘、涩，平，归心、肾二经，有清心固肾、涩精、止血功效。主治梦遗滑泄、吐、衄、崩、带、泻痢。《本草再新》说："清心肺之虚热，解暑除烦，生津止渴。"莲须一般常与芡实、山药等同用。莲须常用量2～5克，煎水服。

注意事项：小便不利者忌用。

莲房

莲房为莲的成熟花托，又名莲蓬壳、莲壳。秋季果实成熟时，割下莲蓬，除去果实（莲子）及梗，晒干备用。

莲房的营养：莲房含有蛋白质、脂肪、糖类、膳食纤维、矿物质和胡萝卜素、维生素 B$_1$、维生素 B$_2$、维生素 B$_3$ 等。另含微量莲子碱。

中医性味与功效：中医学认为，莲房性味苦、涩、温，有化瘀、止血、祛湿功效。用治血崩、月经过多、胎漏下血、瘀血腹痛、产后胎衣不下、血痢、血淋、痔疮脱肛、皮肤湿疮等症。

临床应用：

①经血不止。陈莲蓬壳，烧存性，研末。每服 6 克，热酒下（《妇人经验方》瑞莲散）。

②胎漏下血。莲房，烧，研末，面糊丸，梧子大。每服百丸，汤、酒任下，日二（《朱氏集验医方》）。

③胎衣不下。莲房 1 个，甜酒煎服（《岭南采药录》）。

④乳裂。莲房炒炭，研为末，外敷（《岭南采药录》）。

⑤天疱疮。莲蓬壳，烧存性，研末，调涂（《海上方》）。

⑥黄水疮。莲房烧成炭，研细末，香油调匀，敷患处，每日 2 次（徐州《单方验方新医疗法选编》）。

⑦宫颈癌。莲房 10 克，煎服。每日 3 次。也可烧存性，研末，调敷患处。

莲花

莲花是莲之花蕾，即荷花，又名芙蓉、水华、水花。每年 6~7 月采收含苞未放的大花蕾或开放的花阴干备用。

莲花的营养：含有槲皮素、木犀草素、异槲皮素、木犀草素、葡萄糖苷、山奈酚、山奈酚 -3- 半乳糖葡萄糖苷、山奈酚 -3- 二葡萄糖苷等多种黄酮类。

中医性味与功效：莲花性味苦、甘，温、无毒，有活血止血、祛湿消风功效。主治跌损呕血，外用于天疱湿疮。因跌损而呕血，可以干荷花为末，每次以酒调服 2~3 克。治天疱湿疮，可以荷花贴之。

荷叶

荷叶即莲叶，一般均鲜用。

荷叶的营养：据分析，荷叶含多种同类生物碱，如荷叶碱、莲碱、黄酮。苷类有荷叶苷、槲皮黄酮苷及异槲皮黄酮苷等。荷叶浸剂及煎剂能直接扩张血管，具有中等度的降压作用。常用量为四分之一叶，小叶则可用二分之一叶或正叶，煎饮。

中医性味与功效：荷叶性味甘、微苦，平，有清热解暑、开发清阳、散瘀止血功效。用治感受暑热、头胀胸闷、口渴、小便短赤、夏季暑热泄泻、各种出血症等。

临床应用：我常用荷叶粥治疗高血压、高脂血症、动脉硬化、冠心病、胆囊炎、肥胖症，常服有效。年老体虚，有脑动脉硬化，有过卒中、偏瘫史者，亦宜经常食用。可起到上清头目、下滋肾水、宣肺宽心、调胃利胆等多方面作用。肾炎水肿者食之，也可有利尿消肿作用。

我们应用荷叶粥有3种制法。

①粳米50克，加水如常法，煮稀粥。粥熟后，以鲜荷叶1张，盖粥锅上约10分钟，即可移去荷叶。粥色嫩绿，清香扑鼻，可饮服。

②以鲜荷叶1大张，切细片，加水煎取药汁约200毫升。去荷叶渣后再加入粳米50克，冰糖适量，再加水如常法煮粥，熟后食用。

③粳米50克，冰糖适量，再加水先煮粥。煮至米开汤末稠时，调入干荷叶细末20克，改以文火再煮，数沸，即可饮服。每日2次。

荷梗

荷梗即荷叶的叶梗、叶柄，性味与荷叶相同。叶柄中空，具有通气宽胸及通乳的功效。能清暑热，用治夏季感受暑热、胸闷不畅、乳汁不通等症。一次用药30~60克，干梗为5~10克，煎水饮。

荷蒂

荷蒂为荷叶中央近梗处剪下的叶片。中医学认为，荷蒂性味苦，平，有和胃安胎、止带止血、补中益气功效。用治崩漏

带下、胎动不安、久泻脱肛、子宫脱垂诸症。常用量4~10个煎服。

莲子心

莲子心即莲的成熟种子的绿色胚芽。秋季采收莲子时，从莲子中剥去晒干。

莲子心的营养：莲子心含生物碱，主要为莲心碱、异莲心碱。另含黄酮类、金丝桃苷、芸香苷等。莲子心的生物碱具有强心、降压、平静性欲的功效。

中医性味与功效：莲子心性味苦、寒，无毒，有清心热功效。用治温热病、高热神昏谵语、心火亢盛、烦躁不安及高血压等症。

药理作用：①抗氧化作用。甲基莲心碱具有抗氧自由基作用，能抑制肝细胞脂质过氧化及中性粒细胞受多形核白细胞刺激后释放的氧自由基，对超氧阴离子及羟自由基均有剂量依赖性［贾菊芳等，《同济医科大学学报》，1994，23（1）62］。

②降压作用。从莲子心中取出的莲子碱有短时的降压作用。经转变成季铵盐后，降压作用明显增强，作用时间延长［陈维洲，《药学学报》，1962，9（5）：277］。甲基莲心碱能扩张血管平滑肌，降低血管阻力，对自发性高血压大鼠有明显的降压作用［胡文淑等，《中国药理学与毒理学杂志》，1991，5（2）：111］。

③抗心律失常作用：甲基莲心碱可显著地对抗乌头碱诱发大鼠及哇巴因诱发大鼠心律失常。(李贵荣,《中草药》1988, 19[5]: 25)。还能对抗肾上腺素所致的家兔心律失常,并对电刺激丘脑下区诱发的心律失常有明显的预防作用(郭治彬等,《中华心血管病杂志》, 1992, 20[2]:119)。甲基莲心碱可抑制仔猪心肌传导纤维 Vmax 将心肌传导纤维的单相阻变为双向阻滞,消除折返冲动引起的心率失常 [李贵荣等,《中国药理学与毒理学杂志》, 1989, 3(2): 154]。

④抗血小板聚集作用[《中草药》, 1996, 27(1):438]。

⑤抗心肌缺血作用[《北京医科大学学报》, 1992, 24(1):61]。

临床应用：

①劳心吐血。莲子心,糯米,上为细末,酒调服(《百一选方》)。

②高血压。莲子心 5~10克,泡水饮。

菱

生食，清暑泄热、除烦止渴；熟食，益气、健脾，抗癌

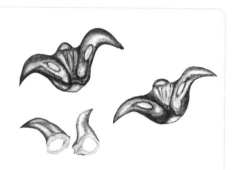

　　我的故乡在江南水乡，围绕着细密如织的水网总有说不完的故事和看不够的景致。姑娘们坐在木盆中，荡漾在菱棵里采摘新菱的情景，便是我记忆中极为美丽的画面。"欲采新菱趁晚风，塘西采遍又塘东。满船载得胭脂角，不爱深红爱浅红。"这一首《采菱歌》既唱了胭脂红菱又唱了美丽的采菱人。

　　菱为菱科植物的果肉。本品苗叶支散，故字从支；其角棱峭，故谓之菱。因菱出于水中，其味不亚于栗，故又名"水栗"。古时菱的称呼很多，《尔雅》称蕨摍，《尔雅》郭璞注称芰，《别录》称芰实，《周礼义疏》称菱角，《本草品汇精要》称水菱，《本草纲目》称凌、沙角。在《周礼》《尔雅》《礼记》《酉阳杂俎》等古籍中也均有记载。

　　菱的人工栽培史至少在2300年以上。据浙江省文物管理委员会资料，在浙江嘉兴的南湖附近发现无角碳化菱，据推算南湖菱的历史达5900年左右。在湖州的钱山漾也曾发现碳化菱，经同位素鉴定，也有5000多年的历史。《湖州府志》记："唐刺史崔元亮，开凌波塘曰：其地产菱，故易名菱湖。"

 菱的种类

　　我国菱的品种多，但总体可分为家菱（大菱）和野菱（小菱）两类：野菱果实小，角锐利，肉坚实，宜煮或风干食用；家菱品种依外皮色泽可分青、红两类。按果实角数，可分无角菱、两角菱、四角菱等数种，其中两角菱有分平角、斜角与弯角之

分。名品菱有南湖菱(又名和尚菱、圆菱)、馄饨菱、元宝红（水红菱）、沙角菱、大弯菱等。

《酉阳杂俎》记:"芰,今人但言菱芰,诸解草木书亦不分别。唯王安贫《武陵记》言四角、三角曰芰,两角曰菱。"《本草纲目》述:"芰、菱,有湖泺处则有之。菱落泥中,最易生发,有野菱、家菱。其实有数种,或三角、四角,或两角、无角。野菱自生湖中,叶实俱小,其角硬直刺人,其色嫩青老黑;家菱种于陂塘,叶实俱大,角尖而脆,亦有两角弯卷如弓形者,其色有青有红有紫,老则壳黑而硬。夏月以粪水浇其叶,则实更肥美。"

食用方法

鲜菱含钙、磷、铁、蛋白质丰富,可生食,也可配菜为辅料,炒、煮、烧均可,如鲜菱烧肉或炖豆腐。生吃菱容易传染姜片虫病,家常多是煮熟了去壳吃。菱含淀粉、葡萄糖丰富,淀粉含量高达 24% 左右。菱可再精加工成菱粉,菱粉质地细腻、爽滑,为淀粉中之佼佼者,最适用于炒菜起芡,制羹以及制冷饮雪糕、冰激凌等精细糕点的用料。

菱的营养及药理作用

菱的果肉略有抗腹水肝癌 AH-13 的作用,从中分离出麦角甾四烯 -4,6,8（14）, 22- 酮 -3[4, 6, 8（14）, 22-Ergostatetraen-3-one]、β - 谷甾醇等成分。在以艾氏腹水癌做体内抗癌的筛选试验中,发现种子的醇浸水液有抗癌作用。

中医性味与功效

中医学认为,菱性味甘、凉,生食可清暑泄热、除烦止渴;熟食可益气、健脾。《名医别录》记:"主安中补脏。"《滇南本草图说》记:"醒脾,解酒,缓中。"《本草纲目》记:"菱芰,鲜者甘凉,析醒清热,多食损阳助湿,胃寒脾弱人忌之。老者风干,肉反转软,熟者甘平,充饥代谷,亦可澄粉,补气厚肠,多食滞气,胸腹痞胀者忌之。芰花向日,菱花向月,故芰暖而菱寒。"

临床应用

（1）小儿头部疮毒、酒毒（宿醉）。

鲜菱草茎（去叶及须根）60~120克，水煎服。

（2）头面黄水疮。老菱壳烧存性，研成细末，以麻油调和涂敷患处。

（3）赘疣，包括青年性扁平疣、多发性寻常疣。鲜菱（连蒂、柄）煎水，内服及外敷结合。内服，1日3次；外敷，保持湿润，疣自落为止。

（4）治疗子宫癌、胃癌。以生菱肉，每日20~30个，加足水量，文火煮成浓褐色汤，分2~3次饮服。据日本民间经验记载，长期多服有效。或用茎及叶柄、果柄，每日30~45克，水煎服。也有用菱治疗直肠癌和膀胱癌的。叶橘泉老中医曾介绍，带壳的菱煎服可治胃癌：菱角5~10个（野菱10~15个），切碎，带壳放瓦罐内，加水，文火煮成藕粉糊状，频频饮服，可增进食欲，改善症状。

病例分析

> 有一70岁老妇，患幽门癌，食物不能通过，朝食暮吐，骨瘦如柴，大便如羊屎，卧床不起，奄奄一息。给予菱角、薏苡仁，加入旋复花、代赭石汤中煎服。患者饮食渐进，能起床活动，继续存活将近一年。

> 一妇女，年54岁，于1975年发现为直肠癌，手术切除后做人工肛门。用菱10只、薏苡仁12克、鲜紫藤条（切片）12克、诃子6克，煎水服，每日1剂。服后饭量增加，精神很好，坚持服了两年，情况良好。

日本千叶大学医学部中山恒明对民间一单方做了治疗观察。单方：薏苡仁、菱、紫藤、诃子各20克，煎水服，每日1剂，疗程1~2个月。治疗胃癌和食道癌共计572例，其中230例给予本方治疗，另342例作为对照组。结果分析，用菱等用药组，明显有效者49例（21.3%），食欲增进者35例，体重增加者23例，腹痛消失者12例，且无副作用。关于复发率，食道癌服用此药的16例中，复发率为31%，不用此药者47例中复发率为64%。胃癌服菱药的119例中，复发率为20%，不用此药者154例中，复发率为37%。可见有一定的治疗和防复发效果。1978年9月29日，日本《信使周刊》报道，菱实对癌细胞抑制率为28.8%。《中草药通讯》1979年9月一期报道，菱实于体内外筛选试验均具抗癌作用。

菱其他部分的药用知识

菱叶

菱叶煎水外洗,可治小儿头疮。菱叶3~5克煎服可明目,要坚持30天以上。

菱壳

治脱肛。《张氏必验方》介绍,先将麻油润湿肠上,自去浮衣再将风菱壳水净之。《医宗汇编》治头面黄水疮,用隔年老菱壳,烧存性,麻油调敷。《医钞类编》上用上法治无名肿毒及天疱疮。

菱蒂

《本草纲目拾遗》记,主治疣子,"用鲜水菱蒂搽一二次,即自落"。近用本法治疗青年扁平疣,取鲜菱蒂在患部不断搽拭。每次约2分钟,每天6~8次,56例全部治愈。

芡实

健脾止泻、益肾固精、祛湿止带

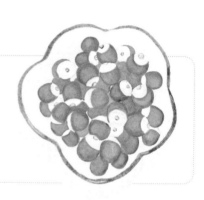

芡实为睡莲科植物芡的成熟种仁。因其苞形类鸡雁头，故又名鸡头米、雁头米。此外，还有鸡头、雁头、卵菱、鸡头实，水鸡头、鸡头果、刺莲藕、鸡头苞等别称。

芡实的营养

每百克芡实含水分 11.4 克，供热量 351 千卡，含蛋白质 8.3 克、脂肪 0.3 克、糖类 79.6 克、膳食纤维 0.9 克、维生素 B_1 0.3 毫克、维生素 B_3 0.4 毫克、钙 37 毫克、磷 56 毫克、钾 60 毫克、钠 28.4 毫克、镁 1.6 毫克、铁 0.5 毫克、锌 1.24 毫克、硒 6.03 微克、铜 0.63 毫克、锰 1.51 毫克。

芡实还含有葡萄糖甾醇苷类化合物。

中医性味与功效

中医学认为，芡实性味甘、涩，平，归脾、肾经，有健脾止泻、益肾固精、祛湿止带功效。《本草纲目》说："止渴益肾，治小便不禁、遗精、白浊、带下。"《本草求真》说："芡实如何补脾，以其味甘之故；芡实如何固肾，以其味涩之故。惟其味甘补脾，故能利湿而泄泻腹痛可治；惟其味涩固肾，故能闭气，而使遗带小便不禁皆愈。功与山药相似，然山药之阴，本有过于芡实,而芡实之涩,更有甚于山药。且山药兼补肺阴,而芡实则止于脾肾而不及于肺。"

芡实与莲子功效相仿,而其收敛镇静作用比莲子更强。芡实采收后,若以防风煎汤浸过,可经久不坏。

药理作用

芡实制剂"八仙糕"有明显延长寿命的作用。喂老年鹌鹑,给药组动物平均生长时间比对照组延长88.7%,生存曲线右移,能加强小肠吸收功能,提高尿木糖排泄率,增加血清胡萝卜素浓度(陈可冀《抗衰老中药学》)。

临床应用

(1)慢性泄泻或五更泻。芡实、百合各60克,煮稀饭共食。或配山药亦佳。

(2)遗精、滑精、早泄、白带、小便频数。芡实30克,水煎服。

(3)腰膝疼痛、耳目不清。食芡实或芡实粥,一般芡实30~50克。

(4)脾胃虚弱,腹泻久痢。芡实、莲肉各500克,炒黄,研成末,加藕粉250克,拌匀或散剂。每次30克(炒黄),加白糖煮成糊状,连服10天。

(5)小便失禁或频数。芡实(炒黄)、米酒各30克,加水煎。睡前服,每日1次。

(6)妇女白带。芡实30克(炒黄)、海螵蛸12克、白果6克,水煎服。每日1次。

(7)腰脊酸痛、遗精、白带。芡实、大米各50克,常法煮粥吃。

(8)老人小便失禁、大便溏泄、虚喘。芡实50克、胡桃25克、红枣4枚,煮粥吃。

(9)梦遗、滑精,脾虚久泻。芡实50克、莲子25克,白糖适量,煮粥吃。

(10)消化性溃疡。芡实60克、薏米25克,红糖适量,煮粥吃。

(11)久痢泻血、脱肛出血。芡实50克、乌龟1只,炖汤饮服。

(12)糖尿病。芡实50克、青头老鸭1只,芡实放入鸭肚内,常法炖烂吃。

注意事项

(1)凡外感前后、疟痢疳痔、气郁痞胀、溺赤便秘、食不运化、新产后皆忌之。

(2)有大小便不利者亦不宜服。

芡实其他部分的药用知识

芡实叶

芡实叶又名鸡头盘、刺荷叶。

中医功效:《重庆草药》说其"行气、和血、止血,治吐血"。

临床应用:

①妇女产后催衣、止血,亦治吐血 芡实叶1张,烧灰,和开水服。或兑酒吞下(《重庆草药》)。

②胞衣不下。芡实叶、荷叶各15克,水煎服(江西《草药手册》)。

无毒。主治疝气、白浊、白带及无名肿毒。

临床应用:

①治偏坠胀气。鸡头根切片,煮熟,盐醋食之(《法天生意》)。

②治白带,并治脾胃虚弱、白浊诸症 芡实根250克,炖鸡服(《重庆草药》)。

③治无名肿毒。芡实根捣烂,敷患处(《湖南药物志》)。

芡实根

中医性味与功效:芡实根性味辛、平,

茭白

解热毒、除烦渴、利二便、催乳，辅治黄疸型肝炎

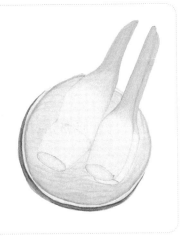

茭白是水生类蔬菜，为禾本科菰属多年生宿根水生草本植物。野生植物菰的茎经黑粉菌侵入后，受刺激产生激素物质，促使其细胞增生，使其花茎组织畸形膨大，从而形成肥厚肉质茎。茭白古称菰，又称茭瓜、茭笋、菰手、菰笋、菰米、茭耳菜等，因根交结而色白而名。茭白原产于中国，主要分布在长江流域以南，特别是太湖流域。早在公元3—4世纪，茭白和莼菜、鲈鱼就被誉为"江南三大名菜"。

 ## 茭白的种类

茭白按采集季节可分为单季茭和双季茭。单季茭春夏栽培，每年一熟，可连续收获2~3年。主要品种有杭州象牙茭、常熟寒头茭、广州大苗茭和软尾茭。双季茭一年可收两次。主要品种有无锡刘潭茭、广益茭、苏州小蜡台、中秋茭和杭州梭子茭。

 ## 茭白的营养

每百克茭白含水分9.2克，供热量23千卡，含蛋白质1.2克、脂肪0.2克、糖类5.9克、膳食纤维1.9克、维生素A5微克、胡萝卜素30微克、维生素$B_3$0.5毫克、维生素C5毫克、维生素E0.99毫克、钙4毫克、磷36毫克、钾209毫克、钠5.8毫克、镁8毫克、铁0.4毫克、锌0.33毫克、硒0.45微克、锰0.49毫克。

茭白含草酸较多。

 ## 中医性味与功效

中医学认为，茭白性味甘、冷，滑利，

归肺、脾、肝经，有解热毒、除烦渴、利二便、催乳、利湿热等功效。陈藏器《本草拾遗》说："茭白去烦热，止渴，除目黄，利大小便，止热痢。"孟诜《食疗本草》说："利五脏邪气，酒皶面赤、白癞、疬疡，目赤，热毒风气，卒心痛，可盐醋煮食之。"孟诜治武则天产后无乳、口疮、便秘，以"茭白泥鳅豆腐羹加醋服"而通乳。

临床应用

（1）催乳。茭白 30 克、通草 10 克，猪脚煮食（《湖南药物志》）。

（2）高血压。茭白 50 克、旱芹菜 50 克，煮汤饮食。

（3）湿热黄疸。鲜茭白 50 克，水煎代茶饮。每日 1 剂，连服 7 天以上。

（4）暑日胃肠炎，呕吐、恶心、腹泻。茭瓜炒焦，水煎服。每日 50 克，每日两次，连服 3 日。

（5）黄疸型肝炎、阳黄、肝湿热。茭白根 50 克，水煎代茶饮，作为辅助治疗。

注意事项

（1）由于其性冷利，故孟诜又说：性滑，发冷气，令人下焦寒，伤阳道。倪朱谟说："脾胃虚冷，作泻者勿食。"王士雄说："精滑便泻者勿食。"关键在"寒、滑"。煮食时，稍加辛温作料，可纠正上述副作用。

（2）因草酸含量较多，吃时热水先焯，尽量去除草酸。

（3）有肾病、尿路结石者还是少吃为好。

茭白其他部分的药用知识

茭瓜子

茭瓜子又叫菰米，古时称为六谷之一，色白而滑腻，做饭香脆。

茭瓜子性味甘、冷，有去烦热、润肠胃、止咳功效，用治伤暑腹泻。茭白子炒焦，每日 30 克，水煮服。

茭白根

茭白根即菰根，性味甘、大寒。能清热、消渴。

功用似芦根，而冷利更甚，故脾胃虚寒者不宜食，而有湿热黄疸者宜食。

蒲菜

散风利湿、凉血润燥、清热解毒、润肠通便

蒲菜属香蒲科香蒲属多年生水生宿根草本植物。古称蒻、深蒲，又称香蒲、甘蒲、蒲笋、蒲儿菜、草芽等。蒲菜多生长于水边或池沼边。

相传南宋末年，梁红玉驻守淮安城北，十万金兵围困，日久粮草断绝，军心浮动。一天夜里，梁红玉独自在湖边饮马，发现自己的白龙驹居然津津有味地啃起蒲根来。梁红玉好奇地拿起一根，剥去老皮尝了尝，居然又嫩，又甜，又脆，又香。她随即命部下掘取代粮，解了军粮之急，终于挫败了金兵。故蒲菜又被称为"抗金菜"。

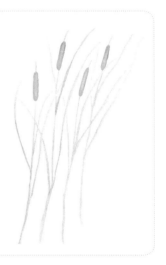

 ## 蒲菜的种类

蒲菜的主要品种有东方香蒲、宽叶香蒲、长苞香蒲、水烛等。名产有山东济南大明湖蒲菜、江苏淮安勺湖蒲菜等。

 ## 食用方法

吃蒲菜，主要取叶鞘抱合而成的嫩芽叶。我国居民食蒲菜的历史至少已有3000年了，有《诗经》可为证。《诗经·陈风·泽陂》云："彼泽之陂，有蒲与荷。"《诗经·大雅·韩奕》云："其蔌维何？维笋及蒲。"蔌，音素，指蔬菜。

蒲菜的吃法多样。《齐民要术》中载有菹酢法。"菹"就是做酸菜，"酢"就是醋泡。《本草纲目》记载，用米粉或面粉之类加上盐等调味品，拌上蒲菜，味道颇美。北宋药物学家苏颂曾赞扬蒲菜"生淡之甘脆，又以醋渍，如食笋，大美"。

蒲菜每年 4~5 月上市。菜农将植株齐根截取，剪去其上部绿叶，只留像葱白的部分供应市场。烹调前，逐株剥去其老韧叶，只留中心牙白色嫩芽茎，切成寸段，即可烹调。蒲菜根茎肥粗，富含淀粉，可煮食或代粮，民间俗称面疙瘩。

烹制蒲菜最宜扒、烧、烩，也可炒、熬、煮、炖、汆，荤素皆宜。著名的菜肴如江苏淮安的鸡粥蒲菜、虾米扒蒲菜，山东济南的奶汤蒲菜等。炒蒲菜宜旺火速成，保持脆嫩，如海米炒蒲菜、口蘑炒蒲菜、火腿炒蒲菜，以及云南的肉丝炒草芽等。做汤宜汤沸后，再放入蒲菜。家常烹制蒲菜也可加鸡丝、火腿丝、虾米等凉拌，食味爽利。

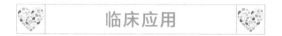

中医性味与功效

中医学认为，蒲菜性味甘、淡，凉，有散风利湿、凉血润燥、清热解毒功效。《本草汇言》说："润燥凉血，去脾胃伏火。"《随息居饮食谱》载："甘、凉。清热，养血，消痛，明目，利咽喉，坚牙，通二便。"凡有便秘、目糊、牙疾者也不妨多吃蒲菜。

临床应用

（1）小便不利。蒲菜 50 克、白茅根

25 克，加水同煎服。日服 3 次。

（2）乳痈。蒲菜适量捣烂，敷乳痈肿处，同时用蒲菜 50~100 克，水煎服。

 ## 蒲黄的药用知识

蒲黄是香蒲科植物水烛香蒲、东方香蒲或同属植物的干燥花粉。

蒲黄的营养：蒲黄含有多种多糖和氨基酸外，主要成分为黄酮类化合物，如槲皮素、山奈酚、异鼠李素、柚皮素等。还有甾醇类如 β－谷甾醇、β－谷甾醇葡萄糖苷等。

中医性味与功效：中医学认为，蒲黄性味甘、平，归肝、心包经，有止血、化瘀、通脉功效。主治吐血、衄血、咯血、崩漏、外伤出血、经闭痛经、脘腹刺痛、跌扑肿痛、血淋涩痛。《本草纲目》说："蒲黄凉血活血，止心腹诸痛。生则能行，熟则能止。"《神农本草经》说："蒲黄主心腹、膀胱寒热，利小便，止血，消瘀血。"

 ## 药理作用

（1）止血。蒲黄具有促进血液凝固进而止血的作用，缩短凝血时间显著而持久。

（2）抗血小板聚集。蒲黄煎剂及其总黄酮、有机酸、多糖对 ADP、花生四烯酸和胶原诱导的家兔体内外血小板聚集，均有明显的抑制作用，而以总黄酮作用最强。

（3）扩张血管，降血压，改善微循环，减慢心率。

（4）抗心肌缺血明显，增加冠状动脉血流量。

（5）降血脂抗动脉粥样硬化。蒲黄能显著降低胆固醇，低密度脂蛋白胆固醇含量，减少过多胆固醇在主动脉壁内的堆积，抑制粥样硬化斑块形成。

（6）对子宫及妊娠有影响。兴奋子宫，增强子宫收缩力、张力，大剂量可致痉挛性收缩，有使妊娠流产及致死胎作用。

（7）抗肾损伤。对肾损伤有明显保护作用，可降低血清尿素氮、肌酐、脂质过氧化物含量，升高超氧化物歧化酶活性，增加肌酐清除率。

（8）对免疫功能影响。对细胞免疫和体液免疫均有抑制作用，适当剂量对巨噬细胞吞噬功能也呈抑制作用，而大剂量则有明显增强巨噬细胞吞噬功能的作用。

 临床应用

（1）高脂血症。以蒲黄浸膏制成降脂片，观察治疗200例高脂血症患者，降脂作用非常显著。

（2）冠心病。以生蒲黄（心舒4号）口服2个月，治疗冠心病轻度心绞痛患者66例，症状消失或缓解率达88%，心电图改善率达84%，血压下降率达58%，总胆固醇降低率达60%。

（3）特发性溃疡性结肠炎。以蒲B（蒲黄水溶部分）浸膏制成25%蒲B糖浆，口服，每次15毫升，每日2次。同时，用5%蒲B浸膏制成灌肠液做保留灌肠，每日1次，每次100~150毫升，30日为1疗程。治疗病程3~5年特发性溃疡性结肠炎36例，总有效率达94.4%。

莼菜

清热利水、消肿、解毒、止呕，治胃病（胃炎、胃溃疡、胃癌等）

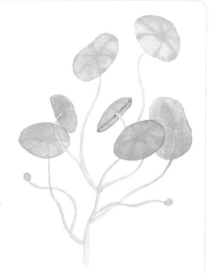

《晋书》上有个关于莼菜的故事：张翰在洛阳齐王同手下做官，"因见秋风起，乃思吴中菰菜、莼羹、鲈鱼脍，曰：'人生贵适志，何能羁官数千里以要名爵乎？'便束装而归。"其实，这是他因为齐王骄奢专权，怕受牵累的遁词。可是从那时起，"莼鲈之思"就成了思乡、退隐、清高的代名词了。

莼生于水中，为睡莲科莼菜属植物。《诗经·鲁颂·泮水》有诗："薄采其茆。"茆，就是莼。《博雅》叫葃，《诗传》叫凫葵，《诗疏》称水葵、水虡、浮菜，《颜氏家训》称露葵，《本草纲目》称马蹄草、锦带，《齐民要术》称淳菜，《新修本草》称丝莼，《经验良方》称缺盆草，《楚辞》称屏风，还有马粟草、草菜、蓴、水芹等称呼。

自古以来，描述莼思的诗文众多。"轻舟摘蓴菜""短艇湖中闲采莼""市担蓴丝滑欲流""莼羹菰饭香满船""长丝出釜莼羹美""蓴丝老尽归不得""老却蓴丝最恼人"等。"蓴"即"莼菜"。《尔雅翼》说莼"宜杂鲋鲤为羹"。诗人笔下莼鱼相配的句子也不少。例如司马光的莼配鲈："莼羹紫丝滑，鲈脍雪花肥。"郑板桥的"买得鲈鱼四片鳃，莼羹点豉一尊开"。杜甫的莼配白鱼，"催莼煮白鱼"。黄庭坚的"醉煮白鱼羹紫莼"。陆游的莼配鳖，"鳖鱼莼菜随宜具""出波莼菜滑，上市鳖鱼肥"。

记得叶圣陶先生在《藕与莼菜》中这样写道："在故乡的春天，几乎天天吃莼菜，它本来没有味道，味道在于好汤。但这样嫩绿的颜色与丰富的诗意，无味之味真足令人心醉呢。"我曾随我院老中医戚景如先生在苏州品尝过"莼鲈之羹"，鱼嫩菜滑，爽口开胃，的确名不虚传。记得《耕余录》中说："莼味略如鱼髓蟹脂，而轻清远胜，比亦无得当者，惟花中之兰，果中之荔枝，差堪作配。"我颇有同感，莼之美在于润滑清远轻香，开人心扉。

莼菜为水生植物，《中国高等植物图鉴》说：莼菜"分布在江苏、浙江、江西、湖南、四川、云南等省，东亚其他地区、印度、大洋洲也有"。只是其他洲的居民不拿它做菜罢了。古籍记："千里湖在溧阳县东南一十五里，至今产美莼，俗称千里莼（即陆机所说的'千里莼羹'）"，《南史》载山东有莼。《松江府志》记："莼菜出华亭谷及松江。"《四川志》记："绵竹县武都山上出白莼菜，甚美。"《四川日报》曾介绍彝族地区螺吉山绿水湖出有一种开红花的莼菜，当地人把它和肉片做汤，称为"水菜"，又名"血菜"。岭南地区也有莼菜，宋代张孝祥诗中记载："我梦扁舟震泽风，莼羹晚箸落盘空。那知岭表炎蒸地，也有青丝满碧笼。"莼菜曾出口到日本，被当作最高贵的食物，只有隆重的筵席时才用。

食用方法

莼菜叶片呈椭圆形、深色，浮于水面，嫩茎和叶背附着胶状透明物质。按花的色泽分为红花和绿花两个品种。莼菜入馔多取其嫩茎叶，经春夏两季的莼菜为嫩，莼菜具有绿、脆嫩、清香的特点，可以和鱼、鸡、虾、肉、鲜贝、禾花雀、蘑菇、面筋、腐竹等相配。烹制莼菜最宜做汤，如西湖莼菜汤、莼菜汆塘鳢鱼、鸡丝莼菜汤等。也可以做羹，如三丝莼菜羹、莼菜鱼羹，还有拌、煸、炒等烹调方法。

莼菜的营养

莼菜含亮氨酸、苯丙氨酸、蛋氨酸、脯氨酸、苏氨酸、天门冬素等，含少量维生素 B_{12}。叶背分泌一种类似"琼脂"的黏液，新叶的黏液则更多，这种多糖可用热水或稀碱溶出，其组成中含L-阿拉伯糖5.9%、L-岩藻糖10.9%、D-半乳糖34.1%、D-葡萄糖醛酸12.3%、D-甘露糖13.4%、L-鼠李糖11.4%、D-木糖7%。另含D-半乳糖醛酸、D-果糖、D-氨基葡萄糖等。

中医性味与功效

中医学认为，莼菜甘、寒，无毒，归肝、脾、胃经，有清热、利水、消肿、解毒、止呕功效。莼菜的黏液质部在动物筛选试验中表明有抗菌作用。莼的提取物对洋葱根的未分化细胞的有丝分裂有较弱的抑制作用。《本草汇言》记："莼菜，凉胃疗疸，散热痹之药也。此草性冷而滑，和姜醋作羹食，大清胃火，消酒积，止暑热成痢。但不宜多食久食，恐发冷气，困脾胃，亦能损人。"《医林纂要》认为："除烦、解热、消痰。"

 ## 药理作用

防癌、抗癌。莼菜中含有的酸性杂多糖是一种良好的免疫促进剂，它不仅能增加免疫器官脾脏的重量，而且能明显促进巨噬细胞吞噬异物的功能，起到防治癌症

的作用。亦有单用莼菜煮食治疗胃癌的，获得效果。食道癌患者可用莼菜配伍其他抗癌食物，如鹅血、豆腐等做菜、做汤。癌症患者手术后，或化疗、放疗期间可用莼菜 50 克、豆腐 100 克做汤吃，也可与鱼类煮汤吃。

 ## 临床应用

（1）胃病（胃炎、胃溃疡等）、胃热较重、反酸、胃中嘈杂。可用莼菜与鱼类经常煮汤喝。

（2）高血压。用鲜莼菜做汤加冰糖或蜂蜜调味，有平肝熄风、上清头目、下利湿热等作用，有一定降压效果。

（3）痈疽疔肿、头上生热疖、无名肿毒。可用鲜莼菜和鲜紫花地丁一起捣烂，加点白糖，敷在患处，干则更换。日敷 2~3 次，有效。也可同时喝莼菜汤，有清热、解毒、消炎作用。

海带

软坚、行水、解热镇痛

治疗缺碘引起的地方性甲状腺肿和甲状腺功能不足，降压平喘，降脂，降糖，抗癌，止血，强心，抗溃疡，抗氧化，抗放射，预防白血病、骨痛病

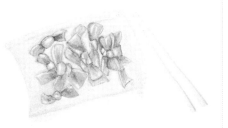

海带为海带科植物海带的叶状体。本品生于海中，柔韧而长如带，故而得名。又名纶布、海昆布、江白菜。海带自然生长在低潮线以下的岩礁上，夏季收割应市，主产于辽东半岛，现中国北部及浙江、江苏、福建已大量人工养殖。沿海产地都用鲜品，商品海带多为干料海带，分盐干、淡干两种（收割后用盐腌制再晒干为盐干海带；淡干海带因营养成分损失较少，较盐干海带的质量好，且易于储存保管）。

此外，褐藻门翅藻科的昆布（又称鹅掌菜、黑菜）、裙带菜，也被人们习惯上作为海带应用。

 食用方法

烹制海带鲜品可用清水洗净后备用。干品则需洗净后干蒸 30 分钟左右，洗净即可，但不应在水中久泡后食用。因为，海带所含的碘、甘露醇、钾、维生素绝大部分附在海带表层及白粉中。如将海带浸泡在水中 20~30 分钟，将把含有 85% 以上的碘等溶解在水中，若浸泡几小时，则营养物质会大量丢失，只剩下胶质体和纤。

小贴士

什么样的海带品质更佳

海带以体质厚实，形状宽长，带身干燥，呈浓褐色，尖端及边缘无白烂、黄梢及附着物者为佳。海带丝亦以色深质净、丝细身干者为上品。淡干海带宜置于阴凉干燥处储存；盐干海带忌风吹，避免潮气侵入腐烂，如发现霉烂，及时割除，防止污染。

海带的营养

每百克海带含水分 70.5 克，供热量 77 千卡，含蛋白质 1.8 克、脂肪 0.1 克、糖类 23.4 克、膳食纤维 6.1 克、维生素 A40 微克、胡萝卜素 240 微克、维生素 B_3 0.8 毫克、维生素 E0.85 毫克、钙 348 毫克、磷 52 毫克、钾 761 毫克、钠 327.4 毫克、镁 129 毫克、铁 4.7 毫克、锌 0.65 毫克、硒 5.84 微克、铜 0.14 毫克、锰 1.14 毫克、钴约 22 微克和微量的氟 1.89。

海带富含多糖类成分藻胶酸和昆布素、甘露醇。另含褐藻酸、褐藻氟酸、牛磺酸、褐藻淀粉等。干海带含碘 240000 微克 / 千克。

 中医性味与功效

中医学认为，海带性味咸、寒，有软坚行水功效。《本草经疏》说："昆布，咸能软坚，其性润下，寒能除热散结，故主十二种水肿、瘿瘤聚结气、瘘疮。东垣说：瘿坚如石者，非此不除，正咸能软坚之功也。"《本草通玄》说："主噎膈。"

 药理作用

（1）可用来纠正由缺碘而引起的甲状腺功能不足，同时也可以暂时抑制甲状腺功能亢进的新陈代谢率，从而减轻症状，但不能持久，可作为术前准备。

（2）降压。海带氨酸、藻氨酸单枸橼酸盐、藻氨酸单盐酸盐、褐藻氨酸、牛磺酸均有降压作用。

（3）平喘。海带根粗提取液对豚鼠有平喘作用（组织胺法），对大鼠（0.59% 二氧化硫法）、猫（电刺激喉上神经法）的咳嗽有一定的镇喘作用。

（4）海带昆布流浸膏对感染血吸虫尾蚴的家兔有保护作用（煎剂无效）。

（5）海带中提取的藻胶酸钠，对动物股动脉出血有止血作用。

（6）昆布素为多糖类，其低程度的硫酸化物（每一葡萄糖单位含 0.62 硫酸根）与肝素相似，有清除血脂作用，并有抗凝血作用，可用于动脉粥样硬化患者，还可提高高密度脂蛋白胆固醇。

（7）海带中的褐藻酸钠盐有预防白血病和骨痛病的作用。

（8）海带提取物有抗癌作用。对小鼠皮下种植的 S-180 瘤细胞有抑制作用。

（9）提高免疫功能。本品所含的昆布多糖和褐藻淀粉硫酸酯（经碘酸化后制得），能明显促进小鼠腹腔巨噬细胞的吞噬功能和体液免疫功能［褚小兰等，《江西中医药》，1992，23（3）：5］。

（10）强心作用。昆布浸出液对离体蛙心和兔心有强心作用。

（11）解痉作用。藻氨酸单枸橼酸盐对平滑肌有较显著的抑制作用，并能对抗乙酰胆碱、5-羟色胺，氯化钡引起的平滑肌痉挛（《中药大辞典》）。

（12）解热作用。给小鼠腹腔注射鲜海带甲醇提取液，可使直肠温度降低，最大降温值达 1.7℃。

（13）镇痛作用，海带甲醇提取物能减少热板反应时间，表明本品有镇痛作用[《中国中医药信息杂志》，1998，5（3）：24]。

（14）抗溃疡作用。褐藻酸有保护消化道黏膜的作用和止血作用。

（15）降血糖作用。褐藻淀粉、褐藻多糖、褐藻酸钠对小鼠正常血糖和实验性高血糖均有降低效应。

（16）抗氧化作用。能降低血脂质过氧化钠含量。

（17）抗放射作用[《中华放射医学与防护杂志》，1987，7（1）：49]。

 临床应用

（1）甲状腺肿大（地方性，缺碘性）。海带煮食，或以红糖腌吃，经常吃，作为辅助治疗。同时，注意抽血查甲状腺功能。

（2）肠风下血。海带 120 克洗净，白糖等份，海带拌糖生食之。

（3）冠心病。常饮海带汤，常食海带菜，作为保健食谱。

（4）高血压。海带 10 克，开水泡液，每天晨起服用，

（5）糖尿病。海带 30 克、冬瓜 50 克、薏米 15 克，加水煮汤，服食。连服 7 天以上。

（6）肥胖。海带粉 5 克、梅干 1 个，开水浸泡后服。每日 1 剂，坚持 30 天，无效更换方子。

（7）慢性咽炎。海带洗净切块煮熟，加白糖拌匀，1 日后食。每次海带 10 克，白糖 1 匙，代茶饮，连饮 7 天。

 注意事项

（1）海带含钾高，不宜与螺内酯及氨苯蝶啶同食，以免引起高血钾症。

（2）海带含钙多，不宜与柿子、葡萄、石榴、山楂、青果等同食，避免钙与鞣质结合产生沉淀，刺激胃肠道，并影响功效。

（3）海带不宜与四环素类药物及红霉素、甲硝唑、西咪替丁等同时服用。钙与四环素类药物结合成一种牢固的络合物，会破坏食物营养，降低药物效果。

紫菜

消痰结、散瘿瘤，增强免疫功能，"升白"，保肝，抗癌，降糖，抗凝降脂，抗栓，强心

紫菜为红藻门原红藻纲红毛菜目红毛菜种紫菜属藻类植物的统称，系采收新鲜紫菜经漂洗晒干制成，又称索菜、膜菜、紫英等。紫菜自然生长于浅海潮间带的岩石上，生长期为12月至翌年5月，藻体呈胶状，薄如纸，颜色绛紫或褐绿、褐黄。人们常吃的甘紫菜为叶状体。我国以紫菜八馔始见于北魏《齐民要术》，至北宋年间已成为贡品。

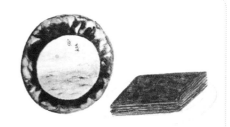

 紫菜的种类

紫菜种类有70多种，主要为人工养殖，著名品种有坛紫菜（生长于风浪大的高潮带岩石上，人工养殖在竹筏上）、条斑紫菜（生长于大干潮线附近岩石上）、圆紫菜（多生长于中潮带上部的岩礁上）。依采收季节区分，腊月产者为冬菜，立春后产者叫春菜，春末产者为梅菜，其中以春菜质量最佳。

小贴士

什么样的紫菜品质更佳

上品紫菜表面光滑滋润，呈紫褐色或紫红色，有光泽不黯淡；片薄，大小均匀；入口味鲜不咸，清香；质嫩体轻，含水量不超过8%~9%；无杂质者为上品。

紫菜的营养

每百克紫菜含水分 12.7 克，供热量 207 卡，含蛋白质 26.7 克、脂肪 1.1 克、糖类 44.1 克、膳食纤维 21.6 克、维生素 A228 微克、胡萝卜素 1370 微克、维生素 $B_1$0.27 毫克、维生素 $B_2$1.02 毫克、维生素 $B_3$7.3 毫克、维生素 C2 毫克、维生素 E1.82 毫克、钙 264 毫克、磷 350 毫克、钾 1796 毫克、钠 710.5 毫克、镁 105 毫克、铁 54.9 毫克、锌 2.47 毫克、硒 7.22 微克、铜 1.68 毫克、锰 4.32 毫克，每千克干紫菜含碘 18 毫克。

甘紫菜中维生素 B_2、维生素 B_3、维生素 H（生物素）、硫辛酸、维生素 B_{12}、胆碱比较丰富。含有大量自由氨基酸，如丙氨酸、谷氨酸、天门冬氨酸、β-胡萝卜素及少量 α-胡萝卜素、叶黄素、玉蜀黍黄素、藻红蛋白、藻青蛋白、叶绿素。甘紫菜中含总脂约 1.7%（以干重计算），其中磷脂占 35%、三酰甘油 25%、二十碳四烯酸占 40.8%。另含有 α-蒎烯、d-柠檬烯、异松油烯、牻牛儿醇、葛缕酮、糠醛、缬草酸、甲酸、乙酸、丙酸等。

中医性味与功效

中医学认为，紫菜性味甘、咸、寒，有消痰结、散瘿瘤功效。《随息居饮食谱》说："甘凉。和血养心，清烦涤热。治不寐，利咽喉，除脚气、瘿瘤。主时行泻痢，析醒开胃，淡干者良。"

药理作用

（1）增强免疫功能。紫菜多糖给小鼠腹腔注射 150 毫克/千克，可促进小鼠血清蛋白质的生物合成，并能明显增强细胞免疫和体液免疫功能（《中国药科大学学报》1989.20，[2]：86）。

（2）抗衰老作用。0.2% 紫菜多糖能使对照组果蝇的平均寿命延长 15.4% 和 19.9%；使果蝇的飞翔百分率分别提高 42.6% 和 46.94%；使小鼠心肌组织脂褐质含量下降 21.96%，使小鼠脑和肝中超氧化物歧化酶的活力分别增加 55.65% 和 54.69%，是小鼠平均存活时间延长 86.41%[《中国药科大学学报》1989，20，（4）:231]。

（3）升高白细胞。给小鼠腹腔注射紫菜多糖能对抗环磷酰胺引起的白细胞下降和微粒增加。

（4）保肝作用。对四氯化碳所致的小鼠肝损伤谷丙转氨酶（SGPT）升高有明显的对抗作用。

（5）抗癌作用。对肉瘤 S-180 有一定的抑制作用。

（6）降血糖作用。对四氧嘧啶所致高血糖小鼠具有降血糖作用。

（7）抗凝血作用。紫菜多糖不仅具有明显的抗凝血活性，而且能降低血液黏滞度。

（8）降血脂作用。降低高脂血症大鼠血清总胆固醇和三酰甘油的含量，预防高胆固醇引起的小鼠高胆固醇血症的形成。

（9）抗血栓形成。不仅延长纤维蛋白血栓形成及特异性血栓形成时间，而且可使血栓长度缩短，干重和失重均明显降低。

（10）能加强心肌收缩力。

 临床应用

（1）甲状腺肿大（大脖子病、地方性甲状腺肿大）。紫菜60克、黄药子30克，以高粱酒浸泡7~10日。每日饮2次，每次10毫升。

（2）咳嗽、咯吐脓痰（肺炎、肺脓疡、支气管扩张等肺部疾病）。紫菜研细末，每次服10克，口服2~3次，饭后开水冲服，连服30天。

（3）甲状腺肿大、颈部淋巴结肿大。每天吃紫菜汤，连吃2~3个月，复查。同时，注意不用手去触摸。有的病例连吃1个月后颈部包块消失。在选用本食疗方法前，患者一定要去医院检查诊断，排除恶性病变。

 注意事项

（1）凡脾胃虚寒而有湿滞者不宜食用。

（2）若多食后令人腹痛、吐白沫。可先喝少量热醋缓解，并及时送医院诊治。

（3）不应食用蓝紫色的紫菜。紫菜保管不善，容易发霉，使紫菜的颜色发生改变。紫菜受生长环境的影响，如邻近的藻类分泌出环状多肽、盐藻毒素等有毒物质而污染紫菜，可使紫菜的色泽退为蓝紫色。有毒素污染及发霉的紫菜，既可使营养价值降低，还能使人致病，而污染的毒素还不能通过加热解除，故蓝色的紫菜不应食用。

（4）因含钙丰富而不应与鞣酸多的柿子、橘子等水果一起食用，避免钙与鞣酸结合成不溶性的络合物，影响消化吸收，导致肠胃道不适。

（5）紫菜因含钾高，不与保钾利尿药同用，避免出现高血钾血症。

海藻

软坚散结、消痰利水,增强免疫功能,抗放射,抗肿瘤,抗菌,抗病毒,降脂,调压,抗凝和止血,排铅,抗脂质过氧化,抗肉毒素

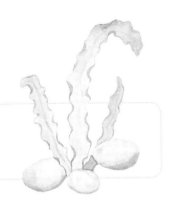

海藻为马尾藻科植物海蒿子或羊栖菜的干燥藻体,又名大叶海藻(海蒿子)、小叶海藻(羊栖菜)。

 海藻的营养

海藻主要含有藻胶酸、粗蛋白、甘露醇、钾、碘及多糖化合物。海藻的细胞壁外层含有褐藻糖胶。羊栖菜中含羊栖菜多糖。

 中医性味与功效

中医学认为,海藻性味苦、咸,寒,归肝、胃、肾经,有软坚散结、消痰、利水功效。

 药理作用

(1)增强免疫功能。

(2)抗脂质过氧化作用。

(3)抗放射作用。褐藻酸对60CO射线照射所致的损伤有一定的保护作用,有阻止96sr在肠道吸收,并有迅速将其排出体外的作用。

（4）抗肿瘤作用。褐藻酸钠能抑制小鼠 S-180 的生长，海藻中的多糖 B 和多糖 C 效果更好。

（5）抗肉毒素作用。

（6）抗菌作用。对枯草杆菌有抑制作用。对堇色毛癣菌、同心性毛癣菌等真菌有抑制作用。

（7）抗病毒作用。褐藻糖胶对脊髓灰质炎病毒Ⅲ型、柯萨奇 B3 和 A16 型病毒、埃可Ⅳ型病毒均有明显抑制作用；海藻多糖对Ⅰ型单纯疱疹病毒有明显抑制作用。

（8）补碘作用。

（9）降血脂作用。

（10）调节血压作用。

（11）抗凝和止血作用。

（12）充当血浆代用品。藻胶酸钠为原料。

（13）抗白细胞减少。

（14）促进红细胞凝集。

（15）排铅。有助于排出重金属，特别是排铅。

 临床应用

（1）缺碘性甲状腺肿大、颈淋巴结核、乳房小叶增生。均可用海藻 50 克，水煎服，经常饮。

（2）脚气浮肿。海藻 30 克，煮汤代茶饮。

（3）单纯性肥胖、消化性溃疡。海藻 50 克，水煎服，经常饮服。

胡椒

温中下气、和胃止呕、消痰解毒

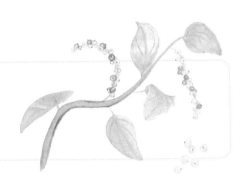

胡椒为胡椒科植物。胡椒原产印度,今亚热带各地及我国广东、广西、台湾、云南等地均有栽培。

 ## 胡椒的种类

胡椒分黑白两种,未成熟果实干后,果皮皱缩而黑,为黑胡椒;成熟果实脱皮后色白,为白胡椒。

 ## 胡椒的营养

每百克胡椒(粉)含水分10.2克,供热量357千卡,含蛋白质9.6克、脂肪2.2克、糖类76.9克、膳食纤维2.3克、维生素A10微克、胡萝卜素60微克、维生素B_1 0.09毫克、维生素B_2 0.06毫克、维生素B_3 1.8毫克、钙2毫克、磷172毫克、钾154毫克、钠4.9毫克、镁128毫克、铁9.1毫克、锌1.23毫克、硒7.64微克、铜0.32毫克、锰0.79毫克。

胡椒富含胡椒碱、水芹烯、丁香烯、

树脂及吡啶等。所含挥发油的主要成分为水茴香萜、倍半萜苹等。胡椒所含的胡椒碱，曾用作解热和驱风剂。胡椒还含有色素。

中医性味与功效

中医学认为，胡椒味辛，性热，有温中下气、和胃止呕、消痰解毒功效。《随息居饮食谱》说："辛温，温中除湿，化冷积，止冷痛，去寒痰，已寒泻，杀一切鱼肉、鳖、蕈、阴冷食毒。色白者胜。"胡椒内服可用作驱风、健胃剂，外用可做刺激剂、发赤剂。

临床应用

（1）心腹冷痛、喜暖喜按。白胡椒、绿豆等分，共研细末，温黄酒送下。每次3克，1日2次。

（2）呕吐反胃、朝食暮吐（包括慢性胃炎、胃弛缓、胃内停水、胃幽门梗阻、胃癌早期等）。白胡椒、姜半夏等量，共

研细末，以姜汁面粉糊成丸，如小豆大。每服30丸，生姜汤送下，1日2次。也可不制成丸，水调服细末。每次5克，1日3次。无效时，应及时去医院做胃镜检查，及时治疗。

（3）冒雨涉水，外感寒湿。葱白1把，煮稀饭或面条1碗，加入白胡椒末适量，趁热吃下，盖被卧下。出微汗即可。

（4）荤腥、鱼肉类宿食不消、呕吐泄泻、心腹冷痛。白胡椒、吴茱萸、橘皮等份，共研细末，温开水送服。每次3克，1日2次。也可以用白胡椒、生姜、紫苏各3克，水煎服。

注意事项

（1）《随息居饮食谱》记："多食，动火烁液，耗气伤阴，破血堕胎，发疮损目，故孕妇及阴虚内热、血证、痔患，或有咽喉、口齿、目疾者，皆忌之。绿豆能制其毒。"

（2）《随息居饮食谱》记："蜈蚣咬，嚼胡椒封。"若肿毒明显，应及时就医。

花椒

温中散寒、燥湿杀虫、行气止痛，解诸鱼腥毒

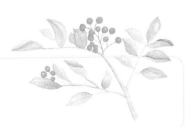

花椒为芸香科的落叶灌木花椒树的果实，又名川椒。

花椒的种类

山东产量居全国首位。花椒的主要品种有：山西的小椒、大红袍、白沙椒、狗椒，陕西的小红袍、豆椒，四川的正路花椒、金阳花椒等。花椒有伏椒和秋椒之分：伏椒七八月间成熟，品质较好；秋椒九十月成熟，品质较差。

食用方法

中国食用花椒历史悠久。《诗经·唐风》有"椒聊之实，蕃衍盈升。彼其之子，硕大无朋"句。《山海经》记："琴鼓之山，其木多椒，景山多秦椒。"《齐民要术》中有花椒用于腊脯的记载。花椒在烹调中多用作调料，去异味，增香气。

花椒在川菜应用最广，与胡椒、辣椒并称"川味三椒"。花椒与盐炒熟成椒盐，可用于腌鱼、腌肉、风鸡、风鱼的制作。花椒用油炸而成花椒油，常用于凉拌菜肴中。炖羊肉放点花椒则增香去腥膻。江苏南京的盐水鸭也需要用花椒制卤。花椒还常与小茴香、丁香、桂皮一起配制成"五香粉"，应用更广。

花椒的营养

每百克花椒含水分 11.0 克，供热量 258 千卡，含蛋白质 6.7 克、脂肪 8.9 克、糖类 66.5 克、膳食纤维 28.7 克、维生素 A23 微克、胡萝卜素 140 微克、维生素 $B_1$0.12 毫克、维生素 $B_2$0.43 毫克、维生素 $B_3$1.6 毫克、维生素 E2.47 毫克、钙

639 毫克、磷 69 毫克、钾 204 毫克、钠 47.4 毫克、镁 111 毫克、铁 8.4 毫克、锌 1.9 毫克、硒 1.96 微克、铜 1.02 毫克、锰 3.33 毫克。

花椒含挥发油，包括柠檬烯、枯醇、牻牛儿醇等。另含甾醇、不饱和有机酸。

 ## 中医性味与功效

中医学认为，花椒性味辛、温，有温中散寒、燥湿杀虫、行气止痛、解诸鱼腥毒功效。《随息居饮食谱》说："辛温。调中下气，除湿杀虫，止痛行瘀，解鱼腥毒。"

 ## 药理作用

（1）抑菌作用。花椒对炭疽杆菌、溶血性链球菌、白喉杆菌、肺炎双球菌、金黄色葡萄球菌、柠檬色及白色葡萄球菌、枯草杆菌等 10 种革兰阳性菌，以及大肠埃希菌、宋内氏痢疾杆菌、变形杆菌、伤寒及副伤寒杆菌、绿脓杆菌、霍乱弧菌等肠内致病菌，均有明显的抑制作用，其 1：4 的水浸剂对星形奴卡氏菌亦有抑制作用。

（2）促进生殖腺发育。少量持续服可促进有关新陈代谢的腺体发育，多量则可促进生殖腺发育。

 ## 临床应用

（1）老年人衰弱，病后脾肾阳虚、腰冷脚弱、齿浮牙动。椒红（果皮）、小茴香等份，微炒后研细末。每服 3 克，1 日 3 次，开水调服。

（2）历节风痹、关节肿痛、肌肉瘦削、四肢不遂。椒红 500 克，炒研末，嫩柏株、嫩松叶各 250 克，炒干研末，黄酒调服，食后服。每次服 3 克，1 日 3 次，

（3）慢性萎缩性胃炎、功能性消化不良、腹胀脘闷。椒红、干姜、甘草等份研末。开水冲服，每次服 3 克，饭前 1 小时，每日 3 次。

（4）驱蛔。胆道蛔虫症、呕吐、腹痛：川椒 6 克（微炒），乌梅 10 克，水煎。分 2 次服。

椒目的药用知识

椒目是花椒的种子，8 月果实成熟后采下，取出其中种子备用。

中医学认为，椒目性味苦、寒，归肺、脾、膀胱经，有行水消肿功效。古方"己椒苈黄丸"即采用椒目作逐水剂。朱丹溪经验："诸喘不止，用椒目炒碾二钱，白汤调服，二三服以上劫之，后乃随痰火用药，水饮去而喘自平。"《金匮

要略》防己椒目葶苈大黄方：防己、椒目、葶苈（熬）、大黄各一两，右四味，末之，蜜丸如梧子大，先食饮服一丸，日三服，稍增，口中有津液。渴者加芒硝半两。治疗腹满，口舌干燥，此肠间有水气（即痰饮，水走肠间）。